中西医结合诊疗与康复系列丛书

总主编 李 冀 于 波 吴树亮

神经系统疾病诊疗与康复

主编 程为平 李 响

科学出版社

北京

内 容 简 介

本书是“中西医结合诊疗与康复系列丛书”之一，本书旨在向大众普及常见神经内科疾病的中西医结合的诊断、治疗以及康复知识。本书共分为十三章，介绍了脑血管疾病、中枢神经系统感染性疾病、中枢神经系统脱髓鞘疾病、头痛、癫痫、神经系统变性疾病、运动障碍性疾病、神经肌肉接头和肌肉疾病、脊髓疾病、周围神经疾病、神经系统遗传性及发育异常性疾病、睡眠障碍和其他系统疾病并发神经系统损害等疾病的中西医结合的诊断要点、治疗原则和方法以及康复手段，客观地反映了当前神经内科学科的研究成就。

本书可供中医院校学生及从事中医、中西医结合内科或神经内科的临床医生、其他医务人员、医疗科研人员参考阅读。

图书在版编目（CIP）数据

神经系统疾病诊疗与康复 / 程为平，李晌主编. —北京：科学出版社，2021.8

（中西医结合诊疗与康复系列丛书 / 李冀，于波，吴树亮总主编）

ISBN 978-7-03-069686-1

Ⅰ. ①神… Ⅱ. ①程… ②李… Ⅲ. ①神经系统疾病-诊疗 ②神经系统疾病-康复 Ⅳ. ① R741

中国版本图书馆 CIP 数据核字（2021）第 174955 号

责任编辑：刘 亚 / 责任校对：申晓焕

责任印制：徐晓晨 / 封面设计：蓝正设计

科学出版社出版

北京东黄城根北街 16 号

邮政编码：100717

http：//www.sciencep.com

北京中科印刷有限公司 印刷

科学出版社发行 各地新华书店经销

*

2021 年 8 月第 一 版 开本：787×1092 1/16

2021 年 8 月第一次印刷 印张：13 3/4

字数：326 000

定价：88.00 元

（如有印装质量问题，我社负责调换）

中西医结合诊疗与康复系列丛书

编　委　会

总主编　李　冀　于　波　吴树亮

编　委　（以姓氏笔画为序）

于　波　哈尔滨医科大学
于　梅　黑龙江省中医药科学院
马　兰　哈尔滨医科大学附属第二医院
王贵玉　中国科学院大学附属肿瘤医院
王培军　哈尔滨医科大学附属口腔医学院
冯晓玲　黑龙江中医药大学附属第一医院
乔　虹　哈尔滨医科大学附属第二医院
刘述川　哈尔滨医科大学附属第一医院
刘建宇　哈尔滨医科大学附属第二医院
关景明　哈尔滨医科大学附属第二医院
杜丽坤　黑龙江中医药大学附属第一医院
李　岩　黑龙江中医药大学附属第一医院
李　冀　黑龙江中医药大学
吴树亮　哈尔滨医科大学
赵　惠　黑龙江中医药大学附属第二医院
徐世东　哈尔滨医科大学附属肿瘤医院
徐京育　黑龙江中医药大学附属第一医院
崔清波　哈尔滨医科大学附属第六医院
程为平　黑龙江中医药大学附属第一医院

神经系统疾病诊疗与康复

编 委 会

主　编　程为平　李　响

副主编　张　莹　杨圆圆　程光宇

编　委　（以姓氏笔画为序）

王　田　哈尔滨市第二医院

王佳斌　哈尔滨医科大学附属第一医院

文立扬　黑龙江中医药大学附属第二医院

刘　欣　北部战区总医院

刘　寅　哈尔滨医科大学附属第二医院

杨圆圆　黑龙江中医药大学附属第二医院

李　丹　北京市中关村医院

李　波　黑龙江中医药大学附属第三医院

李　响　哈尔滨医科大学附属第四医院

宋亦飞　哈尔滨医科大学附属第二医院

张　奇　黑龙江中医药大学附属第一医院

张　莹　哈尔滨医科大学附属第二医院

邵　华　哈尔滨医科大学附属第四医院

周萍萍　黑龙江省社会康复医院

庞恒元　哈尔滨医科大学附属第二医院

程为平　黑龙江中医药大学附属第一医院

程光宇　黑龙江中医药大学附属第一医院

薛　剑　黑龙江中医药大学附属第二医院

总　序

中医被誉为“古老的东方智慧”，它蕴含着中国古代人民同疾病作斗争的过程中积累的临床经验和理论知识，是在古代朴素的唯物论和辩证法思想指导下，通过长期医疗实践逐步形成并不断发展的医学理论体系。近年来，随着理论研究的不断深入和技术的不断发展，中医学焕发勃勃生机，尤其是在新冠疫情以来，中医药抗疫效果显著，中医药的疗效日益得到公众的认可，人们深刻认识到中医药的独特地位。

中西医结合是中国传统医学与现代医学现实并存的必然结果，是科学发展和科学研究走向交叉、综合、系统化、国际化和多元化的必然趋势，旨在互相取长补短、提高临床疗效、发展新的医疗模式、创新医学理论、弘扬中华传统医药文化，以丰富世界医学，贡献全人类。

2021 年 6 月 30 日，国家卫生健康委、国家中医药局、中央军委后勤保障部卫生局联合发布《关于进一步加强综合医院中医药工作推动中西医协同发展的意见》，给中西医结合带来了前所未有的发展契机，这也必将带来对中西医结合人才培养和知识储备的巨大需求。鉴于此，我们集合了中医和西医领域的专家学者，从中西医结合的角度，精心编写了这套“中西医结合诊疗与康复系列丛书”，以飨读者（分册书名见下页）。希望本丛书能为广大医疗工作者解决中西医结合领域的诸多问题提供思路和方法，能对我国中西医结合事业的发展有所裨益。

丛书编委会

2021 年 7 月

中西医结合诊疗与康复系列丛书

消化系统疾病诊疗与康复

神经系统疾病诊疗与康复

内分泌疾病诊疗与康复

血液病诊疗与康复

冠心病诊疗与康复

脑卒中诊疗与康复

肾脏疾病诊疗与康复

肺癌诊疗与康复

耳鼻喉科疾病诊疗与康复

临床罕见病诊疗与康复

口腔疾病诊疗与康复

胃肠肿瘤术后诊疗与康复

骨科疾病诊疗与康复

妇产科疾病诊疗与康复

儿科疾病诊疗与康复

老年病诊疗与康复

目 录

第一章

脑血管疾病

第一节　脑　出　血

一、概　　念

（一）西医概念

脑出血（intracerebral hemorrhage，ICH）是指非外伤性脑实质内出血，发病率为（60～80）/10万，在我国占全部脑卒中的20%～30%，急性期病死率为30%～40%。

（二）中医概念

脑出血属于中医学“中风”“头痛”等范畴。

二、病 因 病 机

（一）现代医学

常见病因是高血压合并小动脉硬化，其他病因包括动-静脉血管畸形、脑淀粉样血管病变、血液病（如白血病、再生障碍性贫血、血小板减少性紫癜、血友病、红细胞增多症和镰状细胞贫血等）、抗凝或溶栓治疗等。长期高血压可使脑细小动脉发生玻璃样变性、纤维素样坏死，形成微动脉瘤或夹层动脉瘤，在此基础上血压骤升时易导致血管破裂出血。豆纹动脉和旁正中动脉等深穿支动脉易破裂出血，称为出血动脉。

（二）传统医学

发生本病的主要因素为患者素体气血亏虚，心、肝、肾三脏阴阳失调。平素忧思恼怒，或饮酒饱食，或房劳过度，或外邪侵袭等诱因，引起气血运行受阻，肌肤筋脉失于濡养；

或阴亏于下，肝阳暴涨，阳化风动，血随气逆，夹痰夹火，横窜经络，蒙蔽清窍，形成上实下虚、阴阳互不维系即将离决的危急证候。出血性中风主要是人体正气不足，在某些外因的影响下，导致脏腑气血阴阳失调，肝肾阴虚，肝阳上亢，肝风内动，夹痰横窜经络，蒙蔽清窍，或瘀血阻滞脑脉所引起的一种极为严重的疾病。若遇本病重症，阴阳互不维系，致神志散乱、元气外脱则成危候。病位在脑，涉及心、肝、肾等脏腑；病性本虚标实，上盛下虚。

三、诊断要点

中老年患者在活动中或情绪激动时突然发病，迅速出现局灶性神经功能缺损症状及头痛、呕吐等颅内高压症状，应考虑脑出血的可能，结合头颅 CT 检查，可迅速明确诊断。

四、鉴别诊断

1）本病与其他类型的脑血管疾病（如急性脑梗死、蛛网膜下腔出血等）相鉴别。

2）对发病突然、迅速昏迷且局灶体征不明显者，应注意与引起昏迷的全身性疾病，如中毒（酒精中毒、镇静催眠药物中毒、一氧化碳中毒）及代谢性疾病（低血糖、肝性脑病、肺性脑病和尿毒症等）相鉴别。

3）对有头部外伤史者，应与外伤性颅内血肿相鉴别。

五、治疗与康复

（一）西医治疗与康复

治疗原则为安静卧床、脱水降颅内压、调整血压、防止继续出血、加强护理、防治并发症，以挽救生命，降低死亡率、残疾率和减少复发。

1. 内科治疗

1）一般处理：一般应卧床 2～4 周，保持安静，避免情绪激动和血压升高。有意识障碍、消化道出血者宜禁食 24～48 小时，必要时应排空胃内容物。注意水及电解质平衡、预防吸入性肺炎和早期积极控制感染。明显头痛、过度烦躁不安者，可酌情适当给予镇静止痛药。便秘者可选用缓泻药。

2）降低颅内压：积极控制脑水肿、降低颅内压是脑出血急性期治疗的重要环节。不建议应用激素治疗脑水肿。

3）调整血压：降低血压以先进行脱水降颅压治疗为基础。一般来说，当收缩压＞200mmHg 或平均动脉压＞150mmHg 时，要持续服用静脉降压药物积极降低血压；当收缩压＞180mmHg 或平均动脉压＞130mmHg 时，如果同时有疑似颅内压增高的证据，要考虑监测颅内压，可间断或持续服用静脉降压药物来降低血压，但要保证脑灌注压＞60～80mmHg，如果没有颅内压增高的证据，降压目标则为 160/90mmHg 或平均动脉压 110mmHg。血压下降不能过快，要加强监测，防止因血压下降过快引起脑低灌注。脑出血恢复期应积极控制高血压，尽量将血压控制在正常范围内。

4）止血治疗：止血药物（如氨基己酸、氨甲苯酸等）对高血压动脉硬化性出血的作用不大。如有凝血功能障碍，可针对性给予止血药物治疗，如肝素治疗并发的脑出血可用鱼精蛋白中和，华法林治疗并发的脑出血可用维生素 K_1 拮抗。

5）亚低温治疗：是脑出血的辅助治疗方法，可能有一定效果，可在临床中试用。

6）其他：抗利尿激素分泌异常综合征，又称稀释性低钠血症，可发生于约 10%的脑出血患者，应限制水的摄入量（800～1000ml），补钠 9～12g，宜缓慢纠正，以免导致脑桥中央髓鞘溶解症。中枢性高热大多采用物理降温。下肢深静脉血栓形成高危患者，一般在脑出血停止、病情稳定和血压控制良好的情况下，可给予小剂量的低分子量肝素进行预防性抗凝治疗。

2. 外科治疗

主要手术方法包括去骨瓣减压术、小骨窗开颅血肿清除术、钻孔血肿抽吸术和脑室穿刺引流术等。

3. 康复治疗

患者病情稳定后宜尽早进行康复治疗，康复训练强度应该以循序渐进的方式进行。

（1）急性期康复治疗

1）体位摆放及体位转换：利用各种软性靠垫将患者置于舒适的抗痉挛体位，正确体位摆放应贯穿于偏瘫后的各个时期，注意定时改变体位，一般每 2 小时转换体位一次。鼓励采用患侧卧位，适当采用健侧卧位，尽可能少采用仰卧位，应尽量避免半卧位，保持正确的坐姿。由被动定时翻身渐变成主动翻身。在身体条件允许的情况下，应尽早离床。

2）床上活动：偏瘫肢体被动活动，从近端关节至远端关节，每天 2～3 次，每次至少 5 分钟，注意保护患侧肢体，避免机械性损伤。

3）预防并发症：可使用翻身床、气垫床等预防压疮、呼吸道感染、深静脉血栓形成等。预防关节挛缩变形、异常模式的发展等。

（2）恢复期康复治疗

1）床上训练：翻身，上下左右移动身躯，进行腰背肌、腹肌及呼吸肌、伸髋、上下肢运动及洗漱、进餐、使用便器等日常生活活动训练。

2）坐起及坐位平衡训练：从坐到站起训练，掌握重心转移。要求患腿负重，体重平均分配。

3）站立及站立平衡训练：要求能单腿独立负重，主动屈髋、膝和踝关节。可进行起床训练，坐位提腿踏步，站立位双下肢重心转移，上下台阶及患腿向前、向后迈步等训练。

4）步行训练：可包括步行前的准备活动，在扶持立位下进行患腿前后摆动、踏步、屈膝、伸髋训练，在患腿支撑期，注意避免膝过伸。扶持步行或平衡杠内行走、徒步行走。改善步态训练。上下台阶训练，健腿先上，患腿先下。复杂步行训练，包括肌力、耐力、稳定性及协调性的训练。

5）上肢及手功能训练：一般大关节活动恢复较早、较好，手的精细动作恢复较慢、较差，需进行强化训练，包括肩关节和肩胛带的活动。仰卧位上举手臂，并向不同方向移动，坐位直臂前举、上举、外展等。肘关节活动。腕关节屈伸及桡尺侧偏移。掌指、指间关节各方向的活动以及对掌、对指等活动。手的灵活性、协调性和精确动作训练，如拍球、投环、写字和梳头等。

（3）其他症状的处理

中枢性面瘫可行面肌按摩，主动运动训练，物理因子治疗或针灸等处理；对患者听、说、读、写、复述等障碍给予相应的简单指令训练、口颜面肌发音模仿训练、复述训练，口语理解严重障碍的患者可以试用文字阅读、书写或交流板进行交流；吞咽困难患者宜采取坐位进食，并进行吞咽动作训练，亦可配合针灸治疗，严重者鼻饲进食。

（4）恢复后期的康复治疗

1）继续进行维持性康复训练，以防功能退化。

2）适时使用必要的辅助器具（如手杖、步行器、轮椅、支具、功能性电刺激）以补偿患肢功能。

3）对功能不可恢复或恢复很差者，充分发挥健侧的代偿功能。

4）对家庭、社会环境做必要的和可能的改造。

5）应重视职业、社会、心理康复。

（二）中医治疗与康复

1.中医辨证论治

（1）急性期

发病 2 周以内，中脏腑者最长病期可至 1 个月。

1）中经络

A. 风痰瘀血，痹阻经络

主症　突然发生偏身麻木、肌肤不仁，口眼㖞斜，语言不利，口角流涎，甚或半身不遂，或头晕目眩，舌质淡，苔白薄腻，脉弦涩。

治法　息风涤痰，化瘀通络。

方药　涤痰通络汤加减。法半夏 10g，陈皮 15g，白术 15g，天麻 15g，竹茹 15g，丹参 30g，香附 10g，茯苓 20g，赤芍 15g，葛根 15g。

舌苔黄腻或痰多色黄者，加全瓜蒌、浙贝母、天竺黄以清热化痰；舌质紫暗或有瘀斑者，加桃仁、红花、郁金以活血通络；头晕、头痛者，加菊花、夏枯草、白芷以清利头目，通经止痛。

B. 肝肾不足，肝阳上扰

主症　突然出现半身不遂，口眼㖞斜，舌强语謇，手指瞤动，平素头晕耳鸣，心烦失眠，视物昏瞀甚则目眩，神疲健忘，腰膝酸软，舌红苔薄黄，脉弦细数。

治法　补益肝肾，平肝潜阳。

方药　镇肝熄风汤加减。怀牛膝 30g，代赭石 30g，生龙骨 15g，生牡蛎 15g，生龟甲 15g，白芍 15g，玄参 15g，天冬 15g，川楝子 15g，生麦芽 10g，茵陈 10g，甘草 5g。

痰热较重，苔黄腻，泛恶者，加胆南星、川贝母以清热化痰；阴虚阳亢，肝火偏旺，心中烦热者，加柴胡、龙胆、黄芩以清热除烦。

2）中脏腑：包括闭证和脱证。

A. 痰热壅盛，蒙闭清窍

主症 起病急骤，神志昏蒙，鼻鼾痰鸣，半身不遂，肢体强痉拘急，项强身热，气粗口臭，烦躁不宁，或手足厥冷，频繁抽搐，舌质红绛，舌苔黄燥干腻，脉弦滑数。

治法 化痰清热，醒神开窍。

方药 羚羊角汤加减配合灌服或鼻饲安宫牛黄丸。组成：羚羊角（冲服）30g，生石决明（先煎）30g，夏枯草 15g，牡丹皮 10g，生地黄 20g，天竺黄 20g，石菖蒲 15g，郁金 15g，远志 20g。

如大便数日未行，可合用大承气汤治疗以通腑泻热。痰多者，加竹沥、胆南星以化痰开窍。

B. 痰浊瘀闭

主症 神志昏蒙，半身不遂，口舌㖞斜，言语謇涩或不语，偏身麻木，痰声辘辘，面白唇暗，静卧不烦，或出现二便自遗，周身湿冷，舌质紫暗，苔白腻，脉沉滑缓。

治法 化瘀涤痰，醒神开窍。

方药 涤痰汤配合灌服或鼻饲苏合香丸加减。制半夏 15g，茯苓 20g，枳实 10g，橘红 15g，胆南星 10g，石菖蒲 15g，远志 15g，郁金 15g，丹参 15g，甘草 5g，生姜 5 片。

病情演化迅速，或肢体抽搐者，加天麻、僵蚕、钩藤（后下）以平肝息风；痰声辘辘，舌苔厚腻者，加紫苏子、桑白皮、瓜蒌以化痰降浊。

C. 脱证

主症 突然昏仆，不省人事，目合口开，鼻鼾息微，四肢松懈瘫软，肢冷汗多，大小便自遗，舌卷缩，舌质紫暗，苔白腻，脉微欲绝。

治法 扶正回阳，补气固脱。

方药 参附汤合生脉散加减。生晒参另煎兑服，附子先煎 1 小时等。

汗出不止者，加炒白术、黄芪、煅龙骨（先煎）以益气敛汗固脱；阴精耗伤，舌干，脉微者，加石斛、太子参、黄精以救阴护津。

（2）恢复期

发病 2 周或 1～6 个月。

1）气虚血瘀

主症 半身不遂，口舌㖞斜，言语謇涩或失语，肢体偏枯不用，面白气短，乏力自汗，手足肿胀，舌质淡紫，有齿痕，舌苔白腻，脉沉细。

治法 益气活血，化瘀通络。

方药 补阳还五汤加减。生黄芪 12g，全当归 15g，桃仁 10g，红花 15g，赤芍 15g，川芎 15g，地龙 15g。

血虚甚，加白芍、枸杞子、熟地黄以补血；肢冷，阳失温煦，加桂枝、桑枝温经通络；腰膝酸软加狗脊、桑寄生、杜仲以壮筋骨，强腰膝。

2）肝肾阴虚

主症 半身不遂，口舌㖞斜，言语謇涩或失语，患肢僵硬或偏瘫，肢体肌肉萎缩，眩晕耳鸣，手足心热，咽干口燥，舌质红而体瘦，少苔或无苔，脉弦细数。

治法 滋补肝肾，活血通脉。

方药 左归丸合地黄饮子加减。生地黄 20g，山萸肉 15g，枸杞子 20g，天麻 15g，钩藤 15g，当归 20g，丹参 15g，白芍 15g。

若腰酸腿软较甚，加杜仲、桑寄生、牛膝以补肾壮腰；肾阳虚，加巴戟天、淫羊藿、肉苁蓉以补肾益精，附子、肉桂温补肾阳；夹有痰浊，加石菖蒲、远志以化痰开窍。

（3）后遗症期

发病 6 个月以后。

大部分患者表现出气虚血瘀、阴虚风动或阴虚血瘀的证候，仍可辨证选用补阳还五汤加减治疗。肝肾亏虚、肾阳不足者，给予滋补肝肾、温肾助阳之法，可予杞菊地黄丸、金匮肾气丸或地黄饮子加减治疗。

2. 针灸治疗

（1）毫针疗法

1）中经络处方：主穴取水沟、内关、极泉、尺泽、委中、三阴交。

针法 水沟用雀啄法，以眼球湿润为度；内关用捻转泻法；极泉在原穴位置下 1 寸心经上取穴，避开腋毛，直刺进针，用提插泻法，以上肢有麻胀感和抽动为度，尺泽、委中直刺，用提插泻法，使肢体抽动；三阴交用提插补法，可用电针。留针 30 分钟，每天 1 次，15 次为 1 个疗程。

辨证加减 风痰阻络加丰隆、合谷；风阳上扰加太冲、太溪；痰热腑实加内庭、丰隆；气虚络瘀加气海、血海；阴虚风动加太溪、风池。上肢不遂加肩髃、曲池、手三里、合谷；手指不伸加腕骨；下肢不遂加环跳、足三里、阳陵泉、阴陵泉、太冲、风市；病侧肢体拘挛者，肘部加曲泽，腕部加大陵；足内翻加丘墟透照海；口角㖞斜加颊车、地仓、合谷、太冲；语言謇涩加廉泉、通里、哑门；头晕加风池、天柱；复视加风池、睛明；便秘加天枢、支沟；尿失禁、尿潴留加中极、关元。

2）中脏腑处方：主穴取水沟、百会、内关。

针法 水沟、内关操作方法同中经络。百会闭证用毫针刺激，泻法；留针 30 分钟，每天 1 次，15 次为 1 个疗程。

辨证加减 闭证加十二井穴、太冲以醒脑开窍；脱证加关元、神阙以回阳固脱。

（2）头项针疗法

头部取对侧运感一区、运感二区、运感三区、运感四区或运感五区，采用捻转提插法、捻转摇法、捻转摆法等刺激。项部取哑门、风池等，采用平刺透刺方法。

（3）头针疗法

取对侧顶颞前斜线、顶颞后斜线、顶旁 1 线及顶旁 2 线，头针常规针刺。

（4）穴位注射疗法

取肩髃、曲池、手三里、足三里、丰隆。每次选用 2～4 穴，可选用丹参注射液或川芎嗪注射液、维生素 B_1 注射液、维生素 B_{12} 注射液，每次选 2～4 穴，常规穴位注射。本法适用于中经络证。每日 1 次，7 次为 1 个疗程。

（5）电针疗法

取穴参考中经络主穴、配穴，在患侧上、下肢体各选一组穴位，针刺得气后留针，接通电针仪，电流强度以患者肌肉微颤为度，每次通电20分钟。

（6）耳针疗法

常用穴位有皮质下、脑干、内分泌、神门、心等。每日或隔日1次，每次选用1～2穴，留针30分钟。亦可用埋针法，或用王不留行籽外贴耳穴代替埋针。

（7）梅花针疗法

以颈部及腰骶部的脊椎两侧为主，结合三阴交、足三里、内关、曲池、乳突区、人迎、风池和前臂掌面正中线，轻刺激。先从腿足、腰骶部脊椎两侧，自上而下，先内后外，再叩后颈部、乳突区及前臂掌面正中线。每日或隔日1次，每次15分钟。对早期患者疗效好。

（8）磁疗法

1）敷磁法：将磁片贴于曲池、内关、足三里等穴，持续1个月，3～7天复查1次。

2）磁带法：将强度为50mT的磁带戴在内关部位，每日12小时，1～3个月为1个疗程。

3）旋磁法：每次选用2～4个穴位，磁疗20～30分钟，每日1次，12次为1个疗程。休息3～5天，再进行下一疗程，可连续3～4个疗程。

（9）推拿疗法

推拿按摩可疏通经脉，缓解肢体痉挛，改善局部血液循环，预防压疮，促进患肢功能恢复。推拿可结合运动疗法同时进行。取穴可参照针灸。手法要平稳，由轻而重，以不引起肌肉痉挛为宜。随病情逐渐恢复，可让患者自我按摩。每日可推拿1～3次，每次半小时左右，具体手法可酌情选用掌摩法、鱼际揉法、搓法、拿法。

第二节　蛛网膜下腔出血

一、概　　念

（一）西医概念

颅内血管破裂，血液流入蛛网膜下腔，称为蛛网膜下腔出血（subarachnoid hemorrhage，SAH）。通常为脑底或脑表面血管病变（如先天性动脉瘤、脑血管畸形、高血压脑动脉硬化所致的微动脉瘤等）致血管破裂，血液流入蛛网膜下腔，称为原发性蛛网膜下腔出血，占急性脑卒中的10%左右；继发性蛛网膜下腔出血为脑内血肿穿破脑组织，血液流入蛛网膜下腔。本节重点介绍先天性动脉瘤破裂所致的原发性蛛网膜下腔出血。

（二）中医概念

蛛网膜下腔出血属中医学的“真头痛”范畴。

二、病因病机

（一）现代医学

颅内动脉瘤是最常见的病因，占 SAH 病因的 75%～80%。血管畸形约占 SAH 病因的 10%，其中动静脉畸形占血管畸形的 80%，其他如烟雾病、颅内肿瘤、垂体卒中、血液系统疾病、颅内静脉系统血栓和抗凝治疗并发症等，约 10%的患者病因不明。动脉瘤：囊性动脉瘤可能与遗传和先天性发育缺陷有关，随年龄增长由于动脉壁粥样硬化、高血压和血涡流冲击等因素影响，动脉壁弹性减弱，管壁薄弱处逐渐向外膨胀突出，形成囊状动脉瘤；体积 2～30mm^3，平均为 7.5mm。炎症动脉瘤：是由动脉炎或颅内炎症引起的血管壁病变。脑动静脉畸形：是发育异常形成的畸形血管团，血管壁薄弱处于破裂临界状态，激动或不明显诱因可导致破裂。其他如肿瘤或转移癌直接侵蚀血管，引起血管壁病变，最终导致破裂出血。

（二）传统医学

头为诸阳之会，精明之府，又为髓海之所在，六腑清阳之气，五脏精华之血，皆汇聚于头。因此，内伤不足，血瘀阻其经络，令诸阳不得舒展，致使脑的阴阳气血逆乱而发真头痛之症。病重而深者，称之为头风。中医无蛛网膜下腔出血病名，但蛛网膜下腔出血的主症是急性起病的剧烈头痛，类似记载如《素问·调经论》中“血之与气并走于上，则为大厥”，《素问·生气通天论》中“大怒则形气绝，而血菀于上”，提示可能是急性起病的颅内出血。“脑为髓之海”，有赖五脏之精血、六腑之清气濡养，故内伤头痛与肝、脾、肾三脏关系最为密切。或因年老，劳欲过度，致肾阴亏虚，水不涵木，肝阳偏亢，上扰清窍而头痛；或情志失调，肝失疏泄，气郁化火，冲扰清窍而头痛；或饮食不节，劳逸失度，脾失健运，痰湿内生，痰浊中阻，清阳不升，浊阴不降，蒙蔽清窍而头痛；或生化之源不足，气血亏虚，脑脉失养而致头痛；或年迈体衰，劳欲过度伤肾，肾虚不能生髓，髓海空虚，脑失濡养而头痛。此外久病入络、跌仆损脑，气血瘀滞，脑脉不通亦可引起头痛。

三、诊断要点

突然发生的持续性剧烈头痛、呕吐、脑膜刺激征阳性，伴或不伴意识障碍，检查无局灶性神经体征，应高度怀疑蛛网膜下腔出血。同时 CT 证实脑池和蛛网膜下腔高密度出血征象或腰椎穿刺检查示压力增高和血性脑脊液等可临床确诊。

四、鉴别诊断

（一）高血压性脑出血

高血压性脑出血也可出现血性脑脊液，但此时应有明显局灶性体征，如偏瘫、失语等。原发性脑室出血与重症 SAH 患者临床难以鉴别，小脑出血、尾状核头出血等因无明显的肢体瘫痪易与 SAH 混淆，CT 和 DSA 检查可以鉴别。

（二）颅内感染

结核性、真菌性、细菌性和病毒性脑膜炎等均可有头痛、呕吐及脑膜刺激征，SAH 后发生化学性脑膜炎时，脑脊液（cerebrospinal fluid，CSF）白细胞增多，易与感染混淆，但后者发热在先。SAH 脑脊液黄变和淋巴细胞增多时，易与结核性脑膜炎混淆，但后者 CSF 糖、氯降低，头部 CT 正常。

（三）脑肿瘤

约 1.5%的脑肿瘤可发生瘤卒中，形成瘤内或瘤旁血肿并 SAH；癌瘤颅内转移、脑膜癌病也可见血性 CSF，但根据详细的病史、CSF 检出瘤和（或）癌细胞及头部 CT 可以鉴别。

（四）其他

如偏头痛、颈椎疾病、鼻窦炎、酒精中毒、一氧化碳中毒等由于部分症状与 SAH 类似，容易造成误诊。特别是某些老年 SAH 患者，头痛、呕吐不显著，以突发精神障碍为主要症状，临床工作中应予注意。

五、治疗与康复

（一）西医治疗与康复

急性期治疗的目的是防止再出血，降低颅内压，减少并发症，治疗原发病和预防复发。

1. 一般处理

1）保持生命体征平稳：有条件时应收入重症监护室，密切监测生命体征和神经系统体征的变化；保持气道通畅，维持稳定的呼吸、循环系统功能。

2）降低颅内高压：主要使用脱水剂，如甘露醇、呋塞米、甘油果糖或甘油氯化钠，也可以酌情选用白蛋白。

3）避免用力和情绪激动，保持大便通畅；烦躁者予镇静药，头痛者给予镇痛药。

4）其他对症支持治疗：包括维持水、电解质平衡，给予高纤维、高能量饮食，加强护理，注意预防尿路感染和吸入性肺炎等。

2. 预防再出血

1）绝对卧床休息：4～6 周。

2）调控血压：防止血压过高导致再出血，同时注意维持脑灌注压。最好选用尼卡地平、拉贝洛尔和艾司洛尔等降压药。一般将收缩压控制在 160mmHg 以下。

3）抗纤溶药物：如氨基己酸、氨甲苯酸和酚磺乙胺等抗纤溶药物。

4）破裂动脉瘤的外科和血管内治疗：动脉瘤夹闭或血管内治疗是预防 SAH 再出血最有效的治疗方法。

3. 脑血管痉挛的防治

推荐早期使用口服或静脉泵入尼莫地平以改善患者预后。

4. 脑积水的处理

SAH 急性期合并症状性脑积水应进行脑脊液分流术治疗。对 SAH 后合并慢性症状脑积水患者，推荐进行永久性的脑脊液分流术。

5. 癫痫的防治

可在 SAH 出血后的早期，对患者预防性应用抗惊厥药物。不推荐对患者长期使用抗惊厥药物，但若患者存在危险因素（如癫痫发作史、脑实质血肿、脑梗死或大脑中动脉瘤），可考虑长期使用。

6. 低钠血症及低血容量的处理

应避免给予大剂量低张液体和过度使用利尿药。可用等张液体来纠正低血容量，使用醋酸氟氢可的松和高张盐水来纠正低钠血症。

7. 放脑脊液疗法

每次释放 CSF 10～20ml，每周 2 次，可以促进血液吸收和缓解头痛，也可能减少脑血管痉挛和脑积水的发生。但应警惕脑疝、颅内感染和再出血的风险。

8. 预防

1）控制危险因素：包括高血压、吸烟、酗酒、吸毒等。

2）筛查和处理高危人群尚未破裂的动脉瘤。

（二）中医治疗与康复

一般头痛：须辨外感或是内伤。外感头痛，起病较急，常伴有外邪束表或犯肺的症状，应区别其属风、寒、湿、热之不同。内伤头痛，起病相对较缓，其痛反复发作，时轻时重，应分辨其属气虚、血虚、肾虚、阳亢、痰浊、瘀血之异。

真头痛：不同于一般头痛，大多数猝然发病，起病急骤，有的患者可有先兆征象，多在发病前数分钟至数小时微微头痛，常被忽视，发作时突然剧烈头痛，迅速加剧，在几秒或几分钟即达高峰。从一侧或后枕或前额开始，立即波及整个头部。同时伴有颈项强直或呕吐，或抽搐，或一时性昏厥，或昏愦，或神志模糊。

1. 中医辨证论治

（1）肝阳头痛

主症 突发头昏胀痛，两侧为重。平素或头晕目眩，心烦易怒，面红目赤，口苦胁痛，失眠多梦，舌质红，苔薄黄，或少苔，脉弦细数。

治法 平肝潜阳，养阴止痛。

方药 天麻钩藤饮加减。天麻 15g，钩藤 20g，石决明 10g，牛膝 10g，益母草 20g，山栀子 15g，黄芩 20g，枸杞子 20g，白菊花 20g，桑寄生 15g。

若因肝郁化火，肝火炎上，而症见头痛剧烈，目赤口苦，急躁，便秘溲黄者，加夏枯草、龙胆、大黄。若肝肾亏虚，水不涵木，症见头晕目涩，视物不明，遇劳加重，腰膝酸软者，可选加熟地黄、生地黄。

（2）肾虚头痛

主症　突发头痛而空，平素腰膝酸软，眩晕耳鸣，健忘，遗精带下，神疲乏力，偏肾阳虚则见畏寒肢冷，偏肾阴虚则见面色潮红，五心烦热，盗汗，舌质淡，体胖，或舌质红，苔薄白，或少苔，脉沉细无力。

治法　补肾填精，益髓止痛。

方药　右归丸加减。熟附子 10g，肉桂 10g，鹿角胶 10g，狗脊 15g，熟地黄 15g，山萸肉 20g，枸杞子 20g，山药 15g，菟丝子 15g，杜仲 10g，当归 20g。

若偏于肾阴虚，加女贞子、旱莲草、石斛、知母等。

（3）痰浊头痛

主症　突然头痛昏蒙，平素胸脘满闷，纳呆呕恶，或眩晕，倦怠乏力，舌质淡红，苔白腻，脉沉滑。

治法　燥湿化痰，补脾降逆。

方药　半夏白术天麻汤加减。姜半夏 10g，茯苓 20g，陈皮 20g，白术 10g，苍术 15g，生姜 2 片，天麻 15g，甘草 20g。

若痰湿久郁化热，口苦便秘，舌红苔黄腻，脉滑数者，可加黄芩、竹茹、枳实、胆南星。若胸闷、呕恶明显，加厚朴、枳壳、砂仁、生姜和中降逆。

（4）瘀血头痛

主症　突然头痛或经久不愈，痛处固定不移，痛如锥刺，日轻夜重，舌暗红，或舌尖夹有瘀斑、瘀点，苔薄白，脉弦细或细涩。

治法　活血通络，化瘀止痛。

方药　通窍活血汤加减。桃仁 10g，红花 5g，川芎 15g，郁金 15g，赤芍 10g，红枣 2 枚，生姜 2 片。

若兼见神疲乏力，少气懒言，脉细弱无力，为气虚血瘀，治宜益气活血化瘀，可酌加黄芪、党参等补气以助血行；若头痛较剧，久痛不已，可加全蝎、蜈蚣、地龙、鳖虫等以息风通络止痛。

2. 针灸治疗

（1）毫针疗法

处方　主穴取百会、头维、风池、囟会。

针法　实证用毫针泻法；虚证百会用补法。头维、囟会、风池平补平泻法，留针 30 分钟，每日 1 次，15 次为 1 个疗程。

辨证加减　肝阳头痛加太冲、行间、太溪、侠溪。痰浊头痛加太阳、丰隆、阴陵泉；瘀血头痛加阿是穴、内关、血海；血虚头痛加气海、血海、足三里；肾虚头痛加太溪、肾俞、悬钟。

（2）头项针疗法

头部穴区可选择息风区、通络区、五脏神区，使用摇法、摆法等刺激。项区可选择交感、副交感、肝、心等穴，采用平刺或透刺法。

（3）头针疗法

取穴 前头痛取对侧感觉区下 2/5，后头痛取对侧感觉区上 1/5。

操作 穴区常规消毒，选 30～32 号 1.5 寸毫针，沿皮刺入 1.5 寸，快速捻转 2 分钟，留针 30 分钟，每隔 10 分钟行针 1 次，每日 1 次，10 次为 1 个疗程。

（4）三棱针疗法

取穴 主穴取四神聪；肝阳上亢配合合谷、太冲；痰湿中阻配合中脘；肾经虚损配合肾俞。

操作 选用刺法。①太阳穴放血：选择太阳穴静脉怒张处，用三棱针点刺 0.2 分出血数滴，有的患者出血很少或不出血，可用小火罐吸血，一般出血痛止。②四神聪放血：常规消毒后，用三棱针点刺四神聪，有的立即出血，不出血者，可用手挤按，出血量不必过多。四神聪为醒脑止痛之穴。太冲为肝经原穴，配主穴相用，有平肝潜阳、清利头目之效。中脘为胃之募，有健中焦化痰浊之效，肾俞为背俞穴，具补肾填精之功。

（5）耳针疗法

取穴 神门、内分泌、交感、枕、脑。

操作 耳郭常规消毒，选准穴点，用 28 号 0.5 寸毫针刺入穴点，快速捻针，留针 30 分钟。或用皮肤内埋针法。

（6）背俞针疗法

取穴 厥阴俞、肺俞、心俞。

操作 常规消毒，选准穴点，用 28 号 0.5 寸毫针，向脊柱方向斜刺入，得气后留针 20 分钟。

（7）鼻针疗法

取穴 鼻穴敏感点。

操作 穴区常规消毒，选 28～30 号 0.5 寸毫针，针尖向脊柱方向斜刺入 0.5～0.7 寸，捻转得气后留针 30 分钟，每 5 分钟行针 1 次，每日 1 次，10 次为 1 个疗程。

（8）眼针疗法

取穴 眼周穴位。

操作 穴区常规消毒，选 2 号 0.5 寸毫针，左手固定眼球，使皮肤绷紧，右手持针轻轻刺入，得气后留针 20 分钟，留针期间不施手法。

第三节　短暂性脑缺血发作

一、概　　念

（一）西医概念

短暂性脑缺血发作（transient ischemic attack，TIA）是由于局部脑或视网膜缺血引起的短暂性神经功能缺损，临床症状一般不超过 1 小时，最长不超过 24 小时，且无责任病灶的证据。

凡神经影像学检查有神经功能缺损对应的明确病灶者不宜称为 TIA。

（二）中医概念

短暂性脑缺血发作属于中医学的“眩晕”“小中风”等范畴。

二、病 因 病 机

（一）现代医学

TIA 的发病与动脉粥样硬化、动脉狭窄、心脏病、血液成分改变及血流动力学变化等多种病因有关，其发病机制主要有以下两种类型。血流动力学改变：在各种原因（如动脉硬化和动脉炎等）所致的颈内动脉系统或椎基底动脉系统的动脉严重狭窄基础上，血压的急剧波动和下降导致原来靠侧支循环维持血液供应的脑区发生一过性缺血。微栓塞：主要来源于动脉粥样硬化的不稳定斑块或附壁血栓的破碎脱落、瓣膜性或非瓣膜性心源性栓子及胆固醇结晶。微栓子阻塞小动脉常导致其供血区脑组织缺血，当栓子破碎移向远端或自发溶解时，血流恢复，症状缓解。

（二）传统医学

眩晕之病因较多，其基本病理变化为本虚标实。虚者为髓海不足，或气血亏虚，清窍失养；实者为风、火、痰、瘀扰乱清窍。本病的病位在头窍，其病变脏腑与肝、脾、肾三脏相关。眩晕的病性以虚者居多，气虚血亏、髓海空虚、肝肾不足所导致的眩晕多属虚证；因痰浊中阻、瘀血阻络所导致的眩晕属实证。风、火、痰、瘀是眩晕的常见病理因素。本病主要病机是气虚血瘀，气虚为本，血瘀为标。血瘀是 TIA 发生、发展的核心，若有痰浊与瘀血互结或肝阳夹痰、夹瘀而上扰者，临床宜细审之。

三、诊 断 要 点

大多数 TIA 患者就诊时症状已消失，故诊断主要依靠病史。中老年患者突然出现局灶性脑功能损害症状，符合颈内动脉或椎基底动脉系统及其分支缺血表现，并在短时间内症状完全恢复（多不超过 1 小时），应高度怀疑为 TIA。如果神经影像学检查没有发现神经功能缺损对应的病灶，临床即可诊断为 TIA。

四、鉴 别 诊 断

（一）脑梗死

脑梗死在发病早期头部 CT、MRI 等神经影像学检查可正常，但弥散加权成像（DWI）在发病早期可显示缺血灶，有利于鉴别诊断。如果患者神经功能缺损症状已持续存在超过 1 小时，并持续存在神经功能缺损对应的缺血灶，通常考虑脑梗死诊断。

（二）癫痫的部分发作

癫痫的部分发作特别是单纯部分性发作，常表现为持续数秒至数分钟的肢体抽搐或麻木刺痛感，从躯体的一处开始，并向周围扩展，可有脑电图异常，CT/MRI 检查可能发现脑内局灶性病变。

（三）梅尼埃病

梅尼埃病发作性眩晕、恶心、呕吐与椎基底动脉 TIA 相似，但每次发作持续时间往往超过 24 小时，常有耳鸣、耳阻塞感，反复发作后听力减退等症状，除眼球震颤外，无其他神经系统定位体征。发病年龄多在 50 岁以下。

（四）心脏疾病

阿-斯综合征，严重心律失常如室上性心动过速、多源性室性期前收缩、室性心动过速（室速）或心室颤动（室颤）、病态窦房结综合征等，可因阵发性全脑供血不足出现头昏、晕倒及意识丧失，但常无神经系统局灶性症状和体征，动态心电图监测、超声心动图检查常有异常发现。

（五）其他

颅内肿瘤、脓肿、慢性硬膜下血肿、脑内寄生虫、低血糖等亦可见类似于 TIA 的发作症状。原发或继发性自主神经功能不全亦可因血压或心律的急剧变化导致短暂性全脑供血不足，出现发作性意识障碍。基底动脉型偏头痛常有后循环发作，应注意排除。

五、治疗与康复

（一）西医治疗与康复

1. 药物治疗

（1）抗血小板治疗

非心源性栓塞性 TIA 推荐抗血小板治疗。发病 24 小时内，具有卒中高复发风险的急性非心源性 TIA 或轻型缺血性脑卒中患者，应尽早给予阿司匹林联合氯吡格雷治疗 21 天。发病 30 天内伴有症状性颅内动脉严重狭窄的 TIA 患者，应尽早给予阿司匹林联合氯吡格雷治疗 90 天。其他 TIA 或小卒中一般单独使用：①阿司匹林（50～325mg/d）；②氯吡格雷（75mg/d）；③阿司匹林和缓释的双嘧达莫（分别为 25mg 和 200mg，2 次/天）。

（2）抗凝药物

心源性栓塞性 TIA 一般推荐抗凝治疗，可在神经影像学检查排除脑出血后尽早开始实施。主要包括肝素、低分子量肝素、华法林及新型口服抗凝药（如达比加群、利伐沙班、阿哌沙班、依度沙班等）。

（3）扩容治疗

纠正低灌注，适用于血流动力型 TIA。

(4) 溶栓治疗

对于新近发生的符合传统 TIA 定义的患者，即使神经影像学检查发现明确的脑梗死责任病灶，目前也不作为溶栓治疗的禁忌证。若 TIA 再次发作，临床诊断有脑梗死的可能，不应等待，应按照卒中指南积极进行溶栓治疗。

(5) 其他

对有高纤维蛋白原血症的 TIA 患者，可选用降纤酶治疗。活血化瘀性中药制剂对 TIA 患者也可能有一定的治疗作用。

2. 外科治疗和血管介入治疗

对适合颈动脉内膜切除术或颈动脉血管成形术和支架置入术者，最好在 48 小时之内手术，不应延误治疗。

3. 控制危险因素

应重视高血压、糖尿病、高胆固醇血症和心脏病等致病因素的治疗，纠正不良生活习惯（如吸烟和过量饮酒），进行适当运动。

（二）中医治疗与康复

1. 中医辨证论治

(1) 肝肾阴虚，肝阳上扰

主症 突然眩晕，平素头痛头昏，肢麻腿软，头重脚轻，多梦健忘，夜寐不安，咽干盗汗，心中烦热，急躁易怒，舌红少苔，脉弦或数。

治法 滋补肝肾，平肝潜阳。

方药 一贯煎加减。川楝子 5g，当归 20g，枸杞子 30g，沙参 15g，生龙骨 30g，生牡蛎 30g，白芍 15g，生龟甲（先煎）10g。

若心肾不交，失眠、多梦、健忘者，可加首乌藤、黄连、柏子仁等交通心肾、养心安神；若肺肾阴虚，加麦冬、玉竹等滋养肺肾；若便秘者，可加大黄、芒硝或当归龙荟丸以通腑泻热；若见阴虚较甚，舌质红，少苔，脉弦细数较为明显，可加生地黄、麦冬、玄参、白芍等滋补肝肾之阴。

(2) 痰浊中阻，上扰清窍

主症 突然眩晕，或伴视物旋转，动则尤甚，平素头重昏蒙，胸闷恶心，呕吐痰涎，手指麻木，或言语謇涩，或摇晃不稳，食少多寐，大便秘结，苔腻或滑，脉弦数而滑。

治法 化痰祛湿，健脾和胃。

方药 半夏白术天麻汤加减。半夏 10g，白术 15g，天麻 10g，陈皮 15g，茯苓 20g，生姜 3 片，大枣 2 枚，甘草 20g。

若眩晕较甚，呕吐频作，视物旋转，可酌加代赭石、竹茹、僵蚕、旋覆花以镇逆止呕；若脘闷纳呆，加砂仁、白蔻仁等以芳香和胃；若兼见耳鸣重听，可酌加郁金、石菖蒲、葛根以通阳开窍；若痰郁化火，头痛头胀，心烦口苦，渴不欲饮，舌红苔黄腻，脉弦滑者，宜用黄连温胆汤清化痰热。

（3）气虚血瘀，脑络瘀阻

主症 突然头晕目眩，平素面色㿠白，少气懒言，身倦乏力，或一过性偏身麻木，手指麻木，或言语謇涩，舌质暗淡，脉细涩无力。

治法 补气活血，祛瘀通络。

方药 补阳还五汤加味。黄芪 100g，桃仁 10g，红花 15g，川芎 15g，当归尾 15g，赤芍 15g，地龙 15g。

气虚明显者加党参或人参以益气扶正；口角流涎，言语不利者加石菖蒲、远志以化痰宣窍；心悸、喘息、失眠者为心气不足，加炙甘草、桂枝、酸枣仁、龙眼肉以温经补气、养心安神；小便频数或失禁者，为气虚不摄，加桑螵蛸、金樱子、益智仁以温肾固摄；肢软无力，麻木者可加桑寄生、杜仲、牛膝、鸡血藤以补益肝肾，强筋壮骨。

2. 针灸治疗

（1）毫针疗法

处方 主穴取百会、风池、太冲、内关、丰隆。

针法 针刺风池穴应正确把握进针的方向、角度和深度。其他腧穴常规刺法。留针 30 分钟，每日 1 次，15 次为 1 个疗程。

辨证加减 肝阳上亢配行间、率谷；痰湿中阻配中脘、阴陵泉；瘀血阻窍配膈俞、阿是穴。

（2）头项针疗法

头部取穴息风区、心肺区，或脾肾区，用毫针齐刺或扬刺法，每日 1 次，7 次为 1 个疗程。项部取心、肺、风池、天柱、交感等穴，毫针透刺，每日 1 次，7 天为 1 个疗程。

（3）三棱针疗法

取印堂、太阳、百会、头维等穴，用三棱针点刺出血数滴。每日或隔日 1 次，7 次为 1 个疗程。

（4）耳针疗法

取肾上腺、皮质下、枕、脑、神门、额、内耳，每次选用 1～2 穴，留针 30 分钟，毫针刺法，亦可用埋针法。或用王不留行籽外贴耳穴代替埋针。

（5）头针疗法

取顶中线、枕下旁线，头针常规刺法。

（6）夹脊针法

取穴 颈 8，胸 1、2 夹脊。

操作 泻法。每日 1 次，留针 30 分钟，6 次后休息 1 日。

（7）艾灸疗法

涌泉隔附子饼灸 2 壮，用泻法。

（8）刮痧疗法

头部：翳风、下关、地仓、颊车、阳白。

上肢部：曲池、手三里、外关、合谷。

肢部：环跳、风市、阳陵泉、足三里、绝骨、太冲。

（9）推拿疗法

按穴位：取肾俞、脾俞、心俞、内关、足三里、合谷、气海、三阴交、命门、中极等穴，用拇指分别点按各穴，中等刺激，每穴 2～3 分钟，每日 2 次，15 次为 1 个疗程。

按胸腹：以剑突为中心，用手掌推揉胸腹区域，顺、逆时针方向各 20～30 次。中间配合捏提素髎、中脘两穴各 1～2 分钟，每日早、晚各 1 次。

提腰脊：俯卧位，术者沿脊柱两侧提捏皮肤，手法宜缓和有力，自下而上，反复 4～5 次。

推下肢：俯卧位，术者用双手推揉下肢后侧，由下至上数次，并点按承山穴 1～2 分钟，以酸麻胀感放散至足部为佳。

第四节　脑　梗　死

一、概　　念

（一）西医概念

脑梗死又称缺血性卒中，是指各种脑血管病变所致脑部血液供应障碍，导致局部脑组织缺血、缺氧性坏死，而迅速出现相应神经功能缺损的一类临床综合征。脑梗死是卒中最常见类型，占 70%～80%。根据脑梗死的 TOAST 分型按病因将脑梗死分为 5 种类型：①大动脉粥样硬化性脑梗死；②心源性栓塞性脑梗死；③小动脉闭塞性脑梗死；④其他病因型，除以上 3 种明确病因的分型外，其他少见的病因，如各种原因血管炎、血管畸形、夹层动脉瘤、肌纤维营养不良等所致的脑梗死；⑤不明原因型，包括两种或多种病因、辅助检查阴性未找到病因和辅助检查不充分等情况。

（二）中医概念

脑梗死与中医学“中风”相类似，归属于“中风”范畴。

本节将以大动脉粥样硬化性脑梗死为重点，介绍不同类型脑梗死的相关问题。

二、大动脉粥样硬化性脑梗死

（一）病因病机

1. 现代医学

动脉粥样硬化是本病的根本病因。脑动脉粥样硬化主要发生在管径 500μm 以上的动脉，动脉分叉处多见。高龄、高血压、高脂血症、糖尿病、吸烟等是其重要的危险因素。动脉粥样硬化、血管内皮损伤及血小板激活并在受损的内皮上黏附和聚集是动脉血栓形成的基础，血流缓慢（尤其产生涡流时）和血液凝固性增高在血栓形成中起着重要作用。大动脉粥样硬化性脑梗死发病机制：原位血栓形成，动脉-动脉栓塞，斑块内破裂出血，低灌注，载体动脉病变堵塞穿支动脉。其中原位血栓形成是其最主要的发病机制。

2. 传统医学

中医学认为，本病的病因主要在于脏腑功能失调、气血运行紊乱，加上忧思恼怒、饮食不节、房劳过度、素体气血亏虚、气候骤变等诱发因素，产生风、火、痰、瘀等病理产物，导致气血逆乱、不寻常道、上扰清窍、血随气逆、闭于脑脉之内而发病。其病位在脑，根据病情的变化有不同的病理表现。急性期以五志过极，阳亢风动，气血痰火随风上犯，气血行于上，络阻血瘀，瘀阻于脉内为主要特征，以标实为主，本病重症为阴阳互不维系，致神志散乱、元气外脱则成阴阳离绝之危候。恢复期及后遗症期为上犯之肝阳渐平，肝风渐缓，上逆之气血渐平复，但瘀血仍阻滞脑脉，气血痹阻，肌肤筋脉失于濡养，日久不愈，导致脏腑气血不足，肝肾亏虚，此时病理表现为虚实夹杂，以虚、瘀为主要特征。

（二）诊断要点

1）需明确是否为卒中。中年以上的患者，急性起病，迅速出现局灶性脑损害的症状和体征，并能用某一动脉供血区功能损伤解释，排除非血管性病因，临床应考虑急性脑卒中。

2）明确是缺血性脑卒中还是出血性脑卒中。CT 或 MRI 检查可排除脑出血和其他病变，以利于进行鉴别诊断。

3）需明确是否适合溶栓治疗。若在溶栓治疗时间窗内，应迅速进行溶栓适应证筛查，对有指征者实施紧急血管再灌注治疗。此外，还应评估卒中的严重程度［如美国国立卫生研究院卒中量表（NIHSS）］，了解脑梗死发病是否存在低灌注及其病理生理机制，并进行脑梗死病因分型。

（三）鉴别诊断

1. 脑出血

脑梗死有时与脑出血的临床表现相似，但活动中起病、病情进展快、发病时血压明显升高常提示脑出血，CT 检查发现出血灶可明确诊断。

2. 脑栓塞

脑栓塞起病急骤，局灶性体征在数秒至数分钟达到高峰，常有栓子来源的基础因素如心源性因素（心房颤动、风湿性心脏病、亚急性细菌性心内膜炎等）、非心源性因素（颅内外动脉粥样硬化斑块脱落、空气、脂肪滴等）。大脑中动脉栓塞最常见。

3. 颅内占位病变

颅内肿瘤、硬膜下血肿和脑脓肿可呈卒中样发病，出现偏瘫等局灶性体征，颅内压增高征象不明显时易与脑梗死混淆，须提高警惕，CT 或 MRI 检查有助于确诊。

（四）治疗与康复

1. 西医治疗与康复

挽救缺血半暗带，避免或减轻原发性脑损伤，是急性脑梗死治疗的最根本目标。“时间就是大脑”，对有指征的患者，应力争尽早实施再灌注治疗。

（1）一般处理

1）吸氧和通气支持：必要时可给予吸氧，以维持血氧饱和度＞94%。对脑干梗死和大面积脑梗死等病情危重患者或有气道受累者，需要气道支持和辅助通气。轻症、无低氧血症的卒中患者无须常规吸氧。

2）心脏监测和心脏病变处理：脑梗死后 24 小时内应常规进行心电图检查，有条件者可根据病情进行 24 小时或更长时间的心电监护，以便早期发现阵发性心房颤动或严重心律失常等心脏病变，避免或慎用增加心脏负担的药物。

3）体温控制：对体温＞38℃的患者应给予退热措施。对中枢性发热患者，应以物理降温为主（冰帽、冰毯或乙醇擦浴），必要时予以人工亚冬眠治疗，如存在感染应给予抗生素治疗。

4）血压控制：急性脑梗死血压的调控应遵循个体化、慎重、适度原则。①准备溶栓者，血压应控制在收缩压＜180mmHg、舒张压＜100mmHg。②发病 72 小时内，通常收缩压≥200mmHg 或舒张压≥110mmHg，或伴有急性冠脉综合征、急性心力衰竭、主动脉夹层、先兆子痫/子痫等其他需要治疗的合并症，才可缓慢降压治疗，且在卒中发病最初 24 小时内降压一般不应超过原有血压水平的 15%。可选用拉贝洛尔、尼卡地平等静脉药物，避免使用引起血压急剧下降和不易调控血压的药物，如舌下含服短效硝苯地平。③卒中后若病情稳定，持续血压≥140/90mmHg，可于发病数天后恢复发病前使用的降压药物或开始启动降压治疗。④对卒中后低血压和低血容量者，应积极寻找和处理原因，必要时采用扩容升压措施，纠正可能引起心排血量减少的心律失常。

5）血糖：脑卒中急性期高血糖较常见，可能是原有糖尿病的表现或应激反应。血糖超过 10mmol/L 时应给予胰岛素治疗，并加强血糖监测，注意避免低血糖，血糖值可控制在 7.7～10mmol/L。发生低血糖（＜3.36mmol/L）时，可用 10%～20%的葡萄糖口服或静脉注射纠正。

6）营养支持：卒中后呕吐、吞咽困难等可引起脱水及营养不良，导致神经功能恢复减慢。应重视卒中后液体及营养状况的评估。急性脑卒中入院 7 天内应开始肠内营养，对营养不良或有营养不良风险的患者可使用营养补充剂，不能正常经口进食者可鼻饲，持续时间长者（＞2～3 周）可行经皮内镜下胃造口术管饲补充营养。

（2）特异性治疗

1）静脉溶栓：是目前最主要的恢复血流措施，重组组织型纤溶酶原激活物（rtPA）和尿激酶是我国目前主要使用的溶栓药。

rtPA 静脉溶栓：发病 3 小时内或 3～4.5 小时，应按照适应证和禁忌证严格筛选患者，尽快给予 rtPA 静脉溶栓治疗。使用方法：rtPA 0.9mg/kg（最大剂量 90mg）静脉滴注，其中 10%在最初 1 分钟内静脉推注，其余持续滴注 1 小时。溶栓药用药期间及用药 24 小时内应严密监护患者，定期进行血压和神经功能检查。如出现严重头痛、高血压、恶心和呕吐，或神经症状体征明显恶化，考虑合并脑出血时，应立即停用溶栓药物并行脑 CT 检查。适应证：①有急性脑梗死导致的神经功能缺损症状；②症状出现＜3 小时；③年龄≥18 岁；④患者或家属签署知情同意书。禁忌证：①既往有颅内出血史；②近 3 个月有重大头颅外伤史或卒中史；③可疑蛛网膜下腔出血；④已知颅内肿瘤、动静脉畸形、动脉瘤；⑤近 1 周内有在不易压迫止血部位的动脉穿刺，或近期颅内、椎管内手术史；⑥血压升高，收缩压≥180mmHg，或舒张压≥100mmHg；⑦活动性内出血；⑧急性出血倾向，包括血小板计数低于 100×10^9/L 或其他情况，如 48 小时内接受过肝素治疗［活化部分凝血活酶时间（APTT）超出正常范围上限］；已口服抗凝药，且国际标准化比值（INR）＞1.7 或凝血酶原时间（PT）＞15 秒；目前正在使用凝血酶抑制剂或Ⅹa 因子抑制剂，各种敏感的实验室检查指标异常［如 APTT、INR、血小板计数、发射型计算机断层成像（ECT）、凝血酶时间（TT）或恰当的Ⅹa 因子活性测定等］；⑨血糖＜2.7mmol/L；⑩CT 提示多脑叶梗死（低密度影＞1/3 大脑半球）。

国内外卒中指南对发病 3～4.5 小时 rtPA 标准静脉溶栓疗法均给予了最高推荐，但目前循证医学的证据还不够充分。因时间延长，其疗效只有 3 小时内 rtPA 标准静脉溶栓疗法的一半；因入选溶栓的标准更严格，其与症状性脑出血发生率相似。适应证：①有急性脑梗死导致的神经功能缺损症状；②症状持续时间在发病 3～4.5 小时；③年龄 18～80 岁；④患者或家属签署知情同意书。禁忌证同 3 小时内 rtPA 静脉溶栓。

尿激酶静脉溶栓：我国“九五”攻关课题研究结果表明，尿激酶静脉溶栓治疗发病 6 小时内急性脑梗死相对安全、有效。如没有条件使用 rtPA，且发病在 6 小时内，对符合适应证和禁忌证的患者，可考虑静脉给予尿激酶。使用方法：尿激酶 100 万～150 万 U，溶于生理盐水 100～200ml，持续静脉滴注 30 分钟。适应证：①有急性脑梗死导致的神经功能缺损症状；②症状出现＜6 小时；③年龄 18～80 岁；④意识清楚或嗜睡；⑤脑 CT 无明显早期脑梗死低密度改变；⑥患者或家属签署知情同意书。禁忌证同 3 小时内 rtPA 静脉溶栓。

2）血管内介入治疗：包括动脉溶栓、桥接、机械取栓、血管成形和支架术等。

3）抗血小板治疗：常用的抗血小板聚集剂包括阿司匹林和氯吡格雷。未行溶栓的急性脑梗死患者应在 48 小时之内尽早服用阿司匹林（150～325mg/d），但在阿司匹林过敏或不能使用时，可用氯吡格雷替代。如果发病 24 小时内，患者 NIHSS 评分≤3 分，应尽早给予阿司匹林联合氯吡格雷治疗 21 天，以预防卒中的早期复发。

4）抗凝治疗：一般不推荐急性期应用抗凝药来预防卒中复发、阻止病情恶化或改善预后。但对于合并高凝状态、有深静脉血栓形成和肺栓塞风险的高危患者，可以使用预防剂量的抗凝治疗。对于大多数合并心房颤动的急性缺血性脑卒中患者，可在发病后 4～14 天开始口服抗凝治疗，进行卒中二级预防。

5）脑保护治疗：脑保护剂包括自由基清除剂、阿片受体阻滞剂、电压门控性钙通道阻滞剂、兴奋性氨基酸受体阻滞剂、镁离子和他汀类药物等，可通过降低脑代谢、干预缺血引发细胞毒性机制减轻缺血性脑损伤。

6）扩容治疗：纠正低灌注，适用于血流动力学机制所致的脑梗死。

7）其他药物治疗：①降纤治疗，可选药物有巴曲酶、降纤酶和安克洛酶等，使用中应注意出血并发症；②中药制剂，临床上常应用丹参、川芎嗪、三七和葛根素等，通过活血化瘀改善脑梗死症状，但目前尚缺乏大规模临床试验证据；③针灸，有应用针刺治疗急性脑梗死的报道，其疗效尚需高质量大样本的临床研究进一步证实；④丁基苯酞、人尿激肽原酶是近年国内开发的两个新药，对脑缺血和微循环均有一定改善作用。

（3）急性期合并症处理

1）脑水肿和颅内压增高：治疗目标是降低颅内压、维持足够脑灌注和预防脑疝的发生。推荐床头抬高 20°～45°，避免和处理引起颅内压增高的因素，如头颈部过度扭曲、激动、用力、发热、癫痫、呼吸道不通畅、咳嗽、便秘等。可使用 20%甘露醇每次 125～250ml 静脉滴注，每 6～8 小时一次；对心、肾功能不全患者可改用呋塞米 20～40mg 静脉注射，每 6～8 小时一次；可酌情同时应用甘油果糖每次 250～500ml 静脉滴注，每日 1～2 次；或用注射用七叶皂苷钠和白蛋白辅助治疗。

2）梗死后出血：脑梗死出血转化发生率为 8.5%～30%，其中有症状的为 1.5%～5%。症状性出血转化应停用抗栓治疗等致出血药物，无症状性脑出血转化一般抗栓治疗可以继续使用。

3）癫痫：不推荐预防性应用抗癫痫药物。孤立发作一次者或急性期痫性发作控制后，不建议长期使用抗癫痫药物。卒中后 2～3 个月再发的癫痫，按常规进行抗癫痫长期药物治疗。

4）感染：脑卒中患者（尤其存在意识障碍者）急性期容易发生呼吸道、泌尿系等感染，感染是导致病情加重的重要原因。应实施口腔卫生护理，降低卒中后肺炎的风险。患者采用适当的体位，经常翻身叩背及防止误吸是预防肺炎的重要措施。一旦发生感染，应及时根据细菌培养和药敏试验应用敏感抗生素。

5）上消化道出血：高龄和重症脑卒中患者急性期容易发生应激性溃疡，建议常规应用静脉抗溃疡药；对已发生消化道出血的患者，应进行冰盐水洗胃、局部应用止血药（如口服或鼻饲云南白药、凝血酶等）；出血量多引起休克者，必要时输注新鲜全血或行红细胞输注，以及进行胃镜下止血或手术止血。

6）深静脉血栓形成（deep vein thrombosis，DVT）和肺栓塞（pulmonary embolism，PE）：鼓励患者尽早活动，下肢抬高，避免下肢静脉输液（尤其是瘫痪侧）。对发生 DVT 和 PE 风险高的患者可给予较低剂量的抗凝药物进行预防性抗凝治疗，如低分子量肝素 4000U 左右，皮下注射，每日 1 次。

7）吞咽困难：约 50%的卒中患者入院时存在吞咽困难。对怀疑误吸的患者，可进行造影、光纤内镜等检查来确定误吸是否存在，并明确其病理生理学机制，从而指导吞咽困难的治疗。

8）心脏损伤：脑卒中合并的心脏损伤是脑心综合征的表现之一，主要包括急性心肌缺血、心肌梗死、心律失常及心力衰竭。应密切观察心脏情况，必要时进行动态心电监测和心肌酶谱检查，及时发现心脏损伤，并及时治疗。

（4）早期康复治疗

应制订短期和长期康复治疗计划，分阶段、因地制宜地选择治疗方法。详见本章第一节脑出血康复治疗。

（5）早期开始二级预防

不同病情患者卒中急性期长短有所不同，通常规定卒中发病 2 周后即进入恢复期。对于病情稳定的急性卒中患者，应尽可能早期安全启动卒中的二级预防，并向患者进行健康教育。

2. 中医治疗与康复

缺血性中风多以中经络为主，急性期多属风痰瘀血、痹阻脉络、痰热腑实、风痰上扰、肝阳暴亢、风火上扰等证。亦可因痰热内盛而壅闭心神，转化为中脏腑重证，恢复期多见气虚血瘀、阴虚风动证。

（1）中医辨证论治

1）急性期：发病 2 周以内，中脏腑类最长病期可至 1 个月。

A. 中经络

风痰瘀阻，经络不通

主症　突然发生偏身麻木、肌肤不仁、口眼㖞斜，或语言不利，口角流涎，甚或突然半身不遂，或突然头晕目眩，舌质淡紫，苔厚白腻，脉弦涩。

治法　化痰活血，除痰通络。

方药　活血化痰熄风汤加减。法半夏 10g，陈皮 20g，白术 15g，天麻 15g，地龙 15g，丹参 30g，钩藤 15g，茯苓 20g，葛根 15g。

舌苔黄腻或痰多色黄者，加竹茹、浙贝母、天竺黄以清热化痰；舌质紫暗或有瘀斑者，加三棱、莪术、赤芍以活血通络；头晕、头痛者，加桑叶以清利头目。

肝肾亏虚，肝阳上扰

主症　突然半身不遂，或口眼㖞斜，或舌强语謇，出现头晕耳鸣，心烦失眠，或视物昏瞀，或目眩，神疲健忘，腰膝酸软，舌红苔薄黄，脉弦细数。

治法　补益肝肾，平肝潜阳。

方药　镇肝熄风汤加减。怀牛膝 30g，代赭石 30g，生龙骨 15g，生牡蛎 15g，炙龟甲 15g，白芍 15g，玄参 15g，天冬 15g，川楝子 15g，生麦芽 10g，茵陈 10g，甘草 5g。

痰热较重，苔黄腻，泛恶者，加胆南星、竹沥、川贝母以清热化痰：阴虚阳亢，肝火偏旺，心中烦热者，加菊花、龙胆、黄芩以清热除烦。

B. 中脏腑：包括闭证和脱证。主症、治法、方药皆参阅本章第一节脑出血。

2）恢复期：发病 2 周或 1～6 个月。

A. 气虚血瘀

主症　半身不遂，肢体偏枯不用，口舌㖞斜，言语謇涩，气短，乏力，自汗，手足肿胀，舌质暗淡，有齿痕，舌苔白腻，脉沉细涩或弦涩。

治法　益气活血，化瘀通络。

方药　益气活血汤加减。炙黄芪 30g，全当归 20g，葛根 20g，天麻 15g，鸡血藤 20g，赤芍 15g，川芎 15g。

血虚甚，加枸杞子、白芍以养血；肢冷，阳失温煦，加桂枝、桑枝以温经通脉；腰膝酸软，加桑寄生、杜仲以壮补肾腰。

B. 肝肾阴虚

主症　半身不遂，口舌㖞斜，言语謇涩或不语，患肢僵硬或偏瘫，肢体肌肉萎缩，眩晕耳鸣，平素手足心热，咽干口燥，舌质红而体瘦，少苔或无苔，脉弦细数。

治法　滋补肝肾。

方药　杞菊地黄丸加减。枸杞子 30g，菊花 20g，生地黄 15g，山萸肉 15g，天麻 15g，钩藤 15g，牡丹皮 15g，当归 20g，丹参 15g。

若腰酸腿软较甚，加石斛、杜仲、桑寄生以补肾精壮腰膝；肾阳虚，加巴戟天、淫羊藿、狗脊以补肾阳益肾精；夹有痰浊，加姜半夏、竹茹、石菖蒲、远志以化痰开窍。

3）后遗症期：发病 6 个月以后。大部分患者出现气虚血瘀、阴虚风动或阴虚血瘀的证候。可辨证加减治疗。

（2）针灸治疗

1）毫针疗法

A. 中经络处方

主穴　水沟、内关、青灵、尺泽、委中、三阴交、足三里、太冲。

针法　水沟用雀啄法；内关用捻转泻法；青灵直刺进针，用提插泻法，以上肢有麻胀感和

抽动为度，足三里、太冲、尺泽、委中直刺，提插泻法，使肢体抽动；三阴交用提插补法。可用电针。留针30分钟，每日1次，15次为1个疗程。

辨证加减 风痰阻络加丰隆、阴陵泉；风阳上扰加行间、太溪；痰热腑实加内庭、丰隆、上巨虚；气虚络瘀加气海、足三里、血海；阴虚风动加太溪、风市、风池。上肢不遂加肩髃、曲池、手三里、合谷；手指不伸加腕骨后大陵；下肢不遂加环跳、足三里、阳陵泉、阴陵泉、太冲、风市；病侧肢体拘挛者，肘部加曲泽，腕部加大陵；足内翻加丘墟透照海；口角㖞斜加颊车、地仓、合谷、下关；语言謇涩加廉泉、通里；头晕加风池、天柱；复视加风池、太阳；便秘加天枢、支沟；尿失禁、尿潴留加中极、关元。

B. 中脏腑处方

主穴 水沟、百会、内关、通里。

针法 水沟、内关操作方法同中经络。百会、通里闭证用毫针刺，泻法；留针30分钟，每日1次，15次为1个疗程。

辨证加减 闭证加十二井穴、中冲；脱证加关元、神阙、膻中。

2）头项针疗法：取对侧运感一区、运感二区、运感三区、运感四区、运感五区，采用捻转摇法、捻转摆法、捻转按压法、捻转提插法。

3）头针疗法：取对侧顶颞前斜线、顶颞后斜线、顶旁1线及顶旁2线，头针常规针刺。

4）穴位注射疗法：取肩髃、曲池、手三里、足三里、丰隆、阳陵泉、阴陵泉。每次选用2～4穴，可选用丹参注射液或川芎嗪注射液、维生素B_1注射液、维生素B_{12}注射液，每次选2～4穴，常规穴位注射。本法适用于中经络证。每日1次，6次为1个疗程。

5）电针疗法：取穴参考中经络主穴、配穴，在患侧上、下肢体各选一组穴位，针刺得气后留针，接通电针仪，电流强度以患者肌肉微颤为度，每次通电20分钟。

6）耳针疗法：常用穴位有皮质下、脑干、内分泌、神门、心、肺、脾等。每日或隔日1次，每次选用1～2穴，留针30分钟。亦可用埋针法，或用王不留行籽外贴耳穴代替埋针。

7）梅花针疗法：以颈部及腰骶部的脊椎两侧足太阳经为主，结合三阴交、足三里、悬钟、阴陵泉、阳陵泉、内关、曲池、乳突区、人迎、风池和前臂掌面正中线，轻刺激。先从腿足、腰骶部脊椎两侧，自上而下，先内后外，再叩后颈部、乳突区及前臂掌面正中线。每日或隔日1次，每次15分钟。

8）推拿：可疏通经脉，缓解肢体痉挛，改善局部血液循环，预防压疮，促进患肢功能恢复。可结合运动疗法同时进行。取穴可参照针灸。手法要平稳，由轻而重，以不引起肌肉痉挛为宜。随病情逐渐恢复，可让患者自我按摩。每日可推拿1～3次，每次半小时左右，具体手法可酌情选用掌摩法、鱼际揉法、搓法、拿法。

三、心源性脑栓塞

（一）病因病机

1. 现代医学

引起心源性脑栓塞的病因：非瓣膜性心房颤动、风湿性心脏病、急性心肌梗死、左心室附壁血栓、充血性心力衰竭、人工心脏瓣膜、扩张型心肌病、感染性心内膜炎、非细菌性血栓性心内膜炎等。存在以上疾病时，在心脏内壁和瓣膜形成的血栓或赘生物脱落后可堵塞脑动脉，引起脑栓塞。若存在右向左分流的心脏病，如卵圆孔未闭等，可导致静脉系统的栓子不经过肺循环而直接进入左心，随血流到达脑动脉，引起反常性栓塞。

2. 传统医学

参阅本章“大动脉粥样硬化性脑梗死”。

（二）诊断要点

根据骤然起病，数秒至数分钟达到高峰，出现偏瘫、失语等局灶性神经功能缺损，既往有栓子来源的基础疾病，如心房颤动、风湿性心脏病等病史，CT 或 MRI 检查排除脑出血和其他病变，即可初步做出心源性脑栓塞诊断。脑梗死发病时出现意识障碍，或主要神经功能缺损症状在发病早期迅速改善，则更支持诊断。血管影像学检查证实没有与脑梗死神经功能缺损相对应的颅内或颅外大血管动脉粥样硬化性狭窄，或同时出现多个血管支配区的梗死灶，或合并身体其他脏器栓塞，则可明确诊断。

（三）治疗与康复

1. 西医治疗与康复

（1）脑栓塞的治疗

1）与大动脉粥样硬化性脑梗死治疗原则基本相同。

2）心源性脑栓塞急性期一般不推荐抗凝治疗。对大部分心房颤动导致的卒中患者，可在发病 4～14 天开始口服抗凝药物治疗，预防卒中复发。存在出血转化的高危患者，抗凝治疗一般推迟到 14 天以后。无症状性脑出血转化的抗凝或抗血小板治疗一般不受影响。症状性出血转化或合并脑出血时，应权衡利弊，一般可在病情稳定数天或数周后启动抗血小板治疗，除非心脏机械瓣膜，症状性脑出血发病至少 4 周内应避免抗凝治疗，但下肢深静脉血栓形成和肺栓塞的高危患者可在脑出血停止后 1～4 天开始给予预防剂量的抗凝治疗。

（2）原发病治疗

针对性治疗原发病有利于脑栓塞病情的控制和防止复发。

2. 中医治疗与康复

参阅本章“大动脉粥样硬化性脑梗死”。

四、小动脉闭塞性脑梗死

（一）病因病机

1. 现代医学

小动脉硬化是其主要病因。小动脉硬化为与年龄相关或血管危险因素相关的小血管病。由单个小穿通动脉闭塞引起的脑深部小梗死灶或皮质下小梗死。微粥样硬化斑是导致小穿通动脉闭塞或狭窄的最主要原因。当小穿通动脉狭窄时，低灌注是导致脑组织缺血坏死的重要机制。

2. 传统医学

参阅本章“大动脉粥样硬化性脑梗死”。

（二）诊断要点

中老年发病，有长期高血压、糖尿病等危险因素病史，急性起病，出现局灶性神经功能缺损症状，临床表现为腔隙综合征，即可初步诊断本病。如果 CT 或 MRI 检查证实有与神经功能缺失一致的脑部腔隙病灶，梗死灶直径＜1.5～2.0cm，且梗死灶主要累及脑的深部白质、基底核、丘脑和脑桥等区域，符合大脑半球或脑干深部的小穿通动脉病变，即可明确诊断。

（三）鉴别诊断

本病需与小量脑出血、感染、囊虫病、烟雾病、脑脓肿、颅外段颈动脉闭塞、脑桥出血、脱髓鞘病和转移瘤等相鉴别。

（四）治疗与康复

1. 西医治疗与康复

1）本类型脑梗死与大动脉粥样硬化性脑梗死治疗类似。

2）少数脑梗死患者发病早期表现为小卒中，但实际最后是严重卒中，甚至是致死性卒中，临床上难以区别。溶栓治疗对这些患者同样是至关重要的。近年研究表明，对于神经系统症状轻微或快速自发缓解的急性脑梗死患者，溶栓治疗也有较好的疗效。

3）对发病 24 小时内、NIHSS 评分≤3 分的急性脑梗死患者，阿司匹林短期联合氯吡格雷较单用阿司匹林有更好的疗效；但长期联合抗血小板治疗会增加出血风险，没有益处。

4）高血压是小动脉闭塞性脑梗死最重要的危险因素，降压治疗能有效预防卒中复发和认知功能衰退，尤其要强调积极控制高血压。

2. 中医治疗与康复

参阅本章“大动脉粥样硬化性脑梗死”。

第五节　血管性认知障碍

一、概　　念

（一）西医概念

血管性认知障碍（vascular cognitive impairment，VCI）是指脑血管病危险因素（如高血压、糖尿病和高脂血症等）明显（如脑梗死和脑出血等）或不明显的脑血管病（如白质疏松和慢性脑缺血）引起的，从轻度认知障碍到痴呆的一大类综合征，涵盖了血管源性认知损害从轻到重的整个发病过程。

（二）中医概念

本病可归属于中医学的“呆病”“痴呆”范畴。

二、病因病机

（一）现代医学

缺血性卒中、出血性卒中、白质疏松、慢性脑缺血、脑血管病危险因素（高血压、糖尿病和高脂血症等）均可以导致 VCI。发病机制一般认为是脑血管病或其危险因素引起的病变涉及额叶、颞叶及边缘系统，或病变损害了足够容量的脑组织，导致记忆、注意、执行功能和语言等高级认知功能的受损。

（二）传统医学

历代医家多以肝郁、思虑不遂、情志所伤为致呆之因，同时强调了肾虚髓空、痰浊瘀血在本病发病中的作用。血管性认知障碍的发生是在久病入络，肾精亏虚，痰瘀内阻的基础上，虚、痰、瘀互相影响转化，痰浊壅滞，化热生风，酿生浊毒，败坏脑髓形体致神明失用，灵机记忆皆失而形成。本病发生的基础为肾精亏虚，痰瘀互结，阻滞络脉。本病进展的病理机制是痰瘀蕴积，酿生浊毒，败坏脑络脑髓。

三、诊断要点

2011 年中华医学会神经病学分会痴呆与认知障碍学组写作组在 VCI 病因分类的基础上，提出以下 VCI 的诊断标准。

（一）VCI 诊断

诊断 VCI 需具备以下 3 个核心要素。

1. 认知损害

主诉或知情者报告有认知损害，而且客观检查也有认知损害的证据和（或）客观检查证实认知功能较以往减退。

2. 存在血管因素

存在血管危险因素、卒中病史、神经系统局灶体征、影像学显示的脑血管病证据，以上各项不一定同时具备。

3. 认知障碍与血管因素有因果关系

通过询问病史、体格检查、实验室和影像学检查确定认知障碍与血管因素有因果关系，并能除外其他导致认知障碍的原因。

（二）VCI 的程度诊断

1. 非痴呆型 VCI

日常能力基本正常；复杂的工具性日常能力可以有轻微损害；不符合痴呆诊断标准。

2. 血管性痴呆

认知功能损害明显影响日常生活能力、职业或社交能力，符合痴呆诊断标准。

（三）VCI 的分类

1）危险因素相关性 VCI。
2）缺血性 VCI。
3）出血性 VCI。
4）其他脑血管病性 VCI。
5）脑血管病合并阿尔茨海默病。

四、鉴别诊断

（一）阿尔茨海默病

起病隐匿、进展缓慢、记忆等认知功能障碍突出，多数无偏瘫等局灶性神经系统定位体征，神经影像学表现为显著的脑皮质萎缩，Hachinski 缺血量表评分≤4 分（改良 Hachinski 缺血量表评分≤2 分）支持阿尔茨海默病的诊断。

（二）Pick 病

起病较早（多在 50～60 岁），进行性痴呆，早期即有明显的人格改变和社会行为障碍、语言功能受损，记忆等认知功能的障碍相对较晚。CT 或 MRI 示显著的额叶和（或）颞叶萎缩。

（三）路易体痴呆

三大核心症状：波动性的认知障碍、反复生动的视幻觉、锥体外系症状。路易体痴呆伴有短暂的意识障碍、反复跌倒以及晕厥可被误诊为血管性痴呆，但影像学上无梗死灶，神经系统检查无定位体征。

（四）帕金森病性痴呆

帕金森病性痴呆早期出现锥体外系受累症状，如静止性震颤、肌强直、运动迟缓等表现。认知功能的损害一般出现在晚期，而且以注意力、计算力、视空间、记忆力等受损为主。一般无卒中病史，无局灶性神经系统定位体征，影像学上无梗死、出血及白质病变等。

五、治疗与康复

（一）西医治疗与康复

VCI如能早期诊断，预后相对较好。治疗主要包括病因治疗、认知症状的治疗和对症治疗。

1. 病因治疗

预防和治疗脑血管病及其危险因素是VCI治疗最根本的方法，包括抗血小板聚集、降脂及防治高血压、糖尿病等。

2. 认知症状的治疗

胆碱酯酶抑制剂（多奈哌齐）和非竞争性*N*-甲基-*D*-天冬氨酸受体拮抗剂（美金刚）对血管性痴呆患者的认知功能可能有改善作用，但疗效尚不清楚。维生素E、维生素C、银杏叶制剂、吡拉西坦、尼麦角林等可能有一定的辅助治疗作用。

3. 对症治疗

出现的抑郁症状，可选用选择性5-羟色胺再摄取抑制剂；出现幻觉、妄想、激越和冲动攻击行为等，可短期使用非典型抗精神病药物，如奥氮平、利培酮等。

（二）中医治疗与康复

1. 中医辨证论治

（1）肝肾精亏

主症 反应迟钝，善忘失算，平素头昏沉或头目眩晕，伴或不伴耳鸣耳聋、盗汗，或出现腰膝酸软、肢体麻木、舌质红少苔、脉细弦或细数。头颅CT或MRI有相关血管病证据。

治法 补益肝肾，活血益精。

方药 六味地黄丸加减。熟地黄20g，山茱萸15g，山药15g，牡丹皮10g，泽泻15g，茯苓20g，丹参15g，益智仁15g。

（2）脾肾两虚

主症 表情呆滞，沉默寡言，记忆减退，失认失算，口齿含糊，词不达意，伴腰膝酸软，肌肉萎缩，食少纳呆，气短懒言，或四肢不温，腹痛喜按，晨起泄泻，舌质淡白，舌体胖大，苔白，或舌红，苔少或无苔，脉沉细或弱，双尺尤甚。头颅CT或MRI有相关血管病证据。

治法 补益脾肾，化痰通络。

方药 归脾汤合还少丹化裁。熟地黄15g，山茱萸15g，肉苁蓉15g，小茴香10g，杜仲15g，怀牛膝15g，茯苓15g，山药30g，石菖蒲15g，远志15g，大枣3枚。

肌肉萎缩，气短乏力较甚者，可加紫河车、阿胶、续断、黄芪等以益气补肾；食少纳呆，头重如裹，时吐痰涎，头晕时作，舌苔腻者，酌减滋肾之品，加陈皮、半夏、生薏苡仁、白蔻仁以健脾化湿和胃，或配伍藿香、佩兰以芳香化湿；纳食减少，脘痞，舌红少苔者，可去肉苁蓉、小茴香，加天花粉、玉竹、麦冬、石斛、生谷芽、生麦芽以养阴生津；伴有腰膝酸软，颧红盗汗，耳鸣如蝉，舌瘦质红，少苔，脉沉弦细数者，此为肝肾阴虚、阴虚火旺之证，当改用知柏地黄丸，佐以潜阳息风之品；脾肾阳虚者，用金匮肾气丸加干姜、黄芪。

（3）痰瘀阻窍，脑神失常

主症　神情呆钝，智能减退，喃喃自语或言语颠倒，或狂暴无知，或强哭强笑，平素头重如裹，腹胀痞满，肌肤甲错，口干不欲饮，双目晦暗，嗜睡懒动，舌暗苔厚腻，脉涩。头颅CT或MRI有相关血管病证据。

治法　活血化瘀，豁痰开窍。

方药　温胆汤合通窍活血汤化裁。半夏15g，竹茹15g，茯苓20g，陈皮15g，枳实15g，神曲15g，甘草10g，丹参15g，石菖蒲15g，当归20g，川芎15g，冰片（冲服）0.1g。

久病伴气血不足，加熟地黄、黄芪；气虚血瘀为主者，宜补阳还五汤加减，药用黄芪、当归、党参、赤芍、地龙、川芎、桃仁、红花、水蛭、郁金、石菖蒲、远志；气滞血瘀为主者，宜用血府逐瘀汤加减；瘀血日久，阴血亏虚明显者，加熟地黄、阿胶、鳖甲、制何首乌、女贞子。

（4）痰火扰心

主症　患者呆滞明显，时好时坏，可伴情感性格改变，平素虚烦不得眠，躁扰不安，头晕目眩，手足心热，口气臭秽或口苦口黏，恶心、呕吐，痰多黄黏，胸闷痞满，头昏头胀，不寐，大便秘结，舌红苔黄腻，脉滑数。头颅CT或MRI有相关血管病证据。

治法　清热化痰，宁心定志。

方药　黄连解毒汤化裁。黄连15g，山栀子15g，淡竹叶15g，川芎15g，远志15g，丹参25g，郁金15g，知母15g，酸枣仁25g，水牛角丝20g。

（5）气虚血瘀

主症　神情呆滞，终日不言不语，哭笑无常，平素面色㿠白，短气乏力，伴或不伴遍身无力麻木，行动迟缓，舌质暗红，脉细涩。头颅CT或MRI有相关血管病证据。

治法　益气活血，养脑开窍。

方药　补阳还五汤化裁。黄芪60g，桃仁10g，红花10g，川芎15g，当归20g，赤芍15g，地龙10g，冰片（冲服）0.1g，益智仁15g，葱白2根，石菖蒲15g。

2. 针灸治疗

（1）毫针疗法

处方　百会、四神聪、神庭、太溪、悬钟、足三里。

针法　毫针常规刺法，百会针后加灸。留针30分钟，每日1次，10次为1个疗程。

辨证加减　髓海不足配肾俞、太溪；脾肾两虚配脾俞、肾俞；痰浊蒙窍配丰隆、阴陵泉；瘀血内阻配膈俞、通里。

（2）音乐穴位电刺激疗法

在聆听音乐的同时，将音乐声波转换成电信号，对穴位进行刺激，是一种简单有效的治疗方法。

（3）头项针疗法

处方　五脏神区、元神区、益髓区。

针法 齐刺法、扬刺法、平刺法每天 1 次，6 次为 1 个疗程。

（4）头针疗法

取额中线、额旁 1 线、顶中线。髓海不足加额旁 3 线、顶颞前斜线；肝肾亏虚者加额旁 2 线、额旁 3 线；痰浊阻窍者加额旁 2 线。平针刺。顶中线可用扬刺法，集中向顶中线透刺。虚证为主用进气法，实证为主用抽气法。隔日 1 次，10 次为 1 个疗程。间隔 1 周后再开始下一个疗程。

（5）耳针疗法

取脑点、神门、皮质下、肾、心、枕等穴，用 0.5 寸毫针，每次选用 2～3 穴，20 次为 1 个疗程。亦可将王不留行籽用胶布固定，每日按压数次。

（6）水针疗法

取肾俞、足三里、哑门、风池，将当归注射液或丹参注射液按每穴 1ml 注入肾俞、足三里。

（7）刺血疗法

取中冲或大椎穴，用三棱针直刺皮下 1 分深，出血 4～5 滴即可。

（8）梅花针疗法

循经叩刺督脉（长强-大椎）、任脉（曲骨-天突）及足阳明胃经（髀关-内庭），隔日 1 次，10 次为 1 个疗程。间隔 1 周后再开始下一个疗程。

（9）磁疗

常配合针灸康复法，取穴按毫针治疗穴位。

磁针法：每次选用 4～6 穴，治疗 20～30 分钟，每日 1 次，15 次为 1 个疗程。

贴敷法：用表面磁通密度为 50～150mT 的磁片贴敷在所选穴位上，5 天取下，隔 2 天再敷，连续贴敷 2～3 个月。

头磁法：采用旋磁法或电磁法，选运动区和运用区，每次每区治疗 10 分钟，10 次为 1 个疗程。

磁枕法：将磁疗枕垫置于枕巾之下，北极向上靠近头部，每日睡觉时枕用。初用时应注意观察反应，以免发生对磁敏感所致的不良后果。

（10）按摩法

尽量采用自我按摩法，以方便家庭化治疗。手法包括按摩头颅、干洗脸、摩颈项、梳头发等，能促进脑部血液循环，改善神经调节作用。

第二章

中枢神经系统感染性疾病

第一节　单纯疱疹病毒性脑炎

一、概　　念

（一）西医概念

单纯疱疹病毒性脑炎（herpes simplex virus encephalitis，HSE）是单纯疱疹病毒（herpes simplex virus，HSV）感染引起的一种急性中枢神经系统（central nervous system，CNS）感染性疾病，又称为急性坏死性脑炎，是 CNS 最常见的病毒感染性疾病。中枢神经系统中，HSV 最常侵及大脑颞叶、额叶及边缘系统，引起脑组织出血性坏死和（或）变态反应性脑损害。未经治疗的 HSE 病死率高达 70%以上。

（二）中医概念

单纯疱疹病毒性脑炎属中医学“温病”“痉病”范畴。

二、病 因 病 机

（一）现代医学

HSV 是一种嗜神经 DNA 病毒，有两种血清型，即 HSV-1 和 HSV-2。在人类大约 90%的 HSE 由 HSV-1 引起。仅 10%由 HSV-2 所致，主要因新生儿通过产道时被 HSV-2 感染所致。患者和健康携带病毒者是主要传染源，主要通过密切接触与性接触传播，亦可通过飞沫传播。HSV 首先在口腔和呼吸道或生殖器引起原发感染，机体迅速产生特异性免疫力而康复，但不能彻底消除病毒，病毒以潜伏状态长期存在于体内，而不引起临床症状。当人体受到各种非特异性刺激使机体免疫力下降时，潜伏的病毒再度活化，经三叉神经轴突进入脑内，引起颅内感染。

（二）传统医学

中医学认为，本病的病因是正气内虚，温热毒邪乘虚侵袭。本病发生的机制为人体素体正气不足而感受温疫之邪，温热疫邪侵袭肺卫，外邪入里，进入气分。其发展变化不外乎卫气营血的传变规律。邪气初袭肺卫，卫气郁遏，导致肺气失宣，经气不利，正邪相争，“卫气不得泄越”；邪热炽盛，传气入营，正邪相争，内热炽盛，导致毒邪上扰清窍，瘀滞脉络，或内扰心神，外迫肌肤血络，或使阳明胃气不降，热盛津伤，正邪相争日久，邪势渐衰，气阴受伤，导致邪热伏于阴分，心神失养，脑脉失荣；或胃阴亏虚津液不能上承。

三、诊断要点

（一）临床诊断

1）有口唇或生殖道疱疹病史，或本次发病有皮肤、黏膜疱疹。
2）起病急，病情重，有发热、咳嗽等上呼吸道感染的前驱症状。
3）明显精神行为异常、抽搐、意识障碍及早期出现的局灶性神经系统损害体征。
4）脑脊液红、白细胞数增多，糖和氯化物正常。
5）脑电图以颞区、额区损害为主的脑弥漫性异常。
6）头颅 CT 或 MRI 发现颞叶局灶性出血性脑软化灶。
7）特异性抗病毒药物治疗有效支持诊断。

（二）确诊尚需选择如下检查

1）双份血清和检查发现 HSV 特异性抗体有显著变化趋势。
2）脑组织活检或病理发现组织细胞核内包涵体，或原位杂交发现 HSV 病毒核酸。
3）脑脊液聚合酶链反应（PCR）检测发现该病毒 DNA。
4）脑组织或脑脊液标本 HSV 分离、培养和鉴定。

四、鉴别诊断

（一）带状疱疹病毒性脑炎

本病多见于中老年人，发生脑部症状与发疹时间不尽相同，多数在疱疹后数天或数周，亦可在发病之前，也可无任何疱疹病史。临床表现包括发热、头痛、呕吐、意识模糊、共济失调、精神异常及局灶性神经功能缺失体征。病变程度相对较轻，预后较好。患者多有胸腰部带状疱疹的病史，头颅 CT 无出血性坏死的表现，血清及 CSF 检出该病毒抗体和病毒核酸阳性，可资鉴别。

（二）肠道病毒性脑炎

本病多见于夏秋季，呈流行性或散发性发病。表现为发热、意识障碍、平衡失调、癫痫发作以及肢体瘫痪等，一般恢复较快，在发病2～3周后症状即自然缓解。病程初期的胃肠道症状、CSF中PCR检出病毒核酸可帮助诊断。

（三）巨细胞病毒性脑炎

本病临床少见，常见于免疫缺陷病如获得性免疫缺陷综合征（艾滋病）或长期应用免疫抑制剂的患者。临床呈亚急性或慢性病程，表现为意识模糊、记忆力减退、情感障碍、头痛和局灶性脑损害的症状和体征。约25%的患者MRI可见弥漫性或局灶性白质异常。脑脊液正常或有单核细胞增多，蛋白质计数升高。因患者有艾滋病或免疫抑制的病史，体液检查找到典型的巨细胞，PCR检测出脑脊液中该病毒核酸，可资鉴别。

（四）急性播散性脑脊髓炎

本病多在感染或疫苗接种后急性发病，表现为脑实质、脑膜、脑干、小脑和脊髓等部位受损的症状和体征，故症状和体征表现多样，重症患者也可有意识障碍和精神症状。因病变主要在脑白质，癫痫发作少见。影像学显示皮质下白质多发病灶，以脑室周围多见，分布不均，大小不一，新旧并存，免疫抑制剂治疗有效，病毒学和相关抗体检查阴性。

五、治疗与康复

（一）西医治疗与康复

早期诊断和治疗是降低本病死亡率的关键，主要包括抗病毒治疗，辅以免疫治疗和对症支持疗法。

1. 抗病毒治疗

1）阿昔洛韦：是一种鸟嘌呤衍生物，能抑制病毒DNA的合成。常用剂量为15～30mg/(kg·d)，分3次静脉滴注，连用14～21日；若病情较重，可延长治疗时间或再重复治疗1个疗程。不良反应有谵妄、震颤、皮疹、血尿、血清转氨酶暂时升高等。近年已发现对阿昔洛韦耐药的HSV株，这类患者可试用膦甲酸钠和西多福韦治疗。

2）更昔洛韦：对阿昔洛韦耐药并有DNA聚合酶改变的HSV突变株敏感。用量是5～10mg/(kg·d)，每12小时1次，静脉滴注，14～21日为1个疗程。主要不良反应是肾功能损害和骨髓抑制（中性粒细胞、血小板减少），并与剂量相关，停药后可以恢复。

2. 肾上腺皮质激素

对肾上腺皮质激素治疗本病尚有争议，但肾上腺皮质激素能控制HSE炎症反应和减轻水肿，对病情危重、头颅CT见出血性坏死灶以及白细胞和红细胞明显增多者可酌情使用。地塞米松10～15mg，静脉滴注，每日1次，10～14天；或甲泼尼龙800～1000mg，静脉滴注，每日1次，连用3～5天后改用泼尼松口服，每日60mg清晨顿服，以后逐渐减量。

3. 对症支持治疗

对重症和昏迷患者至关重要，注意维持营养及水、电解质平衡，保持呼吸道通畅。必要时可少量输血或给予静脉高营养；高热者给予物理降温，抗惊厥；颅内压增高者及时给予脱水降颅内压治疗。需加强护理，预防压疮及呼吸道感染等并发症。

4. 恢复期可进行的康复治疗

针灸、按摩推拿、功能训练、作业疗法、言语治疗、理疗、音乐疗法等。

（二）中医治疗与康复

1. 中医辨证论治

（1）邪在卫分

主症　发热，微恶寒，无汗或少汗，头痛头晕，咽痛咳嗽，睡眠不安，精神呆滞，甚则惊厥项强，舌边尖红，苔薄白或薄黄，脉浮数。

治法　辛凉透热，开窍醒神。

方药　银翘散加减。金银花 15g，连翘 15g，薄荷 10g，远志 15g，百部 15g，淡竹叶 20g，淡豆豉 10g，板蓝根 30g，石菖蒲 10g，郁金 15g，生甘草 10g。

体温高者加石膏、知母以清热泻火；腹痛便秘者，加大黄、玄明粉以泻热通便；肢体抽搐加僵蚕、全蝎以息风止动。

（2）气营两燔

主症　高热，剧烈头痛，呕吐频繁，颈项强直，角弓反张，斑疹隐隐，肌肉酸痛，神志恍惚，昏不识人，烦躁不安，舌质红绛而干，少苔，脉弦数。

治法　清气泻热，凉营解毒。

方药　白虎汤合清营汤加减。生石膏 30～60g，知母 15g，水牛角 20g，生地黄 15g，金银花 15g，玄参 15g，连翘 15g，竹叶心 20g，石菖蒲 15g，板蓝根 30g，白芍 30g，钩藤 15g。

角弓反张者加僵蚕、地龙、全蝎等以息风止痉。

（3）余邪未尽，气阴两伤

主症　病程处于恢复期，身热渐退，低热汗出，口干口渴，神倦懒言，心烦少寐，头痛隐隐，颈项不适，溲赤便干，舌红少津，苔少，脉多沉数（无力之象）。

治法　清透余邪，益气养阴。

方药　清暑益气汤加减。西洋参 10g，石斛 15g，天冬 15g，麦冬 15g，玄参 15，淡竹叶 20g，知母 15g，荷梗 20g，金银花 15g，西瓜翠衣 15g，生甘草 5g。

头痛可加川芎以活血行气止痛，便干加枳壳、大黄以行气泻热导滞。

2. 针灸治疗

（1）毫针疗法

1）邪犯肺卫

取穴　尺泽、曲池、丰隆、外关、合谷、风门。

针法　少商宜三棱针点刺放血，余穴进针得气后行泻法，不留针，一日 3 次。

辨证加减　持续壮热，加大椎；咽喉肿痛，加少商；咳嗽加列缺。

2）热入营血

取穴　曲泽、中冲、少冲、委中、曲池。

针法　曲泽、中冲、委中刺络放血，余穴强刺激，不留针。

辨证加减　神昏谵语加十宣、水沟；斑疹甚者加血海、膈俞。

（2）耳针疗法

取穴　神门、肾上腺、脑点、胃、耳中、交感、神门。

操作　毫针刺或耳穴电极加电针。留针30分钟。或用磁珠贴压，每穴按压1分钟，2小时内每隔30分钟一次。

（3）艾灸疗法

取穴　大椎、曲池、中脘、气海、足三里。

方法　麦粒灸，以灼热感为度，每穴4～6壮。

（4）头项针疗法

取穴　五脏神区、息风区、祛风区、神经内分泌区。

方法　实证用泻法，虚证用补法，如捻转提插法、捻转摇法、捻转摆法、捻转按压法等。

第二节　病毒性脑膜炎

一、概　　念

（一）西医概念

病毒性脑膜炎是一组由各种病毒感染引起的脑膜急性炎症性疾病，临床以发热、头痛和脑膜刺激征为主要表现。本病大多呈良性过程。

（二）中医概念

病毒性脑膜炎归属中医学“温病”“痉病”范畴。病毒性脑膜炎中医学认为是由正气内虚、温热毒邪乘虚侵袭，郁阻卫表，劫灼营阴，甚则热闭心包而导致的。临床上以发热、头痛、头晕、颈项强直，甚则高热惊厥、神昏谵语、角弓反张、四肢抽搐为主症。

二、病因病机

（一）现代医学

85%～95%的病毒性脑膜炎由肠道病毒引起。该病毒属于微小核糖核酸病毒科，有60多个不同亚型，包括脊髓灰质炎病毒、柯萨奇病毒A和B、埃可病毒等。其次为流行性腮腺炎病毒、单纯疱疹病毒和腺病毒。肠道病毒主要经粪-口途径，少数通过呼吸道分泌物传播。

（二）传统医学

中医学认为，本病的病因是正气内虚，温热毒邪渐侵袭。本病发生的机制为素体正气不足，温热疫邪侵袭肺卫，渐入气分，卫气营血的传变。邪气初袭肺卫，郁遏卫气，肺气失宣，正邪相争；若邪热炽盛，传气入营；内热炽盛，毒邪上扰清窍，瘀滞脉络，或内扰心神，外迫肌肤血络；或胃气不降，热盛津伤；或正邪相争日久，邪势渐衰，气阴受伤，导致邪热伏于阴分，心神失养，脑脉失荣。

三、诊 断 要 点

主要根据急性起病的全身感染中毒症状、脑膜刺激征、脑脊液淋巴细胞数轻中度增高进行论断，除外其他疾病等，确诊需行脑脊液病原学检查。

四、治疗与康复

（一）西医治疗与康复

本病是一种自限性疾病，主要治疗方法为对症治疗、支持疗法和防治并发症。对症治疗如头痛严重者可用止痛药，癫痫发作可选用卡马西平或苯妥英钠等抗癫痫药物，脑水肿在病毒性脑膜炎不常见，可适当应用甘露醇。抗病毒治疗可明显缩短病程和缓解症状，目前对肠道病毒感染临床上使用或试验性使用的药物是免疫血清球蛋白和抗微小核糖核酸病毒药物普来可那利。

（二）中医治疗与康复

1. 中医辨证论治

首先辨明疾病虚实，急性期多以标实证候为主，恢复期多为余邪未尽，气阴两伤证候。其次辨明病位，急性期可按照温病卫气营血辨证，发热或伴微恶寒，头痛头晕为邪在气分；高热，剧烈头痛，烦躁或嗜睡，斑疹隐隐为气营两燔。恢复期多为肝肾不足、气阴两伤之候。

（1）邪在卫分

主症　发热，微恶寒，无汗或少汗，头痛或头晕，咽痛或咳嗽，精神呆滞，或惊厥项强，舌边尖红，苔薄白或薄黄，脉浮数。

治法　辛凉解表，醒神开窍。

方药　银翘散加减。金银花 30g，连翘 15g，薄荷 5g，百部 15g，牛蒡子 15g，淡竹叶 15g，板蓝根 30g，菊花 30g，芦根 30g，郁金 15g，生甘草 10g。

体温高者加石膏、知母；腹痛便秘者，加大黄、玄明粉以泻热通便；肢体抽搐者加僵蚕、地龙。

（2）气营两燔

主症　高热，剧烈头痛，呕吐频繁，颈项强直，角弓反张，斑疹隐隐，肌肉酸痛，或神志恍惚，或昏不识人，烦躁不安，舌质红绛而干，少苔，脉弦数。

治法　清气凉营，息风开窍。

方药　白虎汤合清营汤加减。生石膏 30g，知母 20g，水牛角 15g，生地黄 20g，金银花

20g，玄参 15g，连翘 10g，竹叶心 10g，牡丹皮 15g，赤芍 10g，白芍 30g，钩藤 15g，远志 10g。

角弓反张者加僵蚕、地龙、全蝎等以息风止痉。

（3）余邪未尽，气阴两伤

主症 病程处于恢复期，身热渐退，低热汗出，口干，口渴，神疲懒言，心烦少寐，头隐痛，颈项不适，溲赤，便干，舌红少津，苔少，脉沉数而弦或细。

治法 清透余邪，益气养阴。

方药 清暑益气汤加减。西洋参 10g，太子参 15g，石斛 15g，麦冬 15g，百合 15g，淡竹叶 10g，知母 10g，荷梗 10g，白薇 15g，金银花 15g，石斛 15g，生甘草 5g。

头痛可加川芎、天麻以活血行气止痛，便干加柏子仁、郁李仁以润肠通便。

2. 针灸治疗

（1）毫针疗法

1）邪犯肺卫

取穴 风门、风池、尺泽、鱼际、外关、合谷。

针法 少商宜三棱针点刺放血，余穴进针得气后行泻法，不留针，一日 3 次。

辨证加减 持续壮热，加大椎刺血拔罐；咽喉肿痛，加少商；咳嗽加列缺、照海。

2）热入营血

取穴 曲泽、行间、足临泣、中冲、少冲、委中、曲池。

针法 曲泽、中冲、委中刺络放血，余穴强刺激，不留针。

辨证加减 神昏谵语加十宣、水沟；斑疹甚者加血海、膈俞。

（2）耳针疗法

取穴 神门、肾上腺、脑点、胃、耳中。每次选用 3～5 穴，毫针刺法或压丸法。

（3）艾灸疗法

取穴 大椎、曲池、中脘、气海、足三里、三阴交、涌泉。

方法 麦粒灸，以灼热感为度，每穴 4～6 壮。

第三节 化脓性脑膜炎

一、概 念

（一）西医概念

化脓性脑膜炎是由化脓性细菌感染所致的脑脊膜炎症，是中枢神经系统常见的化脓性感染。本病通常急性起病，好发于婴幼儿和儿童。

（二）中医概念

本病相当于中医学温病中的“春温”“冬温”“风温”“温疫”“痉病”等病证，乃由冬春季节感受温热疫毒之邪所致。

二、病因病机

（一）现代医学

化脓性脑膜炎最常见的致病菌为肺炎球菌、脑膜炎双球菌及流感嗜血杆菌 B 型，其次为金黄色葡萄球菌、链球菌、大肠埃希菌、变形杆菌、厌氧杆菌、沙门菌及铜绿假单胞菌等。可因心、肺以及其他脏器感染波及脑室和蛛网膜下腔系统，或由颅骨、椎骨或脑实质感染病灶直接蔓延引起感染，部分也可以通过颅骨、鼻窦或乳突骨折或神经外科手术侵入蛛网膜下腔引起感染。

（二）传统医学

中医学认为，本病为冬春季节感受从口鼻而入的温热疫毒之邪，先犯上焦肺卫，继之内传入气，进而深入营血所致。若冬春季节气候反常，加之人体起居不慎，寒温失调，亦或触冒风雨、久居污浊阴暗潮湿之地、人群密集，致正气虚弱，温热疫毒乘机侵入人体而发病，另外由于小儿脏腑娇嫩，形气未充，更易感邪。“温邪上受，首先犯肺，逆传心包”，温热疫毒之邪从口鼻侵入，首入肺经，则见恶寒发热，咽喉肿痛等肺卫证候。

三、诊断要点

根据急性起病的发热、头痛、呕吐，查体有脑膜刺激征，颅内压升高，白细胞计数明显升高，即应考虑本病。确诊须有病原学证据，包括细菌涂片检出病原菌、血细菌培养阳性等。

四、鉴别诊断

（一）病毒性脑膜炎

病毒性脑膜炎患者脑脊液白细胞计数通常低于 1000×10^6/L，糖及氯化物一般正常或稍低，细菌涂片或细菌培养结果阴性。

（二）结核性脑膜炎

结核性脑膜炎通常亚急性起病，脑神经损害常见，脑脊液检查白细胞计数升高往往不如化脓性脑膜炎明显，病原学检查有助于进一步鉴别。

（三）隐球菌性脑膜炎

隐球菌性脑膜炎通常隐匿起病，病程迁延，脑神经尤其是视神经受累常见，脑脊液白细胞通常低于 500×10^6/L，以淋巴细胞为主，墨汁染色可见新型隐球菌，乳胶凝集试验可检测出隐球菌抗原。

五、治疗与康复

（一）西医治疗与康复

1. 抗菌治疗

原则是及早使用抗生素，通常在确定病原菌之前使用广谱抗生素，若明确病原菌则应选用敏感抗生素。

（1）未确定病原菌

三代头孢的头孢曲松或头孢噻肟常作为首选用药，对脑膜炎双球菌、肺炎球菌、流感嗜血杆菌及B型链球菌引起的化脓性脑膜炎疗效比较肯定。

（2）确定病原菌

应根据病原菌选择敏感的抗生素。

1）肺炎球菌：对青霉素敏感者可用大剂量青霉素，成人每天2000万～2400万U，儿童每天40万U/kg，分次静脉滴注。对青霉素耐药者，可考虑用头孢曲松，必要时联合万古霉素治疗。2周为1个疗程，通常开始抗生素治疗后24～36小时复查脑脊液，以评价治疗效果。

2）脑膜炎球菌：首选青霉素，耐药者选用头孢噻肟或头孢曲松，可与氨苄西林或氯霉素联用。对青霉素或β-内酰胺类抗生素过敏者可用氯霉素。

3）革兰氏阴性杆菌：对铜绿假单胞菌引起的脑膜炎可使用头孢他啶，其他革兰氏阴性杆菌脑膜炎可用头孢曲松、头孢噻肟或头孢他啶，疗程常为3周。

2. 激素治疗

激素可以抑制炎症细胞因子的释放，稳定血脑屏障。对病情较重且没有明显激素禁忌证的患者可考虑应用。通常给予地塞米松10mg静脉滴注，连用3～5天。

3. 对症支持治疗

颅内高压者可给予脱水降颅内压治疗。高热者使用物理降温或使用解热药。癫痫发作者给予抗癫痫药物以终止发作。

（二）中医治疗与康复

1. 中医辨证论治

（1）卫气同病

主症　恶寒，发热，头痛项强，喷嚏，流涕、咽痛，口渴，散在少数的皮肤瘀点，呕吐干哕，肢体酸痛，舌质红，苔薄黄或舌苔黄白相兼，脉浮数或滑数。

治法　清热解毒，宣肺疏表。

方药　银翘散加减。金银花20g，连翘15g，薄荷10g，牛蒡子15g，竹叶10g，生石膏20g，知母10g，淡豆豉15g，板蓝根15g，苦桔梗15g，生甘草5g。

热势较重者，酌加大青叶、野菊花以加强解毒清热之力；有抽搐者加僵蚕、蜈蚣以息风止痉。

（2）气血两燔

主症　持续壮热不宁，剧烈头痛，颈项强直，频繁呕吐，烦躁不安，皮肤黏膜瘀点瘀斑隐隐，重者角弓反张，谵妄，惊厥；幼儿则见拒食、呕吐，嗜睡，极度烦躁不安、惊厥等，舌质红绛，舌苔黄，脉洪数或缓大。

治法　清气凉血，泻热消斑。

方药　清瘟败毒饮加减。生石膏 60g，生地黄 30g，水牛角丝 30g，牡丹皮 15g，黄连 10g，黄芩 10g，玄参 15g，知母 15g，连翘 15g，僵蚕 10g，蜈蚣 5g，生甘草 5g。

痰涎壅盛加鲜竹沥汁、天竺黄；抽搐甚者加地龙、全蝎；神昏者加服安宫牛黄丸、牛黄至宝丹等醒神开窍之品。

（3）热盛动风

主症　高热持续，躁扰不宁，剧烈头痛如劈，频频呕吐，颈项强急，四肢抽搐。角弓反张，狂乱躁扰，昏迷，皮肤大片瘀斑，或鼻衄吐血，舌质干绛，舌苔黄燥，脉弦细而数。

治法　清热凉肝，息风开窍。

方药　羚角钩藤汤加减。羚羊角粉 5g，水牛角 30g，钩藤 15g，菊花 30g，生地黄 20g，白芍 15g，川贝母 10g，竹茹 15g，茯神 10g，全蝎 5g，生大黄 10g。

若热盛伤阴者重加生石膏、知母；兼见剧烈头痛、抽搐不止可增加虫类搜风通络之品，如全蝎、地龙。

（4）气阴两亏

主症　病势已减，低热不清，面色灰白，神情倦怠，少气懒言，瘀斑渐退，便干尿赤，舌质红，少苔，脉细数。

治法　透营转气，养阴清热。

方药　青蒿鳖甲汤加减。青蒿 20g，鳖甲 20g，知母 15g，生地黄 15g，牡丹皮 15g，地骨皮 15g，麦冬 15g，黄芪 20g，白术 15g，茯苓 15g，太子参 20g。

汗出者加煅龙骨、五味子；心烦不寐者加栀子、酸枣仁。

2. 针灸治疗

（1）毫针疗法

处方　曲泽、曲池、合谷、十二井穴。

针法　初期以提插捻转泻法为主，曲泽、曲池适当深刺，加强刺激以达到清营凉血之效；中后期用平补平泻法。初期每日针 2 次，每次留针 30 分钟，以得气为度，中后期每日针 1 次。10 天为 1 个疗程，间歇 7 天。

辨证加减　若头痛剧烈者，配太冲、内庭、太阳、风池以及头项针的双侧运感三区、运感四区；昏迷、抽搐重者，配水沟；颈项强直者，配外关、昆仑。

（2）耳针疗法

取穴　脑点、神门、交感、心、肺、脑、皮质下、神门、肾上腺、内分泌等耳穴。

操作　每次选 5～7 个穴，双侧交替治疗，轻中等刺激，选用 30 号 0.5 寸长的毫针，刺入 2～3 分即可，按顺时针方向小幅捻转 1～2 分钟，然后静止留针 5～10 分钟，再次用前法同样捻转 1 次，留针 30 分钟后即可起针，每日或隔日治疗 1 次，每个疗程为 10 次，间歇 5 天。

（3）头针疗法

取穴　双侧运动区、感觉区。

操作　先令患者取坐位或卧位，分开头发，常规消毒。选用32号1.5寸长的毫针，针尖与头皮成30°快速进针，快速捻转1分钟，然后静止留针5～10分钟，再次用前法同样捻转2次，即可起针。每日或隔日治疗1次，每个疗程为10～15次，间歇7天。

（4）电针疗法

取穴　选用合谷、太冲、阳陵泉、尺泽、曲池、手三里。

操作　选用30号1.5寸长的毫针，针尖与皮肤成60°快速进针。得气后，接通脉冲电流，用连续波、快频率刺激20～30分钟后，即可起针。每日或隔日治疗1次，每个疗程为10次，间歇7天。

第四节　结核性脑膜炎

一、概　　念

（一）西医概念

结核性脑膜炎（tuberculous meningitis，TBM）是由结核杆菌引起的脑膜和脊膜的非化脓性炎症性疾病。在肺外结核中有5%～15%的患者累及神经系统，其中又以结核性脑膜炎最为常见，约占神经系统结核的70%。

（二）中医概念

本病相当于中医学“脑痨”“惊风”“痉证”“头痛”等范畴。

二、病因病机

（一）现代医学

TBM约占全身性结核病的6%，结核杆菌经血行播散后在软脑膜下种植，形成结核结节；结节破溃后大量结核杆菌进入蛛网膜下腔引起TBM。脑底处破裂的结核结节周围结核性渗出物在蛛网膜下腔中扩散，至基底池和外侧裂。渗出物经过的小动脉和中动脉及其他一些血管（毛细血管和静脉）可被感染，形成结核性血管炎，导致血管堵塞，引起脑梗死。慢性感染时，结核性渗出物可使基底池、第四脑室流出通路阻塞，引起脑积水。

（二）传统医学

本病是五脏六腑痨瘵之邪为患。胸腹募原之间，或脂膜产生痨瘵，项下结核为根，脑髓募原或脂膜受瘵毒浸淫为发病之本。病患体内正气内虚，感染痨虫，痨虫内舍脏腑，阴阳气血失调；或劳倦、饮食失调、七情内伤等因素损耗，致正气不足，感受痨虫，阴精亏耗，阴不制阳，虚热内生。久则导致阳气亏虚，而成阴阳两虚之象；阳气虚弱，推动无力，布津运血失职，或因阴虚内热煎熬津血，均可导致虚风内动，形成本虚标实之象。故久患痨瘵之疾，必耗竭人体阴阳、水精、气血，而邪毒流注经络，乘脑气不足，营卫失守，浸入脑髓，蕴结募原之脂膜，壅痰聚血生毒而成本病。

三、诊断要点

根据结核病病史或接触史，出现头痛、呕吐等症状，查体见脑膜刺激征，结合脑脊液淋巴细胞数增多、蛋白质增高及糖含量减低等特征性改变，脑脊液抗酸涂片、结核分枝杆菌培养和PCR 检查等可做出诊断。

四、鉴别诊断

（一）隐球菌性脑膜炎

隐球菌性脑膜炎与 TBM 病程和脑脊液改变相似，TBM 早期临床表现不典型时不易与隐球菌性脑膜炎相鉴别，应尽量寻找结核菌和新型隐球菌感染的实验室证据。

（二）脑膜癌病

脑膜癌病系由身体其他脏器的恶性肿瘤转移到脑膜所致，通过全面检查可发现颅外的癌性病灶。

五、治疗与康复

（一）西医治疗与康复

治疗原则是早期给药、合理选药、联合用药和系统治疗，只要患者临床症状、体征及实验室检查高度提示本病，即使脑脊液抗酸染色阴性亦应立即开始抗结核治疗。

1. 抗结核治疗

异烟肼、利福平、吡嗪酰胺或乙胺丁醇、链霉素是 TBM 最有效的联合用药方案（表 2-1），儿童因乙胺丁醇的视神经毒性作用、孕妇因链霉素的听神经毒性作用而尽量不用。

表 2-1　主要的一线抗结核药物

药物	成人日常用量	儿童日用量	用药途径	用药时间
异烟肼	600mg，1 次/日	10～20mg/kg	静脉滴注，口服	1～2 年
利福平	400～600mg，1 次/日	10～20mg/kg	口服	6～12 个月
吡嗪酰胺	500mg，3 次/日	20～30mg/kg	口服	2～3 个月
乙胺丁醇	750mg，1 次/日	15～20mg/kg	口服	2～3 个月
链霉素	750mg，1 次/日	20～30mg/kg	肌注	3～6 个月

1）异烟肼：可抑制结核杆菌 DNA 的合成，破坏菌体内酶活性，对细胞内、外结核杆菌均有杀灭作用。无论脑膜有无炎症，均能迅速渗透到脑脊液中。单独应用易产生耐药性。主要不良反应有末梢神经炎、肝损害等。

2）利福平：与细菌的 RNA 聚合酶结合，干扰 mRNA 的合成，抑制细菌的生长繁殖，导致细菌死亡。对细胞内外结核杆菌均有杀灭作用。利福平不能透过正常的脑膜，只部分通过炎性脑膜，是治疗结核性脑膜炎的常用药物。单独应用易产生耐药性。主要不良反应有肝毒性、过敏反应等。

3）吡嗪酰胺：能杀灭酸性环境中缓慢生长的吞噬细胞内的结核杆菌。吡嗪酰胺能够自由通过正常和炎性脑膜。主要不良反应有肝损害、关节酸痛、肿胀、强直、活动受限、血尿酸增加等。

4）乙胺丁醇：对生长繁殖状态的结核杆菌有作用，对静止状态的细菌几乎无影响。主要不良反应有视神经损害、末梢神经炎、过敏反应等。

5）链霉素：为半效杀菌药，能透过部分炎性的血脑屏障。主要不良反应有耳毒性和肾毒性。

WHO 建议应至少选择三种药联合治疗，常用药为异烟肼、利福平和吡嗪酰胺，轻症患者治疗 3 个月后停用吡嗪酰胺，再继续用异烟肼和利福平 7 个月。耐药菌株可加用第四种药（如链霉素或乙胺丁醇）。利福平不耐药菌株，总疗程 9 个月已足够；利福平耐药菌株需连续治疗 18～24 个月。由于中国人为异烟肼快速代谢型，成年患者每日剂量可加至 900～1200mg。但应注意保肝治疗，防止肝损害。

2. 皮质类固醇激素

用于脑水肿引起的颅内压增高、伴局灶性神经体征和蛛网膜下腔阻塞的重症患者。成人常选用泼尼松 60mg 口服，3～4 周后逐渐减量，2～3 周后停药。

3. 药物鞘内注射

蛋白质定量明显增高、早期椎管梗阻、肝功能异常致使部分抗结核药物停用、慢性病程、复发或耐药情况下，在全身药物治疗的同时可辅以鞘内注射，异烟肼 50mg、地塞米松 5～10mg、α-糜蛋白酶 4000U、透明质酸酶 1500U，每隔 2～3 天 1 次，注射药物宜缓慢；症状消失后每周 2 次，体征消失后 1～2 周 1 次，直至脑脊液检查正常，脑脊液压力较高的患者慎用。

4. 降颅内压

颅内压增高者可选用渗透性利尿药，如 20%甘露醇、甘油果糖或甘油盐水等，同时需及时补充丢失的液体和电解质。

5. 对症及全身支持治疗

对重症及昏迷的患者至关重要，注意维持营养及水、电解质的平衡，保证呼吸道通畅。必要时可少量输血或给予静脉高营养；高热者给予物理降温，抗惊厥；需加强护理，预防压疮等并发症。

（二）中医治疗与康复

1. 中医辨证论治

本病乃为外感痨虫，虚热内生，合而发病，形成本虚标实之象。初期感染痨虫，正邪交争，反映以标实为主；中期阳气虚弱，因阴虚内热导致风邪内动；晚期则成阴阳两虚、气血失调之象。

（1）阴虚肺热

主症　潮热盗汗，头痛，恶心呕吐，耳鸣，咽干，颧红如妆，形体消瘦，舌质红，少苔，脉细数。

治法　滋阴清热，润肺杀虫。

方药　清骨散加减。银柴胡 15g，胡黄连 15g，秦艽 15g，龟甲 15g，地骨皮 15g，知母 15g，甘草 10g，当归 15g，白芍 10g，生地黄 15g，青蒿 15g。

若盗汗甚者加糯稻根、乌梅、麻黄根、煅龙骨、煅牡蛎；失眠者加远志、合欢皮、首乌藤；大便秘结、腹胀满者，选加酒大黄、枳实、厚朴以通腑泻热。

（2）热甚发痉

主症　头痛，恶心呕吐，发热口噤，口渴急躁，手足挛急，角弓反张，甚者神昏谵语，舌赤少津，苔黄燥，脉弦数。

治法　清热解毒，息风止痉。

方药　羚角钩藤汤加减。羚羊角粉 5g，桑叶 15g，钩藤 15g，菊花 30g，生地黄 20g，白芍 15g，川贝母 10g，竹茹 15g，全蝎 5g，生大黄 10g。

若热盛伤阴者加生石膏、知母；舌红苔少者，加石斛、天冬、麦冬；胸脘痞闷者，可酌加厚朴、紫苏梗、石菖蒲宽胸和中降逆；神志昏迷者，则要配合安宫牛黄丸、牛黄至宝丹等醒神开窍之品。

（3）风阳内动

主症　发热，午后为甚，头痛而晕，项不甚强，嗜睡，或郑声，烦躁，偶尔手足抽动，甚则抽搐，舌质红，苔薄黄，脉弦数。

治法　滋养肝肾，潜阳息风。

方药　镇肝熄风汤加减。怀牛膝 30g，生赭石 30g，生龙骨 15g，生牡蛎 15g，生龟甲 15g，生白芍 15g，天冬 15g，玄参 15g，川楝子 10g，茵陈 10g，生麦芽 15g，甘草 10g。

潮热盗汗者加黄柏、知母以清相火；兼痰热者加天竺黄、胆南星以清热化痰；若兼见剧烈头痛，可酌加虫类搜风通络之品，如僵蚕、全蝎、地龙等；脉涩者加桃仁、红花活血化瘀。

（4）气阴亏耗

主症　神疲乏力，时有头晕，动而气短，形体消瘦，口干苦，耳鸣，心悸不宁，舌质暗红，苔少，脉细数。

治法　益气养阴，健脾润肺。

方药　保真汤加减。太子参 15g，黄芪 30g，白术 15g，茯苓 15g，天冬 15g，生地黄 15g，五味子 15g，当归 20g，白芍 15g，银柴胡 10g，地骨皮 10g，黄柏 10g，陈皮 10g。

若兼见虚烦者加玉竹、枸杞子、黄精；若神呆、苔腻者，加石菖蒲、远志；大便溏者，可加薏苡仁、扁豆以加强健脾之力；若热势不高，可去黄柏，避免苦寒耗阴伤脾。

2. 针灸治疗

（1）毫针疗法

处方　百会、内关、外关、合谷、少商、行间、阳陵泉、太溪。

针法　初期用提插捻转泻法为主，中后期用平补平泻手法。留针 30 分钟，操作初期每日针 2 次，中后期每日针 1 次。14 天为 1 个疗程，间歇 3 天。

辨证加减　神昏者，刺印堂、水沟、中冲及十宣放血；烦躁不安者，加太冲；纳差者，加足三里、三阴交；呕吐者，加金津、玉液、内庭、中脘；视力减退者，加光明、四白；听力减退者，加听宫、耳门、翳风：肢体瘫痪者，取肩髃、足三里、手三里、风市、绝骨。

（2）耳针疗法

取穴　取心、肺、肝、脑、皮质下、交感、神门、肾上腺、内分泌等耳穴。

操作　每次选 5～7 穴，双侧交替治疗，中等刺激，留针 30 分钟，每日针 1 次。10 天为 1 个疗程，间歇 5 天。

第三章

中枢神经系统脱髓鞘疾病

第一节　多发性硬化

一、概　　念

（一）西医概念

多发性硬化（multiple sclerosis，MS）是一种以中枢神经系统（central nervous system，CNS）炎性脱髓鞘病变为主要特点的免疫介导性疾病，病变主要累及 CNS 白质。空间多发性和时间多发性构成了 MS 的主要临床特点。MS 病理上表现为 CNS 多发髓鞘脱失，少突胶质细胞损伤，可伴有神经细胞及其轴索受损。

（二）中医概念

根据该病的临床表现可分属于“风痱”“痿证”（肢体无力或瘫痪），“喑痱”（语言障碍、肢体无力或瘫痪），“痹证”“血痹”（肢体疼痛或肢体麻木不仁），“眩晕”“骨繇”（头晕、走路不稳、共济失调），“青盲”“视瞻昏渺”（内障、视力障碍）等病证范畴。

二、病 因 病 机

（一）现代医学

MS 的病因和发病机制尚不明确，可能与病毒感染及自身免疫反应、遗传因素、环境因素等相关。

（二）传统医学

关于本病的病因病机，临床上多发性硬化多见于以运动及感觉障碍为首发症状，且复发时以肢体无力不能行走及感觉异常较为常见，故应归属于“痿证”范畴。《素问·痿论》中根据五脏不同将痿证分为筋痿、脉痿、肉痿、皮痿、骨痿；肝肾不足是该病的本质，肾虚是发病之本。《黄帝内经》（简称《内经》）从本病的流行病学、性别、发病部位、家族性发病等角度阐述了 MS 与肝肾亏虚的相关性。结合现代医学的认识，本病以肝肾阴虚、脾肾阳虚、精血亏耗、气虚血瘀为主要病机。先天不足，复感外邪日久致肝肾亏虚，气血不足，筋脉失养是本病常见病因病机。

三、诊断要点

首先，应以客观病史和临床体征为基本依据；其次，应充分结合各种辅助检查特别是 MRI 与 CSF 特点，寻找病变的空间多发与时间多发证据；再次，还需排除其他可能疾病。此外，除满足以上三项条件外，应尽可能寻找电生理、免疫学等辅助证据，可参考 2017 年 McDonald MS 诊断标准，如表 3-1。

表 3-1　2017 年 McDonald MS 诊断标准

临床表现	诊断 MS 所需辅助指标
≥2 次临床发作；存在≥2 个具有客观临床证据的病灶	无[A]
≥2 次临床发作；存在 1 个具有临床证据的病灶（并且有明确的历史证据证明以往的发作涉及特定解剖部位的一个病灶[B]）	无[A]
≥2 次临床发作；存在 1 个具有客观临床证据的病灶	通过不同 CNS 部位的临床发作或 MRI 检查证明了空间多发性
1 次临床发作；存在≥2 个具有客观临床证据的病灶	通过额外的临床发作，或 MRI 检查证明了时间多发性，或具有脑脊液寡克隆带的证据[C]
1 次临床发作；存在 1 个具有客观临床证据的病灶	通过不同 CNS 部位的临床发作或 MRI 检查证明了空间多发性，并且通过额外的临床发作，或 MRI 检查证明了时间多发性或具有脑脊液寡克隆带的证据[C]
提示 MS 的隐匿的神经功能障碍进展（PPMS）	疾病进展 1 年（回顾性或前瞻性确定）同时具有下列三项标准的两项：①脑病变的空间多发证据，MS 特征性的病变区域（脑室周围、皮质/近皮质或幕下）内≥1 个 T2 病变；②脊髓病变的空间多发证据，脊髓≥2 个 T2 病变；③脑脊液阳性（等电聚焦电泳显示寡克隆区带）

注：CNS：中枢神经系统；MS：多发性硬化；PPMS：原发进展型 MS。

如果患者满足 2017 年 McDonald 标准，并且临床表现没有更符合其他疾病诊断的解释，则诊断为 MS；如有因临床孤立综合征怀疑为 MS，但并不完全满足 2017 年 McDonald 标准，则诊断为可能的 MS；如果评估中出现了另一个可以更好解释临床表现的诊断，则排除 MS 诊断。

A：不需要额外的检测来证明空间和时间的多发性。然而除非 MRI 不可用，否则所有考虑诊断为 MS 的患者均应该接受脑 MRI 检查。此外，临床证据不足而 MRI 提示 MS，表现为典型临床孤立综合征以外表现或具有非典型特征的患者，应考虑脊髓 MRI 或脑脊液检查，如果完成影像学或其他检查（如脑脊液）且结果为阴性，则在做出 MS 诊断之前需要谨慎，并且应该考虑其他可替代的诊断。

B：基于客观的 2 次发作的临床发现做出诊断是最保险的。在没有记录在案的客观神经系统发现的情况下，既往 1 次发作的合理历史证据可以包括具有症状的历史事件，以及先前炎性脱髓鞘发作的演变特征；但至少有一次发作必须得到客观结果的支持。在没有神经系统残余客观证据的情况下，诊断需要谨慎。

C：尽管脑脊液特异性寡克隆带阳性本身并未体现出时间的多发性，但可以作为这项表现的替代指标。

四、鉴 别 诊 断

（一）其他炎性脱髓鞘病

MS 应与视神经脊髓炎谱系疾病、急性播散性脑脊髓炎、脊髓炎、脱髓鞘假瘤等相鉴别。

（二）脑血管病

MS 应与常染色体显性遗传病合并皮质下梗死和白质脑病、多发腔隙性脑梗死、烟雾病、血管畸形等相鉴别。

（三）感染性疾病

MS 应与莱姆病、梅毒、脑囊虫病、热带痉挛性截瘫、艾滋病、惠普尔病、进行性多灶性白质脑病等相鉴别。

（四）结缔组织病

MS 应与系统性红斑狼疮、白塞综合征、干燥综合征、系统性血管炎、原发性中枢神经系统血管炎等相鉴别。

（五）肉芽肿性疾病

MS 应与结节病、韦氏肉芽肿病、淋巴瘤样肉芽肿病等相鉴别。

（六）肿瘤类疾病

MS 应与胶质瘤病、淋巴瘤等相鉴别。

（七）遗传代谢性疾病

MS 应与肾上腺脑白质营养不良、异染性脑白质营养不良、线粒体脑肌病、维生素 B_{12} 缺乏病、叶酸缺乏病等相鉴别。

五、治疗与康复

（一）西医治疗与康复

MS 的治疗分为急性期治疗、缓解期治疗[疾病修饰治疗（disease modifying therapy，DMT）]以及康复治疗。

1. 急性期治疗

以减轻恶化期症状、缩短病程、改善残疾程度和防治并发症为主要目标。有客观神经缺损证据的功能残疾症状如视力下降、运动障碍和小脑/脑干症状等，方需治疗。

（1）糖皮质激素

一线治疗。能促进急性发病的 MS 患者神经功能恢复。治疗原则：大剂量、短疗程。推荐用药方法：大剂量甲泼尼龙冲击治疗。具体用法如下：成人从 1g/d 开始，静脉滴注 3～4 小时，共 3～5 天，如临床神经功能缺损明显恢复可直接停用。如临床神经功能缺损恢复不明显，可改为口服泼尼松 60～80mg，1 次/天，每 2 天减 5～10mg，直至减停，原则上总疗程不超过 3～4 周。若在减量的过程中病情明确再次加重或出现新的体征和（或）新的 MRI 病变，可再次给予甲泼尼龙冲击治疗或改用二线治疗。激素治疗的常见不良反应包括电解质紊乱，血糖、血压、血脂异常，上消化道出血，骨质疏松，股骨头坏死等。

（2）血浆置换

急性重症或对激素治疗无效者可于起病 2～3 周应用 5～7 天的血浆置换。

（3）静脉注射免疫球蛋白

缺乏有效证据，仅作为一种备选治疗手段，用于妊娠或哺乳期妇女不能应用激素治疗的成人患者或对激素治疗无效的儿童患者。推荐用法：静脉滴注 0.4g/（kg·d），连续用 5 天为 1 个疗程，5 天后，如果无效，则不建议患者继续使用；如果有效且效果明显时，则可继续每周用 1 天，连用 3～4 周。

2. 缓解期治疗

以控制疾病进展为主要目标，推荐使用疾病修饰治疗（DMT）。治疗策略：①DMT 应在能给患者提供随访、评估、监测药物不良反应及毒性作用和及时妥善处理治疗中问题的临床机构开展。②对于不满足 MS 诊断标准但 MRI 病灶高度提示 MS 的患者给予注射用重组人β-1b 干扰素治疗。③活动性复发缓解型多发性硬化（RRMS）患者应尽早开始 DMT。④对于仍有复发的继发进展型多发性硬化（SPMS）患者，在充分沟通药物疗效的不确定性、安全性和耐受性后可给予注射用重组人β-1b 干扰素或米托蒽醌治疗。

1）特立氟胺：为 DMT 中的一线口服治疗药物。已确诊的复发型 MS 患者可给予特立氟胺治疗。治疗原则：早期、长期。推荐用法：中国患者推荐 14mg，口服，1 次/天。常见不良反应为腹泻、呕吐、头发稀疏、谷丙转氨酶（ALT）水平升高。腹泻和呕吐可适当给予对症处理。重度肝损伤患者不应给予特立氟胺治疗。开始治疗前，应检测患者 ALT 和胆红素水平，开始治疗后，应每月监测 ALT 水平，至少持续 6 个月。妊娠或正在计划妊娠的患者禁用特立氟胺。

2）注射用重组人β-1b 干扰素：DMT 中的一线治疗药物。有可能发展为 MS 的高危临床孤立综合征患者（不满足 MS 诊断标准但 MRI 病灶高度提示 MS）或已确诊的复发缓解型多发性硬化患者或仍有复发可能的 RRMS 患者可给予注射用重组人β-1b 干扰素治疗。治疗原则：早期、序贯、长期。推荐用法：推荐剂量为 250μg，皮下注射，隔日 1 次。

3）阿仑珠单抗：已确诊的复发型 MS 患者（RRMS 和有复发的 SPMS 患者）可给予阿仑珠单抗治疗。推荐用法：12mg/d，静脉输注，持续 2 个疗程。首个疗程：12mg/d，连续 5 天（总剂量 60mg）。第二个疗程：首个疗程 12 个月后，给予 12mg/d，连续 3 天（总剂量 36mg）。

4）米托蒽醌：第一个被美国食品药品监督管理局（FDA）批准用于治疗 MS 的免疫抑制剂。米托蒽醌建议用于快速进展、其他治疗无效的患者。推荐用法：8～12mg/m^2，静脉注射，每 3 个月 1 次，终身总累积剂量限制在 140mg/m^2 以下，疗程不宜超过 2 年。

3. 康复治疗

早期进行；晚期以对症和支持疗法为主；以功能需要为中心，提高患者的生存质量；鼓励患者及其家属积极主动参与，加强心理疏导。

1）关节活动范围的维持：早期治疗重点是主动或被动维持关节的活动范围；肌力≥3 级时采用主动运动的方法，每一动作 10～30 次，2～3 次/天；关节挛缩者，采用关节松动技术和牵伸技术；可利用支具或矫形器维持关节的活动范围。

2）肌力训练：采用抗阻运动和有氧耐力训练；肌张力增高时，尽量避免抗阻训练，以免诱发痉挛；易疲劳患者适当休息。

3）痉挛状态：可选择物理治疗、作业治疗及药物治疗等方法。痛性痉挛患者可应用卡马西平、替扎尼定、加巴喷丁、巴氯芬等药物治疗。

4）乏力、疲劳：首先注意充分休息、保证足够的睡眠；其次使用冷疗法可能有效，如在冷水池中训练或穿有制冷剂的衣服帽子；最后是药物治疗，可用莫达非尼、金刚烷胺治疗。

5）震颤和共济失调：静止性震颤选用盐酸苯海索，每次 2mg，3 次/天，或左旋多巴 250mg，3 次/天；意向性震颤选用普萘洛尔 10～20mg，3 次/天。运动疗法是通过增加小脑的传入信息和改善患者肢体近端的稳定性来进行。

6）感觉障碍：感觉丧失的患者通过感觉刺激治疗，如在体表进行刷、擦、拍打和冷热刺激等，增加肢体的感觉反应，也可以配穿加压长袜和手套；本体感觉丧失的患者通过感觉反馈治疗，或借助视听反馈来改善和补偿感觉的丧失。同时，感觉障碍区域的皮肤应保持局部清洁和干燥，加强营养，定时变换体位，防止压疮形成。

7）慢性疼痛：神经性疼痛可用普瑞巴林和度洛西汀等药物治疗；感觉迟钝性疼痛常用三环类抗抑郁药（如阿米替林），可缓解疼痛。此外，物理因子治疗（如经皮神经电刺激或针灸治疗）也可缓解部分患者的疼痛。

8）膀胱直肠功能障碍：膀胱功能障碍可以采取药物治疗、物理因子治疗和配合膀胱功能训练改善功能，必要时采取间歇导尿。直肠功能障碍患者通过饮食调节、培养定时排便习惯、口服润肠通便药物等肠道训练有助于防止粪便嵌塞和排便不畅，严重便秘者宜间断灌肠。

9）构音障碍和吞咽困难：构音障碍的康复治疗可采用呼吸训练、放松训练、构音改善训练等方法；吞咽障碍可通过吞咽器官运动训练等方法进行，针刺、电刺激也有助于改善症状；严重者需行球囊导管扩张术、鼻饲或胃造瘘。

10）认知障碍：康复治疗以直接训练、代偿和代替为主导。

11）抑郁、焦虑状态：可应用选择性 5-羟色胺再摄取抑制剂以及心理辅导治疗。

12）社会心理和职业障碍：需要社会工作者、心理工作者、亲友及全社会的支持和帮助，提供适当的就业机会，减轻患者的心理压力。

（二）中医治疗与康复

1. 中医辨证论治

（1）痰湿热阻型

主症　肢体痿软无力，尤以下肢为重，兼见手足麻木微肿，胸脘痞闷，恶心呕吐，头晕头沉，舌苔黄，脉濡数。

治法　清热化湿，舒经通络。

方药　加味三仁汤加减。白蔻仁 15g，杏仁 15g，厚朴 15g，薏苡仁 15g、广木香 10g，佩兰 15g，黄连 10g，佛手 15g，木瓜 15g，茯苓 30g，甘草 5g。

若伤阴苔厚少津加石斛 20g，麦冬 30g；兼气虚者加党参 15g，南沙参 15g。

（2）风痰瘀痹型

主症　风寒外侵入络，忽发头晕，视物模糊或伴发热、恶寒、头疼、项强肢麻、手足笨拙，举步维艰甚或瘫痪不起，舌质淡红，苔白滑或薄白，脉细迟。

治法　祛风化痰，活血通络。

方药　大秦艽汤加减。秦艽 30g，川芎 15g，独活 15g，当归 15g，白芍 15g，甘草 15g，羌活 15g，防风 15g，白芷 15g，白术 15g，茯苓 15g，生地黄 15g，熟地黄 15g，细辛 3g。

（3）瘀血阻络型

主症　四肢痿软，手足麻木不仁，肢体抽掣作痛，舌质暗有瘀斑或瘀点，脉涩不利。

治法　益气活血，舒经通络。

方药　通窍活血汤加减。赤芍 15g，川芎 15g，桃仁（研泥）10g，红枣 7 个，红花 15g，丹参 20g，鸡血藤 15，老葱 3 根，鲜姜 9g，麝香 0.15g。

（4）气虚血瘀型

主症　头晕眼花，面色萎黄，气短乏力，走路不稳，肢体麻木束带感，舌质紫暗或有瘀点、瘀斑苔白，脉细涩或迟涩。

治法　益气养血，活血通经。

方药　补阳还五汤加减。生黄芪 60～100g，当归尾 20g，赤芍 15g，地龙（去土）15g，川芎 15g，红花、桃仁各 10g。

（5）肝肾亏损型

主症　四肢痿软无力，腰膝酸软，不能久立，或伴视力障碍、眩晕、耳鸣，甚则腿胫大肉渐脱，舌红少苔，脉沉细数。

治法　补益肝肾，滋阴清热。

方药　六味地黄丸加减。熟地黄 24g，山茱萸 15g，山药 15g，泽泻 15g，茯苓 15g，牡丹皮 10g，石斛 15g，黄柏 15g。

（6）脾胃虚损型

主症　肢体痿软无力，食少纳呆，腹胀，便溏，面色不华，神疲乏力，舌体胖大，苔薄白，脉沉细或沉弱。

治法　益气健脾，养血荣肌。

方药　补中益气汤加减。黄芪 15g，人参（党参）15g，白术 15g，炙甘草 15g，当归 15g，陈皮 10g，升麻 10g，柴胡 15g，生姜 9 片，大枣 6 枚，太子参 15g。

（7）肾阳亏虚型

主症　头晕言语不利，视物昏花，畏寒肢冷，肢麻筋紧，下肢无力，甚至瘫痪，尿频数或失禁，大便稀溏，舌质淡，舌体胖大，苔薄白，脉沉细。

治法　温补肾阳，荣肉壮肌。

方药　二仙汤加味。淫羊藿 15g，熟地黄 15g，龟甲 15g，菟丝子 20g，知母、肉苁蓉、巴戟天、仙茅各 15g，桃仁、红花各 10g。

2. 针灸治疗

（1）毫刺疗法

取穴　①主穴取肩髃、曲池、合谷、足三里、髀关、伏兔、阳陵泉、三阴交、夹脊穴等。上肢无力可选肩髃、曲池、合谷，下肢无力可选足三里、髀关、伏兔、阳陵泉、三阴交等，局部肢体麻木症状可加用血海、太冲。疲劳患者可取足三里、三阴交、百会。二便功能障碍可取中髎、次髎。背部僵痛者可选夹脊穴。②配穴取穴如下。痰湿热证可加阴陵泉、大椎、内庭；气虚血瘀证可加太白、中脘、关元；肝肾亏虚证可加太溪、肾俞、肝俞。

操作　足三里、三阴交用补法，余穴用泻法或平补平泻法，夹脊穴用平补平泻法。配穴按虚补实泻法操作。每次留针 20～30 分钟，每日 1 次，14 天为 1 个疗程。

（2）灸法

取穴　中脘、足三里、肝俞、肾俞、肩髃、曲池、手三里、合谷、阳溪、外关、髀关、伏兔、解溪、阳陵泉。

操作　以艾条或艾炷施灸，穴位每次可酌情选取 4～6 穴，穴位交替使用，每穴灸 3～5 次，每日 1 次，14 天为 1 个疗程。可选用多功能艾灸仪等。注：多用于缓解期患者，艾灸以虚证为主，痰湿热证患者慎用针灸，肝肾阴虚、脾肾阳虚证患者可用。

（3）头项针法

取穴　选用五脏神区、元神区、运感 1～5 区、息风区、内脏区等。

操作　遵照虚补实泻的原则，平刺、齐刺、扬刺穴区。

第二节　视神经脊髓炎谱系疾病

一、概　　念

（一）西医概念

视神经脊髓炎（neuromyelitis optica，NMO）是由免疫介导的以视神经和脊髓受累为主的中枢神经系统炎性脱髓鞘疾病。传统概念的 NMO 被认为病变仅局限于视神经和脊髓。随着深入研究发现，NMO 的临床特征包括一些非视神经和脊髓表现。病变多分布于室管膜周围水通道蛋白 4（AQP4）高表达区域。临床上有一组尚不能满足 NMO 诊断标准的局限形式的脱髓鞘疾病，可伴随或不伴随 AQP4-IgG 阳性，如单发或复发性视神经炎（optic neuritis，ON）、单发或复发性纵向延伸的长节段横贯性脊髓炎（longitudinally extensive transverse myelitis，LETM）、伴有风湿免疫疾病或风湿免疫相关自身免疫抗体阳性的 ON 或 LETM 等，它们具有与 NMO 相似的发病机制及临床特征，部分病例最终演变为 NMO。2007 年 Wingerchuk 等把上述疾病统一命名为视神经脊髓炎谱系疾病（neuromyelitis optica spectrum disorders，NMOSD）。2015 年国际 NMO 诊断小组（IPND）制定了新的 NMOSD 诊断标准，取消了 NMO

的单独定义，将 NMO 整合入更广义的 NMOSD 范畴中。自此，NMO 与 NMOSD 统一命名为 NMOSD。

（二）中医概念

该病在我国传统医学理论中并无完全对应的病名，目前根据临床表现，医家多将其划为“痿病”“暴盲”，伴有二便障碍者属“便秘”“癃闭”范畴。

二、病因病机

（一）现代医学

NMOSD 的病因主要与 AQP4-IgG 相关，是不同于多发性硬化（MS）的独立疾病实体，是一组主要由体液免疫参与的抗原-抗体介导的 CNS 炎性脱髓鞘疾病谱。

（二）传统医学

现代医家对此病的认识，主要包括肝肾阴虚、脾肾两虚、气血亏虚、寒湿或湿热侵袭。从脏腑来说，主要涉及肝、肾、脾，盖肝主筋、藏血、开窍于目；肾主骨生精生髓，髓汇于脑为脑髓，汇于脊为脊髓，“肾者，作强之官，伎巧出焉”；脾为后天之本，脾胃乃气血生化之源，脾主四肢肌肉。所以，综合肝、肾、脾，除与视力、运动有关外，还与气血生成有关，而营卫是气血的一部分，营卫运行异常与感觉障碍有关，视力障碍、运动障碍、感觉障碍总关乎肝、脾、肾，所以，肝、肾、脾不足是本病的核心。综上，本病的病机归纳为先天肾精亏虚，或后天脾胃失养，肝之阴血不足，气虚血瘀，痰湿热蕴而成。

三、诊断要点

诊断原则：病史、核心临床特征及影像特征是诊断的基本依据，参考其他亚临床及免疫学证据可做出诊断，还需排除其他疾病可能。AQP4-IgG 是分层诊断标准。2015 年国际 NMO 诊断小组（IPND）制定的 NMOSD 诊断标准如下。

1. AQP4-IgG 阳性的 NMOSD 诊断标准

（1）至少有 1 项核心临床特征。

（2）用可靠的方法检测 AQP4-IgG 阳性。

（3）排除其他诊断。

2. AQP4-IgG 阴性或 AQP4-IgG 未知状态的 NMOSD 诊断标准

（1）在 1 次或多次临床发作中，至少有 2 项核心临床特征并满足下列全部条件：①至少 1 项临床核心特征为 ON、急性 LETM 或延髓最后区综合征；②空间多发（2 个或以上不同的临床核心特征）；③满足 MRI 附加条件。

（2）用可靠的方法检测 AQP4-IgG 阴性或未检测。

（3）排除其他诊断。

3. 核心临床特征

（1）ON。

（2）急性脊髓炎。

（3）延髓最后区综合征，无其他原因能解释的发作性呃逆、恶心、呕吐。

（4）急性脑干综合征。

（5）症状性发作性睡病、间脑综合征，脑 MRI 有 NMOSD 特征性间脑病变。

（6）大脑综合征伴有 NMOSD 特征性大脑病变。

4. AQP4-IgG 阴性或未知状态下的 NMOSD MRI 附加条件

（1）急性 ON：脑 MRI 有下列表现之一。①脑 MRI 正常或仅有非特异性白质病变；②视神经长 T_2 信号或 T_1 增强信号＞1/2 视神经长度，或病变累及视交叉。

（2）急性脊髓炎：长节段脊髓病变≥3 个连续椎体节段，或有脊髓炎病史的患者相应脊髓萎缩＞3 个连续椎体节段。

（3）最后区综合征：延髓背侧/最后区病变。

（4）急性脑干综合征：脑干室管膜周围病变。

四、鉴别诊断

1. 其他炎性脱髓鞘病

NMOSD 应与 MS（表 3-2）、急性播散性脑脊髓炎、脱髓鞘假瘤等相鉴别。

2. 结缔组织病

NMOSD 应与系统性红斑狼疮、白塞综合征、干燥综合征、结节病、系统性血管炎等相鉴别。

3. 血管性疾病

NMOSD 应与缺血性视神经病、脊髓硬脊膜动静脉瘘、脊髓血管畸形等相鉴别。

4. 感染性疾病

NMOSD 应与结核、艾滋病、梅毒、布鲁氏菌病、热带痉挛性截瘫等相鉴别。

5. 代谢中毒性疾病

NMOSD 应与中毒性视神经病、维生素 B_{12} 缺乏病、肝性脊髓病、韦尼克脑病等相鉴别。

6. 遗传性疾病

NMOSD 应与 Leber 遗传性视神经病、遗传性痉挛性截瘫、肾上腺脑白质营养不良等相鉴别。

7. 肿瘤及副肿瘤相关疾病

NMOSD 应与脊髓胶质瘤、室管膜瘤、脊髓副肿瘤综合征等相鉴别。

8. 其他

NMOSD 应与颅底畸形、脊髓压迫症等相鉴别。

表 3-2　NMOSD 与 MS 的鉴别

	NMOSD	MS
种族	亚洲人多见	西方人多见
发病年龄中位数（岁）	39	29
发病人数比（女：男）	（5～10）：1	2：1
发病严重程度	中重度多见	轻度多见
功能障碍	早期可致盲或截瘫	早期功能正常
临床病程	＞85%为复发型，无继发进展过程	85%为复发-缓解型
血清 AQP-IgG 阳性	70%～80%	＜5%
CSF 寡克隆区带阳性	＜20%	＞70%～95%
IgG 指数	多正常	多增高
CSF 细胞	多数患者白细胞＞10×10^6/L，部分患者白细胞＞50×10^6/L，可见中性粒细胞，甚至可见嗜酸性粒细胞	多数正常，白细胞＜50×10^6/L，以淋巴细胞为主
脊髓 MRI	脊髓＞3 个椎体节段	＜2 个椎体节段
脑 MRI	延髓最后区、第三和第四脑室周围、下丘脑、丘脑病变，皮质下或深部较大融合的白质病变，胼胝体病变较长、较弥散（＞1/2 胼胝体），沿锥体束走行对称较长病变	脑室旁（直角征）、近皮质、圆形、类圆形病变、小圆形开环样强化

五、治疗与康复

（一）西医治疗与康复

NMOSD 的治疗分为急性期治疗、序贯治疗（免疫抑制治疗）和康复治疗。

1. 急性期治疗

主要目的为减轻急性期症状、缩短病程、改善残疾程度和防治并发症。

（1）激素治疗

短期内能促进急性期患者神经功能的恢复，延长用药对预防复发有一定作用。治疗原则：大剂量冲击，缓慢阶梯减量，小剂量长期维持。推荐方法：甲泼尼龙 1g 静脉滴注，1 次/天，共 3 天；500mg 静脉滴注，1 次/天，共 3 天；240mg 静脉滴注，1 次/天，共 3 天；120mg 静脉滴注，1 次/天，共 3 天；泼尼松 60mg 口服，1 次/天，共 7 天；泼尼松 50mg 口服，1 次/天，共 7 天；顺序递减至中等剂量 30～40mg/d 时，依据序贯治疗免疫抑制剂作用时效快慢与之相衔接，逐步放缓减量速度，如每 2 周递减 5mg，至 10～15mg，口服，1 次/天，长期维持。

（2）血浆置换

部分重症患者尤其是 ON 或老年患者对激素冲击疗法反应差，血浆置换可能有效，对 AQP4-IgG 阳性或抗体阴性患者均有一定疗效，特别是早期应用。建议置换 5～7 次。

（3）静脉注射免疫球蛋白

对激素冲击疗法反应差的患者，可选用此治疗方法。免疫球蛋白用量为 0.4g/（kg・d），静脉滴注，连续 5 天为 1 个疗程。

（4）激素联合免疫抑制剂

在激素冲击治疗收效不佳时，因经济原因不能行免疫球蛋白或血浆置换治疗者，可以联合使用环磷酰胺治疗。

2. 序贯治疗（免疫抑制治疗）

主要目的为预防复发。AQP4-IgG 阳性患者及 AQP4-IgG 阴性的复发型患者应早期使用。一线药物包括硫唑嘌呤、吗替麦考酚酯、利妥昔单抗、甲氨蝶呤等。二线药物包括环磷酰胺、他克莫司、米托蒽醌。

1）硫唑嘌呤：能减少复发和减缓神经功能障碍进展。按 2～3mg/（kg・d）剂量，单用或联合口服泼尼松，泼尼松用量为 0.75mg/（kg・d）；待硫唑嘌呤起效（应用 4～5 个月）后，泼尼松减至小剂量长期维持。少数患者可引起白细胞降低、肝功能损害、恶心呕吐等胃肠道不良反应，应注意定期监测血常规和肝功能。应用硫唑嘌呤前建议测定硫代嘌呤甲基转移酶活性或进行相关基因检测，避免发生严重不良反应。

2）吗替麦考酚酯：能减少复发和减缓神经功能障碍进展。1～3g/d，分 2 次口服。较硫唑嘌呤起效快，白细胞减少和肝功能损害等副作用较硫唑嘌呤少。其主要不良反应为胃肠道症状和感染。

3）利妥昔单抗：是 B 细胞表面 CD20 的单克隆抗体。国内中小剂量治疗经验：单次 500mg 静脉滴注，6～12 个月后重复应用；或 100mg 静脉滴注，1 次/周，连用 4 周，6～12 个月后重复应用。为预防静脉滴注的不良反应，治疗前可用对乙酰氨基酚、泼尼松。

4）甲氨蝶呤：单用或与泼尼松合用能减少复发和延缓功能障碍进展，适用于不能耐受硫唑嘌呤的不良反应及经济条件不能承担其他免疫抑制剂的患者。每周 15mg，单独或与小剂量泼尼松合用。

3. 康复治疗

对功能障碍的患者，应早期在专业医生的指导下进行相应的功能康复训练，具体方法参考本章第一节 MS 的康复治疗。

（二）中医治疗与康复

1. 中医辨证论治

（1）肝肾阴虚型

主症 视力下降，肢体麻木或活动不利，动辄肢体抽搐，头晕，目干涩，手足心热，盗汗，大便干结，舌红，少苔，脉细。

治法 滋补肝肾阴，养血明目。

方药　六味地黄汤加减。熟地黄 25g，山茱萸 15g，山药 15g，泽泻 10g，茯苓 15g，牡丹皮 15g，石斛 15g。

头晕者，加枸杞子、杭白菊；手足心热、盗汗者，加炒知母、黄柏；肢体麻木、活动不利者，加青风藤、首乌藤、海风藤、鸡血藤等；有血瘀症状者，加养血活血药（如桃红四物）或者虫类通络药（如全蝎、蜈蚣等）。

（2）脾肾阳虚型

主症　有或无运动、感觉、视觉障碍，但有运动障碍者较多，身体怕冷，下肢尤甚，甚至下肢如在冰窖中或伴沉重、剧烈疼痛。小便失禁，遗尿，大便干结，舌质淡胖，苔薄白，薄腻而润，脉沉细，两尺尤甚。

治法　温补脾肾，强筋壮骨。

方药　金匮肾气丸加减。生地黄 20g，山药、山茱萸各 15g，泽泻、茯苓、牡丹皮各 15g，桂枝、炮附子各 5g。

如沉重、疼痛可结合辛温辛热温经之品，如羌活、独活、细辛、肉桂等。

（3）气虚血瘀型

主症　半身或单独上肢、下肢麻木，或者活动少力，或目视不清，动辄气短，月经不调，食纳不振，大便无力，小便不畅，且排尿等待或者按压腹部，舌质淡红，苔薄白或腻，舌边瘀点，脉弱或涩。

治法　补气活血，荣肉强筋。

方药　补阳还五汤加减。黄芪 120g（生用），归尾 20g，赤芍 10g，地龙 10g，川芎 15g，桃仁 15g，红花 10g，党参 15g。

偏上肢上部者，用黄芪桂枝五物汤；偏下肢者，加怀牛膝、木瓜、桑枝。

（4）痰湿热型

主症　视力、运动、感觉障碍，或重或轻，胸闷胸痛，眼痛、肢体抽搐频频，大便干结，小便色黄，脉弦滑、濡数有力，舌红偏暗，舌苔黄腻，或黄腻干燥少津。痰热与湿热区别，痰热偏上，以咽喉有痰，或者无痰，胸闷甚至胸痛，睡眠难，多梦甚至噩梦纷纭；湿热偏下，多见下肢沉重，或者肿胀，小便短赤或黄。

治法　清热化痰，祛湿通络。

方药　痰热以小陷胸汤、菖蒲郁金汤加减，药如石菖蒲 15g，郁金 10g，焦栀子 10g，牡丹皮 10g，连翘 15g，灯心草 15g，竹茹 15g。湿热以二妙散加味，药如苍术 20g，黄柏 20g，怀牛膝 15g，生薏苡仁 15g，车前子 10g，泽泻 10g。如热甚者加清热之品，如焦栀子 15g，滑石 10g，黄芩 15g。

2. 针灸治疗

由于本病为视神经的脱髓鞘病变，故患者多伴有视神经炎，眼底检查可见视神经盘苍白或水肿，症见视物模糊，目暗，双目昏花，如絮物遮睛等。眶周穴位对视力的改善有较好的疗效，包括睛明、球后、瞳子髎、四白、攒竹、鱼腰、丝竹空等穴位。刺法操作：睛明、瞳子髎，轻缓直刺入眶内。但要有明显的酸胀感、重压感传入眶内。针入眶穴时应闭目，眼球向行针部位的另一侧偏视以避开针刺点，一般选用 2.0 寸毫针，顺眼眶缘向眼球后视神经方向刺入，进针 1.5 寸左右，不捻转，至目眶内酸胀为度。留针，约 30 分钟。针刺后，应闭目休息 20 分钟左右，一般针后目暗可明显减轻。每次选取入眶穴位 1 个，眶边穴 2 个，交替使用。针灸隔日 1 次，10 次为 1 个疗程。本病有广泛的神经脱髓鞘改变，导致从脑干到脊髓多个水平的病变。表现数对脑神经及多个脊髓节段的运动及感觉障碍，临床表现非常复杂，如面瘫、晕厥、耳鸣、共济失调、舌偏、语謇、偏瘫、胸背及腹部的紧束样感觉、肢体虫行感、周身不知所痛、指端麻木及大小便失控等。以脑神经症状为主者，取天柱、风府、颈 2～5 夹脊，以上肢表现为主者，取颈 5～胸 5 夹脊，以胸腹部紧束感为主者，取胸 4～胸 12 夹脊。夹脊一般采用深刺法，针尖斜向后正中线，深约 1 寸，胸 1～6 的深度可略浅，颈部穴或胸 6 以下穴深度可达 1.5 寸以上，使局部产生较重的麻胀感，并向四周放散。针灸亦要求隔日 1 次为宜。本病有明显的缓解复发的周期交替现象，利用这个周期变化，发则治其标，缓则治其本或标本兼顾，不仅能缓解症状，加快发作期的病情恢复，而且可以针对本病之本进行治疗，以延长发病周期。故选脾俞、肾俞温灸以调整脾肾；气海、关元等补精强壮之穴用艾盒灸；足三里、中脘针之，用补法。

第四章

头　痛

第一节　偏　头　痛

一、概　念

（一）西医概念

偏头痛是临床常见的原发性头痛，其特征是发作性、多为偏侧、中重度、搏动样头痛，一般持续 4～72 小时，可伴有恶心、呕吐，声、光刺激或日常活动均可加重头痛，处于安静环境、休息可缓解头痛。偏头痛是一种常见的慢性神经血管性疾病，患病率为 5%～10%。

（二）中医概念

偏头痛中医与西医同名，属于中医学 “头痛”范畴。

二、病 因 病 机

（一）现代医学

病因尚不明确，可能与下列因素有关。偏头痛具有遗传易感性，约 60%的偏头痛患者有家族史；本病女性多于男性，多在青春期发病，月经期容易发作，妊娠期或绝经后发作减少或停止；环境因素也参与偏头痛的发作；偏头痛发作可由某些食物（如含酪胺的奶酪、含亚硝酸盐的肉类和腌制食品、含苯乙胺的巧克力、含谷氨酸钠的食品添加剂及葡萄酒等）和药物（如避孕药和血管扩张药硝酸甘油等）所诱发。另外，强光、过劳、应激以及应激后的放松、睡眠过度或过少、禁食、紧张、情绪不稳等也是偏头痛的诱发因素。发病机制尚不十分清楚，目前主要有以下学说：血管学说、神经学说、三叉神经血管学说、视网膜-丘脑-皮质机制。

（二）传统医学

本病的发生与脏腑、气血、痰浊、瘀血等密切相关，多有阴阳偏盛、气血逆乱、痰血内结、痰湿内蕴、化热生风、浊邪上犯、蒙蔽清窍、气血不能上荣，脑络因之受阻，清阳不运，其痛乃作。风邪入脑，肝阳上亢，瘀血阻窍，痰浊上蒙，精气不足。

三、诊断要点

根据偏头痛发作的临床表现、家族史和神经系统检查，通常可做出临床诊断，脑部 CT、CT 血管成像（CTA）、MRI、磁共振血管成像（MRA）检查可排除脑血管疾病、颅内动脉瘤和占位性病变等颅内器质性疾病。下面介绍偏头痛的诊断标准。

（一）无先兆偏头痛诊断标准

1）符合下述 2）～4）特征的至少 5 次发作。

2）头痛持续 4～72 小时（未经治疗或治疗无效）。

3）至少有下列中两项头痛特征：①单侧性；②搏动性；③中至重度头痛；④日常活动（如步行或上楼梯）会加重头痛，或头痛时会主动避免此类活动。

4）头痛过程中至少伴有下列一项：①恶心和（或）呕吐；②畏光和畏声。

5）不能归因于其他疾病。

（二）有先兆偏头痛的诊断标准

1）符合下述 2）～4）特征的至少 2 次发作。

2）至少出现以下一种完全可逆的先兆症状：①视觉症状，包括阳性表现（如闪光、亮点或亮线）和（或）阴性表现（如视野缺损）；②感觉异常，包括阳性表现（如针刺感）和（或）阴性表现（如麻木）；③言语和（或）语言功能障碍；④运动症状；⑤脑干症状；⑥视网膜症状。

3）至少满足以下两项：①至少 1 个先兆症状逐渐发展时间≥5 分钟，和（或）至少 2 个先兆症状连续出现；②每个先兆症状持续 5～60 分钟；③至少 1 个先兆症状是单侧的；④头痛伴随先兆发生，或发生在先兆后，间隔时间小于 60 分钟。

4）不能归因于其他疾病，且排除短暂性脑缺血发作。

（三）慢性偏头痛的诊断标准

1）每月头痛（紧张性头痛性或偏头痛性）≥15 天，持续 3 个月以上，且符合标准 2）和 3）。

2）患者至少有 5 次发作符合无先兆偏头痛标准的 2）～4）和（或）有先兆偏头痛诊断标准的 2）和 3）。

3）头痛持续 3 个月以上，每月发作≥8 天且符合下列任一项：①无先兆偏头痛标准的 3）和 4）；②有先兆偏头痛诊断标准的 2）和 3）。

4）不能归因于其他疾病。

四、鉴别诊断

（一）丛集性头痛

较少见的一侧眼眶周围发作性剧烈头痛，持续 15 分钟至 3 小时，发作从隔天 1 次到每日 8 次。本病具有反复密集发作的特点，但始终为单侧头痛，常伴有同侧结膜充血、流泪、流涕、前额和面部出汗及霍纳综合征等。

（二）紧张性头痛

双侧枕部或全头部紧缩性或压迫性头痛，常为持续性，很少伴有恶心、呕吐，部分病例也可表现为阵发性、搏动性头痛，多见于青、中年女性，情绪障碍或心理因素可加重头痛症状。

（三）症状性偏头痛

缘于头颈部血管性病变的头痛，如缺血性脑血管疾病、脑出血、未破裂的囊状动脉瘤和动静脉畸形；缘于非血管性颅内疾病的头痛，如颅内肿瘤；缘于颅内感染的头痛，如脑脓肿、脑膜炎等。这些继发性头痛在临床上也可表现为类似偏头痛性质的头痛，可伴有恶心、呕吐，但无典型偏头痛发作过程，大部分病例有局灶性神经功能缺失或刺激症状，颅脑影像学检查可显示病灶。缘于内环境紊乱的头痛如高血压危象、高血压脑病、子痫或先兆子痫等，可表现为双侧搏动性头痛，头痛在发生时间上与血压升高密切相关，部分病例神经影像学检查可见可逆性脑白质损害表现。

（四）药物过度使用性头痛

头痛的发生与药物过度使用有关，可呈类偏头痛样或同时具有偏头痛和紧张性头痛性质的混合性头痛，头痛在药物停止使用后 2 个月内缓解或回到原来的头痛模式。药物过量使用性头痛对预防性治疗措施无效。

五、治疗与康复

（一）西医治疗与康复

偏头痛的治疗目的是减轻或终止头痛发作，缓解伴发症状，预防头痛复发。治疗包括药物治疗和非药物治疗两个方面。非药物治疗主要是加强宣教，帮助患者确立科学、正确的防治观念和目标，保持健康的生活方式，寻找并避免各种偏头痛诱因。药物性治疗分为发作期治疗和预防性治疗。

1. 发作期治疗

治疗药物包括非特异性止痛药如非甾体抗炎药（non-steroidal anti-inflammatory drug,

NSAID）和阿片类药物，特异性药物（如麦角类制剂）和曲普坦类药物。药物选择应根据头痛程度、伴随症状、既往用药情况等综合考虑，进行个体化治疗。

（1）轻-中度头痛

单用 NSAID（如阿司匹林、萘普生、布洛芬、双氯芬酸）等可有效，如无效再用偏头痛特异性治疗药物。阿片类制剂（如哌替啶）对确诊偏头痛急性发作亦有效，因其具有成瘾性，不推荐常规用于偏头痛的治疗，但对于有麦角类制剂或曲普坦类应用禁忌的病例，如合并有心脏病、周围血管病或妊娠期偏头痛，则可给予哌替啶治疗以终止偏头痛急性发作。

（2）中-重度头痛

可直接选用偏头痛特异性治疗药物（如麦角类制剂和曲普坦类药物）以尽快改善症状，部分患者虽有严重头痛但以往发作对 NSAID 反应良好者，仍可选用 NSAID。

1）麦角类制剂：5-HT1 受体非选择性激动剂，常用药物有麦角胺和双氢麦角胺。如麦角胺 1～2mg 口服或舌下或栓剂直肠给药；或双氢麦角胺 1～2mg 肌内注射或 1～3mg 口服。

2）曲普坦类药物：5-HT1B/1D 受体选择性激动剂，常用药物如舒马曲普坦 6mg 皮下注射或 25～100mg 口服；那拉曲普坦 2.5mg 口服；利扎曲普坦 5～10mg 口服；佐米曲普坦 2.5～5mg 口服；阿莫曲普坦 6.25～12.5mg 口服等。

麦角类制剂和曲普坦类药物不良反应包括恶心、呕吐、心悸、烦躁、焦虑、周围血管收缩，大量长期应用可引起高血压和肢体缺血性坏死。因其具有强力的血管收缩作用，严重高血压、心脏病患者和孕妇均为禁忌。另外，如麦角类制剂和曲普坦类药物应用过频，则会引起药物过量使用性头痛，建议每周用药不超过 2～3 天。

（3）伴随症状

恶心、呕吐者有必要合用止吐剂（如甲氧氯普胺 10mg 肌内注射），严重呕吐者可给予小剂量奋乃静、氯丙嗪。伴有烦躁者可给予苯二氮䓬类药物使患者镇静和入睡。

2. 预防性治疗

药物治疗应从小剂量单药开始，缓慢加量至合适剂量，同时注意副作用。有效的预防性治疗需要持续约 6 个月，之后可缓慢减量或停药。

临床用于偏头痛预防的药物包括如下。

1）β肾上腺素能受体阻滞剂：如美托洛尔每次 100～200mg，1 次/日；普萘洛尔每次 10～60mg，2 次/日。不良反应有抑郁、低血压、不能耐受活动、阳痿等，有哮喘、房室传导阻滞和心力衰竭病史者禁用。

2）钙离子拮抗剂：如氟桂利嗪每次 5～10mg，睡前 1 次；不良反应有疲劳感、体重加重、抑郁、锥体外系症状等。

3）抗癫痫药：如丙戊酸每次 400～600mg，2 次/日，不良反应有嗜睡、体重增加、脱发、震颤、肝功能损害等；托吡酯 25～200mg/d，不良反应有意识障碍、感觉异常、认知障碍、体重减轻、肾结石等；加巴喷丁 900～1800mg/d，不良反应有疲劳感、头晕等。

4）抗抑郁药：阿米替林 25～75mg/d，睡前 1 次。不良反应有嗜睡等。

5）5-HT 受体拮抗剂：如苯噻啶 0.5～3mg/d，不良反应有嗜睡、体重增加等。

（二）中医治疗与康复

1. 中医辨证论治

（1）肝阳上亢

主症 头晕胀痛，以额颞部疼痛多见，或眩晕、情绪不畅，心烦易怒，或正值月经期头痛加重，夜寐不安，口干口苦，面红，或兼胁痛，舌质红，苔黄，脉弦或弦细数。

治法 平肝潜阳，养阴止痛。

方药 天麻钩藤饮加减：天麻、黄芩各 15g，石决明 15g，川牛膝 15g，川芎、当归各 15g。

兼有面红目赤者加柴胡、龙胆；便秘者加柏子仁、决明子。若因肝郁化火，肝火炎上，而症见头痛剧烈、目赤口苦、急躁、便秘溲黄者，加夏枯草、龙胆、大黄。若兼肝肾亏虚，水不涵木，症见头晕目涩、视物模糊、遇劳加重，腰膝酸软者，可选加枸杞子、白芍、山茱肉、石斛。

（2）风火上扰

主症 头部胀痛，甚则头痛如裂，或跳痛，心烦易怒，夜寐不安，口干口苦，失眠多梦，舌质红，苔黄，脉弦数。

治法 平肝息风，泻火止痛。

方药 龙胆泻肝汤加减。龙胆、钩藤、黄芩、夏枯草各 15g，生地黄、栀子各 15g，水牛角丝 15g。

（3）瘀血阻络

主症 痛处固定不移，痛如锥刺，经久不愈，或有头部外伤史，舌质暗红或紫暗，或舌上有瘀斑瘀点，苔薄白，脉涩或弦。

治法 活血化瘀，通络止痛。

方药 血府逐瘀汤加减：当归 20g，生地黄、桃仁、红花、赤芍、丹参各 10g，川芎 10g。头痛严重者加全蝎、地龙、蜈蚣；血虚者加阿胶、熟地黄、制何首乌。

（4）痰浊阻窍

主症 头痛昏蒙，胸脘满闷，纳呆呕恶，恶心呕吐痰涎，舌苔白腻，脉弦滑。

治法 化痰开窍，息风止痛。

方药 半夏白术天麻汤加减。姜半夏、天麻、地龙各 15g，胆南星、石菖蒲、远志各 15g。

若兼有血瘀者加川芎、赤芍、当归；兼风痰者加制白附子。若痰湿久郁化热，口苦便秘，舌红苔黄腻，脉滑数者，可加黄芩、竹茹、枳实；若胸闷、呕恶明显，加厚朴、枳壳、生姜以和中降逆。

2. 针灸治疗

（1）毫针疗法

处方 主穴取太阳、印堂、合谷、太冲。

针法 快速进针后，提插捻转至患者觉局部酸、麻、胀感为止。留针 20 分钟，1 次/天，10 天为 1 个疗程。

辨证加减 头顶痛者加百会，前额痛者加印堂，枕部痛者加脑户、强间。

（2）耳针疗法

取额、交感、枕、颞、神门穴，毫针刺或压丸埋针治疗。针刺，1 次/天；或压丸，2 次/周，每次留置王不留行籽 3 天；埋针，1 次/周留置 3~5 天。

（3）头针疗法

取对侧感觉区 2/5，或颞前线、颞后线，用 1.5～2.5 寸毫针，针与头皮成 30°左右，快速将针刺入头皮下，然后将针与头皮平行继续捻转进针，可刺 0.5～1.5 寸深，然后运针。留针 10～15 分钟，1 次/天。

（4）手针疗法

取偏头点（环指第一关节尺侧赤白肉际）用 1～2 寸长毫针，采用中强刺激，留针 3～5 分钟，或加电针。

（5）按摩疗法

1）按摩百会，两手拇指，按住百会穴附近，前后左右按摩 22 次。按摩双侧太阳穴，两手拇指，前后左右按摩 22 次。

2）以一指禅推法，从印堂向上，沿前额发际至头维、太阳，往返 3～4 次，配合按印堂、鱼腰、太阳、百会等穴。然后用五指拿法，从头顶拿到风池，再改用三指拿法，沿足太阳膀胱经拿到大椎两侧，往返 4～5 次，1 次/天，10 次为 1 个疗程。

（6）头项针法

处方　取额中、哑门、风府穴区、前顶-囟会穴区、交感-率谷穴区。

针法　快速进针后，行捻转提插法、捻转摇法、捻转摆法或捻转提压法。

第二节　紧张性头痛

一、概　　念

（一）西医概念

紧张性头痛（tension-type headache，TTH）是双侧枕部或全头部紧缩性或压迫性头痛，约占头痛患者的 40%，是原发性头痛中最常见的类型。

（二）中医概念

紧张性头痛属于中医学中“头痛”范畴。

二、病 因 病 机

（一）现代医学

周围性疼痛机制：由于颅周肌肉或肌筋膜结构收缩或缺血、细胞内外钾离子转运异常、炎症介质释放增多等导致痛觉敏感度明显增加，引起颅周肌肉或肌筋膜结构的紧张和疼痛。中枢性疼痛机制：由于脊髓后角、三叉神经核、丘脑、皮质等功能和（或）结构异常，对触觉、电刺激和热刺激的痛觉阈明显下降，易产生痛觉过敏。应激、紧张、抑郁等也与持续性颈部及头皮肌肉收缩有关。

（二）传统医学

本类头痛主要由于肝气不舒、气血亏虚或肾精亏虚所致。脑位于人体最上部，为髓海，依赖于肝肾精血和脾胃精微物质的充养，故头痛之病机多与肝、脾、肾三脏的功能失调有关。

三、诊断要点

根据患者的临床表现，排除头颈部疾病，如颈椎病、占位性病变和炎症性疾病等，通常可以确诊。紧张性头痛诊断标准如下。

（一）偶发性紧张性头痛

1）符合2）～4）特征的至少10次发作；平均每月发作＜1天；每年发作＜12天。

2）头痛持续30分钟至7天。

3）至少有下列中的两项头痛特征：①双侧头痛；②性质为压迫感或紧箍样（非搏动样）；③轻或中度头痛；④日常活动（如行走或上楼梯）不会加重头痛。

4）符合下列两项：①无呕吐、恶心；②无畏光、畏声，或仅有其一。

5）不能归因于其他诊断。

（二）频发性紧张性头痛

1）符合2）～4）特征的至少10次发作；平均每月发作≥1天且＜15天，至少3个月以上；每年发作≥12天且＜180天。

2）头痛持续30分钟至7天。

3）至少有下列中的两项头痛特征：①双侧头痛；②性质为压迫感或紧箍样（非搏动样）；③轻或中度头痛；④日常活动（如行走或上楼梯）不会加重头痛。

4）符合下列两项：①无呕吐、恶心；②无畏光、畏声，或仅有其一。

5）不能归因于其他诊断。

（三）慢性紧张性头痛

1）符合2）～4）特征；平均每月发作≥15天，3个月以上；每年发作≥180天。

2）头痛持续数小时或数天或持续不断。

3）至少有下列中的两项头痛特征：①双侧头痛；②性质为压迫感或紧箍样（非搏动性）；③轻或中度头痛；④日常活动（如行走或上楼梯）不会加重头痛。

4）符合下列两项：①无畏光、畏声及轻度恶心症状，或仅有其一；②无中-重度恶心和呕吐。

5）不能归因于其他疾病。

（四）很可能的紧张性头痛

1. 很可能的偶发性紧张性头痛

1）偶发性紧张性头痛诊断标准中 2）～4）特征仅一项不满足。

2）发作不符合无先兆偏头痛诊断标准。

3）不能归因于其他疾病。

2. 很可能的频发性紧张性头痛

1）频发性紧张性头痛诊断标准中 2）～4）特征仅一项不满足。

2）发作不符合无先兆偏头痛诊断标准。

3）不能归因于其他疾病。

3. 很可能的慢性紧张性头痛

1）头痛平均每月发作≥15 天，3 个月以上；每年发作≥180 天，且符合慢性紧张性头痛诊断标准的 2）、3）项。

2）无畏光、畏声及轻度恶心症状，或仅有其一。

3）不能归因于其他诊断，但药物过量者符合药物过量性头痛任一亚型的诊断标准。

四、治疗与康复

（一）西医治疗与康复

1. 药物治疗

1）对症治疗：适用于发作性紧张性头痛，特别是偶发性紧张性头痛患者，可采用非甾体抗炎药，如阿司匹林、对乙酰氨基酚等，可单一用药或予复合制剂。但切勿滥用镇痛药，因其本身可引起药物过度使用性头痛。

2）预防治疗：适用于频发性和慢性紧张性头痛，包括三环类抗抑郁药（如阿米替林、多塞平），也可试用 5-羟色胺再摄取抑制剂、肌肉松弛剂（如盐酸乙哌立松、巴氯芬等）。

2. 非药物治疗

非药物治疗包括松弛治疗、物理治疗、生物反馈和针灸治疗等。

（二）中医治疗与康复

1. 中医辨证论治

（1）气血亏虚

主症　头痛隐隐，遇劳加重，时发时止，头昏目眩，神疲乏力，心悸多梦，纳呆，食少，面色苍白，舌质淡、苔薄白，脉细弱无力。

治法　补气养血，荣脑止痛。

方药　补中益气汤加减。黄芪 20g，党参 15g，鸡血藤 15g，当归 20g，川芎、丹参各 20g。

血虚明显者加阿胶、熟地黄、白芍、制何首乌；兼有肝郁者加柴胡、白芍。

（2）肾精亏虚

主症 头痛且空，眩晕耳鸣，腰膝酸软，神疲乏力，舌质淡，苔白，脉沉而无力。

治法 养阴补肾，填精生髓。

方药 六味地黄丸加减。熟地黄、黄精各20g，山药、白芍各15g，山茱萸、泽泻、枸杞子、当归各15g。

眩晕耳鸣严重者加补骨脂、石菖蒲、天麻；头痛重者加川芎、白芷、蔓荆子。

（3）肝郁气滞

主症 头痛较重，以两侧重痛为主，与情绪波动有关，常见有头晕，胁肋胀痛，胸闷善叹息，口苦纳呆，舌质淡白或夹黄苔，脉弦。

治法 疏肝理气，通络止痛。

方药 柴胡疏肝散加减。白芍20g，柴胡、香附、枳壳、当归各15g，川芎、延胡索各15g。

若兼有口干口苦、苔黄者加牡丹皮、栀子；若兼有阴血不足者加阿胶、制何首乌；兼有肝阳上亢者加钩藤、白蒺藜、夏枯草。

2. 针灸治疗

（1）毫针疗法

处方 上星、头维、神庭、血海、合谷、三阴交。

针法 宜泻法，或补泻兼施，1次/天，留针30分钟，10次为1个疗程。

（2）手针疗法

后头点、风池穴。选取穴位后，先刺风池穴，再直刺手穴后头点 0.4～0.8 寸得气后留针30分钟。针刺留针期间，用平补平泻法对各穴行针1～2次。每日针刺1次，5次为1个疗程。

（3）耳针疗法

取耳尖、神门、皮质下、枕、颞、额、胆、肝、交感。在上述穴位，找出痛点1～3对，采用毫针针刺。头痛强烈时用强刺激，顺时针方向捻转为主，留针时间宜长，可留1～2小时，或配合耳尖放血。1次/天，10次为1个疗程。

（4）梅花针疗法

采用3线直行叩刺法，自印堂向大椎穴，头维向风门穴，太阳沿耳后向耳根的翳风穴叩刺；再采用 1 条线横行叩刺法，自前发际正中神庭穴向两耳上方率谷穴横行叩刺，每条线叩刺 3 遍，1次/天，一般2～3次即可见效。

（5）穴位注射疗法

取风池穴。选用 1%盐酸普鲁卡因或维生素 B_{12} 注射液，穴位常规注射，适用于顽固性头痛。

（6）艾灸疗法

取风池穴，取艾条1只，将其一端点燃，先靠近风府穴或风池穴灸，然后慢慢抬高，直至患者感到有温热感又比较舒服时，采用雀啄法一左一右地灸双侧风池穴15～20分钟，风府穴15～20分钟，每日1次。10次为1个疗程。

（7）拔罐疗法

1）坐罐法：取腰背部脊柱两侧膀胱经穴位。患者俯卧，医者将拔罐部位消毒后，用闪火法把形成负压的罐体吸拔在脊柱两侧膀胱经穴位处，从上到下排列成两排，强度以单手上提罐体能带动肌肉且患者能忍受为度，留罐时间为 10～15 分钟，起罐后慢慢活动腰部 2～3 分钟。每日 1 次，10 次为 1 个疗程。

2）针罐法：取太阳穴，患者俯卧，医者将拔罐部位消毒后，用长度合适之毫针刺入穴位，在应用手法得气后，再在针处拔火罐，留罐 10～15 分钟，一般选用透明玻璃罐，以便于随时观察罐内的情况，起罐起针后，宜用消毒棉球擦净局部皮肤。隔日 1 次，10 次为 1 个疗程。

（8）按摩疗法

1）头痛穴位按摩法：取穴太阳、风池、百会、率谷、囟会、前顶、合谷、阿是穴。患者取仰卧位，医者首先用掌揉法轻揉患者额头部 5 分钟，以使患者精神放松，其次用点揉法按摩百会、率谷、囟会、前顶、阿是穴各 2～3 分钟，并重复以上过程 2 次；患者再取俯卧位，医者用点按及点揉法按摩风池穴 5～6 分钟，最后同样用点按及点揉法按摩合谷穴 1～2 分钟。要求双手同时进行按摩，强度以被按摩穴位局部酸胀感，患者能忍受并感觉舒适为度，每日可进行 1～2 次。

2）头部叩击法：患者取坐位或卧位。医者用双手手指尖和指腹交替叩击患者头部足太阳经、足少阳经、督脉的腧穴，叩击的力度以患者感觉舒适为度。每次 20～30 分钟，每日 3 次。

第五章

癫痫

一、概　　念

（一）西医概念

癫痫是慢性反复发作性短暂脑功能失调综合征，以脑神经元异常放电引起反复痫性发作为特征，是发作性意识丧失的常见原因。痫性发作是指脑神经元异常和过度超同步化放电所引起的短暂脑功能障碍，通常指一次发作过程，患者可同时有几种痫性发作。脑神经元异常过度放电是癫痫发作的病理生理基础，由于脑病变和放电起源部位不同，癫痫发作可表现为运动、感觉、意识、精神、行为和自主神经等功能异常，伴有或不伴有意识或警觉程度的变化。癫痫并非独立的疾病，而是一组疾病或综合征。

（二）中医概念

痫证，又称为“癫痫”，是以发作性神情恍惚，甚则突然仆倒，昏不知人，口吐涎沫，两目上视，肢体抽搐，或口中怪叫，移时苏醒、一如常人为主要临床表现的一种病证。

二、病因病机

（一）现代医学

根据病因，癫痫可分为三大类。症状性癫痫：由各种明确的中枢神经系统结构损伤或功能异常所致，如脑外伤、脑血管疾病、脑肿瘤、中枢神经系统感染、寄生虫、遗传代谢性疾病、皮质发育障碍、神经系统变性疾病、药物和中毒等。特发性癫痫：病因不明，未发现脑部有足以引起癫痫发作的结构性损伤或功能异常，与遗传因素密切相关，常在某一特定年龄段起病，具有特征性临床及脑电图表现。隐源性癫痫：临床表现提示为症状性癫痫，但目前的检查手段不能发现明确的病因。

（二）传统医学

痫证的病因可分为先天因素和后天因素两大类。先天因素主要为先天禀赋不足或禀赋异常；后天因素包括情志失调、饮食不节、跌仆外伤或患他病致脑窍损伤等。二者均可造成脏腑功能失调，风、火、痰、瘀闭塞清窍，积痰内伏，偶遇诱因触动，则脏气不平，阴阳失衡而致气机逆乱，元神失控而发病。

三、诊断要点

由于大多数癫痫发作发生在医院外，必须回顾性地确立诊断，通常根据患者的发作史，特别是可靠目击者提供的发作过程和表现的详细描述，结合发作间期脑电图（EEG）出现痫性放电即可确诊，必要时可通过视频脑电监测发作表现及同步脑电图记录证实。诊断癫痫发作的最重要依据是患者的病史，如先兆症状、发作时状态及发作后意识模糊等，而不是依靠神经系统检查和实验室检查。

四、鉴别诊断

（一）与其他发作性疾病鉴别

1. 晕厥

晕厥是短暂性全脑灌注不足导致的短时间意识丧失和跌倒，偶可引起肢体强直-阵挛性抽动或尿失禁，特别是在阻止患者跌倒或半卧位加重灌注不足时。晕厥引起意识丧失极少超过 15 秒，以意识迅速恢复并完全清醒为特点，不伴发作后意识模糊，除非脑缺血时间过长。这种循环系统事件具有自限性，无须抗癫痫药治疗。患者发作后意识模糊状态高度提示癫痫发作，躯体抽动和尿失禁并不一定提示癫痫性发作，也可能发生于血管迷走性晕厥及其他原因的晕厥。

2. 非癫痫性发作

非癫痫性发作可有运动、感觉和意识模糊等类似癫痫发作症状，常有精神诱因，具有表演性，视频脑电有助于鉴别。

3. 发作性睡病

发作性睡病可引起猝倒，易被误诊为癫痫。根据突然发作的不可抑制睡眠、睡眠瘫痪、入睡前幻觉和可以唤醒等，可以鉴别。

4. 低血糖症

血糖水平低于 2mmol/L 时可产生局部癫痫样抽动或四肢强直发作，伴意识丧失，常见于胰岛 B 细胞瘤或长期服降糖药的 2 型糖尿病患者，病史有助于诊断。

（二）与复杂部分性发作鉴别

1）某些复杂部分性发作仅有意识障碍或以意识障碍为主，须与失神发作相鉴别，前者发生于任何年龄；失神发作多发于儿童，发作频率高及特征性 EEG 改变等可以鉴别。

2）复杂部分性发作伴各种运动症状，须与强直-阵挛性发作相鉴别，特别是夜间发作时，前者常伴局部或不对称强直、阵挛或各种姿势性动作，仔细询问病史或观察可以鉴别。

五、治疗与康复

（一）西医治疗与康复

1. 药物治疗

（1）药物治疗的一般原则

1）确定是否用药：一般来说，半年内发作两次以上者，一经诊断明确，就应用药；首次发作或间隔半年以上发作一次者，可在告知抗癫痫药可能的不良反应和不经治疗的可能后果等情况下，根据患者和家属的意愿，酌情选择用或不用抗癫痫药；进行性脑部疾病或脑电图显示有痫性放电者需用药治疗。

2）正确选择药物：根据癫痫发作的类型、癫痫及癫痫综合征的类型选择用药，此外要综合考虑患者的年龄、全身状况、耐受性及经济情况。

3）严密观察不良反应：剂量相关性不良反应最常见，通常发生于用药初始或加量时。严重特异反应，如卡马西平、拉莫三嗪所致的皮疹，丙戊酸、卡马西平导致的肝损伤、血小板减少等，须考虑减药、停药或换药。

4）尽可能单药治疗：这是基本原则。如难治性癫痫患者试用多种单药治疗方案无效和患者有多种发作类型等可考虑联合用药。

5）增减药物、停药及换药原则：①增减药物，增药可适当地快，减药一定要慢，必须逐一增减；②不宜随意减量或停药；③换药，如果一种一线药物已达到最大可耐受剂量仍然不能控制发作，可加用另一种一线或二线药物，至发作控制或达到最大可耐受剂量后逐渐减掉原有的药物，转换为单药，换药期间应有 5～7 天的过渡期；④停药，一般来说，全面强直-阵挛性发作、强直性发作、阵挛性发作完全控制 4～5 年后，失神发作停止半年后可考虑停药。但停药前应有缓慢减量的过程，一般患者至少 1～1.5 年无发作方可停药，部分患者需终身服药。

6）治疗中应取得患者和家属的配合，让他们了解病情、所用药物疗效及可能产生的副作用等。

（2）常用的抗癫痫药

1）传统抗癫痫药物（antiepileptic drug，AED）

卡马西平：是部分性发作的首选药物，对复杂部分性发作疗效优于其他，对继发性全面强直-阵挛性发作亦有较好的疗效，但可加重失神和肌阵挛发作。由于对肝酶的自身诱导作用，开始用药时应渐增加至治疗剂量。常规治疗剂量为 10～20mg/（kg・d）。

丙戊酸：一种广谱 AED，是全面性发作，尤其是全面强直-阵挛性发作合并典型失神发作的首选药，也用于部分性发作。常规剂量为成人 600～1800mg/d，儿童 10～40mg（kg・d）。

苯妥英钠对强直-阵挛性发作和部分性发作有效，可加重失神和肌阵挛发作。成人剂量为 200mg/d。小儿不易发现毒副作用，婴幼儿和儿童不宜服用。

苯巴比妥：常作为小儿癫痫的首选药物，较广谱，起效快，对强直-阵挛性发作疗效好，也用于单纯及复杂部分性发作，对发热惊厥有预防作用。常规剂量为成人 60～90mg/d，小儿 2～5mg/（kg・d）。

2）新型抗癫痫药物

托吡酯：对难治性部分性发作、继发强直-阵挛性发作、Lennox-Gastaut 综合征和婴儿痉挛等均有一定疗效。常规剂量为成人 75～200mg/d，儿童 3～6mg/（kg・d），应从小剂量开始，在 3～4 周内逐渐增至治疗剂量。

加巴喷丁：可作为部分性发作和强直-阵挛性发作的辅助治疗。起始剂量为 100mg，3 次/天，维持剂量为 900～1800mg/d，分 3 次服。

拉莫三嗪：对部分性发作、强直-阵挛性发作、Lennox-Gastaut 综合征、失神发作和肌阵挛发作有效。成人起始剂量为 25mg，2 次/天，之后缓慢加量，维持剂量为 150～300mg/d；儿童起始剂量为 2mg/（kg・d），维持剂量为 5～15mg/（kg・d）。经 4～8 周逐渐增加至治疗剂量。加量过快时易出现皮疹。

非尔氨酯：对部分性发作和 Lennox-Gastaut 综合征有效，可用作单药治疗。起始剂量为 400mg/d，维持剂量为 1800～3600mg/d。

奥卡西平：适应证与卡马西平相似。单药治疗剂量为 600～1200mg/d，儿童每日 10～30mg/kg。

2. 手术治疗

我国有 20%～30%的顽固性癫痫患者难以用药物控制发作，对药物难以控制的癫痫大发作，且有明显的癫痫病灶者，手术治疗是一个重要手段，但手术后应坚持服抗癫痫药 2～3 年，以预防发作。

3. 发作时的处理

1）发现有发作先兆时迅速让患者平卧。在发作的全过程不要强行给患者喂水或即时服药，需要有人陪同患者，并做好观察及记录。

2）保持冷静，把患者身体侧放，移开危险物品（如台、椅、剪刀），解开衣领、袖口、腰带，让呼吸道保持通畅，检查是否有呕吐物堵塞喉部。

3）当抽搐停止后，应将患者头、身置于侧卧位以利于呼吸，并使分泌物自然流出。一旦开始发作，不要在上、下牙齿间强行垫任何东西，否则会咬碎牙齿。

4）对于已经接受药物治疗的患者，如偶然癫痫发作，并不需要送往医院治疗。如出现超过 5～10 分钟全身仍然僵硬和（或）大发作之后患者还没有醒，且还可能继续出现癫痫发作情形，则必须将患者送往医院接受进一步治疗。

5）正在住院者则应按上述搬离危险处、摆放好体位后，尽快予吸氧、吸痰等处理，并辨别发作类型，若为持续大发作，首选地西泮静脉注射，必要时再予苯巴比妥肌内注射。发作结束后，许多患者头脑并不马上清醒，可让患者继续吸氧，以改善癫痫发作时的脑缺氧状况。视患者情况，若仍有分泌物或呕吐物则继续负压吸出。

4. 癫痫的临床康复

（1）康复评估

1）认知与心理障碍评估：临床上可用汉密尔顿焦虑量表（HAMA）、汉密尔顿抑郁量表（HDRS）、自评焦虑量表（SAS）、自评抑郁量表（SDS）等进行评定。

2）生活质量的评估：常用的有癫痫患者生活质量量表-31（QQLIF-31）（表 5-1），涵盖了癫痫患者日常生活中最重要的生活质量问题，共 31 条，分为 7 个方面和 1 个总体条目。QOLIE-31 得分越高，生活质量越好。

表 5-1　癫痫患者生活质量量表-31（QOLIE-31）

提示语：为了从整体上了解您的身体状况，我们想对您的健康和日常生活活动进行调查。请根据您的实际情况回答每一个问题，并在数字（1，2，3…）上打钩（√）选择合适的答案。如果您不能确定怎么回答问题，没关系，请打钩（√）选择您认为最好的答案并在空白处写出您选择这个答案时的想法。

1　总的来说，您认为您的生活质量怎样？［请在 10（最好的生活质量）到 0（最差的生活质量）之间打钩（√）选择一个数字］

10　9　8　7　6　5　4　3　2　1　0

		总是	绝大多数时候	经常	有时候	偶尔	从不
2	您感到充满活力吗?	1	2	3	4	5	6
3	您是一个紧张不安的人吗?	1	2	3	4	5	6
4	您感到心情不好，无论什么事您都高兴不起来吗？	1	2	3	4	5	6
5	您感到心境平和吗?	1	2	3	4	5	6
6	您的精力充沛吗?	1	2	3	4	5	6
7	您感到特别沮丧吗?	1	2	3	4	5	6
8	您感到精疲力竭吗?	1	2	3	4	5	6
9	您是一个快乐的人吗？	1	2	3	4	5	6
10	您感到累吗?	1	2	3	4	5	6
11	您担心疾病再次发作吗?	1	2	3	4	5	6
12	您在思考解决问题方面（如制定计划、做决定、学习新东西等）有困难吗?	1	2	3	4	5	6
13	您的健康状况限制了您的社会活动（如探亲访友）吗?	1	2	3	4	5	6

续表

		非常好，没有更好的了	相当好	不好也不坏	相当差	非常得差，没有更差的了
14	上个月您的生活质量怎样?即您近况如何。	1	2	3	4	5

以下问题是有关记忆的。［在 1 和 4 之间打钩（√）选择一个数字］

		是的，有很多	是的，偶尔	很少	不，根本没有
15	上个月您的记忆有困难吗?	1	2	3	4

选择一个数字，表示您在上个月有多少次记忆困难，或者记忆困难是否经常干扰您的正常工作和生活。［从 1 到 6 之间打钩（√）选择一个数字］

		总是	大部分时候	经常	有时候	偶尔	从不
16	您难以记住别人对您讲过的事情吗?	1	2	3	4	5	6

以下 2 个问题是有关您可能有的注意力方面。［从 1（总是）到 6（从不）之间打钩（√）选择一个数字，表示在上个月您多少次难以集中注意力，或这些困难多少次干扰您的正常工作和生活］

		总是	大部分时候	经常	有时候	偶尔	从不
17	您在阅读时难以集中注意力吗?	1	2	3	4	5	6
18	您难以集中注意力一次做好一件事情吗?	1	2	3	4	5	6

以下 2 个问题是有关您在某些活动方面可能会遇到的麻烦。［从 1（特别多）到 5（根本没有）中打钩（√）选择一个数字，表示在上个月内您的疾病或抗癫痫药物在以下期间里引起的麻烦程度］

		特别多	很多	有一些	很少	根本没有
19	业余时间（如业余爱好、外出）会遇到的麻烦	1	2	3	4	5
20	开车、骑单车或摩托驾驶期间会遇到的麻烦	1	2	3	4	5

以下几个问题是有关您对癫痫发作的感觉。［从 1（非常害怕）到 4（一点都不怕）中打钩（√）选择一个数字表示您的担忧程度］

		非常害怕	很害怕	有些害怕	一点都不怕
21	您害怕下个月里癫痫发作吗?	1	2	3	4

从 1（经常担心）到 3（不担心）中打钩（√）选择一个数字表示您的担忧程度。

续表

		很担心	有些担心	一点不担心
22	您担心自己在癫痫发作的时候受伤吗?	1	2	3

从 1（很担心）到 4（一点不担心）中选择一个数字表示您的担忧程度。

		非常担心	很担心	有些担心	一点都不担心
23	您担心下个月里疾病发作导致难堪和其他社交问题吗?	1	2	3	4
24	您担心长时间服药可能对您造成损害吗?	1	2	3	4

对于以下几个方面，请在 1（毫不烦扰）到 5（极度烦扰）之间打钩（√）选择一个数字，表示它们对您造成的烦扰程度。

		毫不烦扰	很少烦扰	有时烦扰	很多烦扰	极度烦扰
25	癫痫发作	1	2	3	4	5
26	记忆困难	1	2	3	4	5
27	工作受限	1	2	3	4	5
28	社交受限	1	2	3	4	5
29	抗癫痫药物对身体的副作用	1	2	3	4	5
30	抗癫痫药物对心理的副作用	1	2	3	4	5

以下两个方面对您的癫痫发作有影响吗? [请您从 1（很有影响）到 3（毫无影响）中打钩（√）选择一个数字，表示它们对您的癫痫发作的影响]

		很有影响	有些影响	毫无影响
31	家庭摩擦	1	2	3
32	饮食	1	2	3

您感觉健康状况如何? [100 表示极好的健康状态，0 表示极差的健康状态。请在 100（极好）到 0（极差）之间打钩（√）选择一个数字表示您对健康的感觉，在回答此问题时请将癫痫病考虑进去]

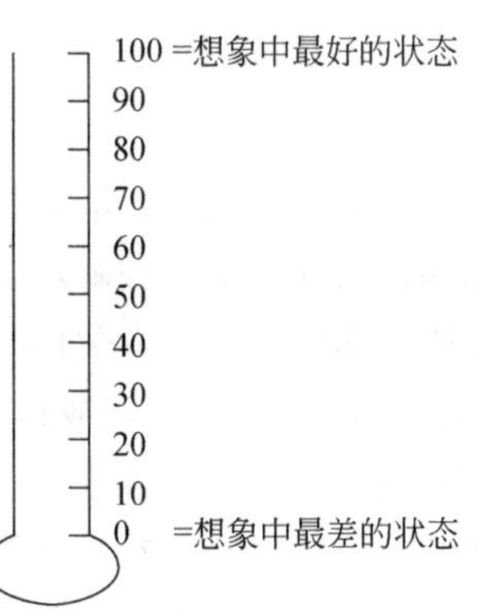

（2）康复治疗

对伴发癫痫的肢体、言语、认知功能障碍患者，应在癫痫控制平稳后再进行康复训练。

1）运动疗法：①训练前应了解患者癫痫发作的类型、用药情况等。②运动方式以有氧运动为主，运动量不宜过大，刺激不宜过强，以免诱发癫痫。③训练场所要安静，光线柔和；语言要和蔼。④音乐疗法对癫痫的患者有辅助作用。⑤在康复治疗过程中突然出现癫痫发作，应立即停止治疗。

2）认知功能训练：应及早进行。训练应注重目的性、实用性及趣味性，可采用再训练法和补偿法。①记忆障碍的康复：恢复记忆法，包括练习学习数字串、背诵、通过分组分类记忆学习来强化记忆功能；重新组织法，常用的方法包括固定系统和想象途径；行为补偿策略，通常是最有效的提高记忆的方法，可分为个人环境提示、邻近环境提示和远的环境提示。②注意力障碍的康复：包括唤起注意力训练、自我管理策略和环境改进、外部辅助获取及组织信息、心理支持等。③综合性训练：是借助日常生活活动的一种综合训练方法，要处理或代偿的策略，取决于患者在日常生活中的特殊挑战。④执行能力的训练：执行功能是人类的推理、解决和处理问题的能力，是人类的智力性功能的最高水平；执行功能障碍的康复常用目标管理训练，包括定向、对任务终止的留意状态、目标的制定及详细的说明、步骤学习、按步骤检查是否完成任务等。

3）心理治疗：首先应对患者进行全面的心理评定，再针对性地开展心理治疗。目前常用的心理治疗方法有支持性心理治疗、催眠术、松弛训练、生物反馈疗法、森田疗法等。

4）癫痫的康复实施与注意事项：①生活质量的改善。患者应生活规律化，忌烟酒，低盐饮食，不要过饱，避免过度紧张，忌剧烈运动，避免高空、水边及机械电机旁工作，以免发病时发生危险；癫痫患者可有智能衰退、社会能力缺陷，应避免发作时引发外伤、烧伤、骨折、溺水等意外致伤致残；避免因服用抗癫痫药物引起的毒副作用；社会的不理解，造成患者焦虑、抑郁、人格障碍、心理适应能力差、自我评价低等心理障碍，要及时进行心理疏导；家庭的过度保护、活动限制等，对患者的生活质量可造成影响。②预防癫痫的发作。定期监测患者用药的浓度、肝肾功能情况等；加强社会宣传，争取更多的家属关心及理解。③社会支持。争取立法保护癫痫患者的平等受教育权，非遗传病所致的癫痫患者的婚姻、生育权。

（二）中医治疗与康复

1. 中医辨证论治

（1）发作期

1）阳痫

主症　突然昏仆，不省人事，面色潮红、紫红，继之转为青紫或苍白，口唇青紫，牙关紧闭，两目上视，项背强直，四肢抽搐，口吐涎沫，或喉中痰鸣，或发怪叫，甚则二便自遗，移时苏醒；病发前多有眩晕、头痛而胀、胸闷乏力、喜欠伸等先兆症状；平素多有情绪急躁，心烦失眠，口苦咽干，便秘尿黄等症；舌质红，苔白腻或黄腻，脉弦数或弦滑。

治法　急以开窍醒神，继以泻热涤痰，息风止痫。

方药　黄连解毒汤合定痫丸加减。黄芩 15g，黄连 15g，黄柏 15g，栀子 15g，天麻 15g，川贝母 10g，半夏 10g，茯苓 20g，茯神 15g，胆南星 15g，石菖蒲 15g，全蝎 3g，甘草 10g，

僵蚕 10g，陈皮 15g，远志 15g，丹参 20g，麦冬 15g，姜汁 20ml，竹沥 100ml。

热甚者可选用安宫牛黄丸或紫雪丹；大便秘结，加生大黄 15g，芒硝 10g，枳实 52g，厚朴 15g。

2）阴痫

主症　突然昏仆，不省人事，面色晦暗青灰而黄，手足清冷，双眼半开半合，肢体拘急，或抽搐时作，口吐涎沫，一般口不啼叫，或声音微小，醒后周身疲乏，或如常人；或仅表现为一过性呆木无知，不闻不见，不动不语，数秒至数分钟即可恢复，恢复后对上述症状全然不知，多则一日数次或十数次发作；平素多见神疲乏力，恶心泛呕，胸闷咳痰，纳差便溏等症；舌质淡，苔白腻，脉多沉细或沉迟。

治法　急以开窍醒神，继以温化痰涎，顺气定痫。

方药　石甘合二陈汤加减。石菖蒲 20g，甘松 15g，生半夏 10g，橘红 15g，茯苓 15g，甘草 15g，生姜 15g。

时有恶心欲呕者加苏梗 15g，竹茹 15g；胸闷痰多者，加瓜蒌 15g，枳实 15g；纳差便溏者，加党参 15g，炮姜 15g，山药 15g。

（2）休止期

1）肝火痰热

主症　平时急躁易怒，面红目赤，心烦失眠，咳痰不爽，口苦咽干，便秘溲黄；发作时昏仆抽搐，吐涎，或有吼叫；舌红，苔黄腻，脉弦滑而数。

治法　清肝泻火，化痰宁心。

方药　龙胆泻肝汤合涤痰汤加减。龙胆 20g，黄芩 15g，栀子 10g，泽泻 15g，车前子 15g，当归 20g，生地黄 15g，柴胡 15g，生甘草 10g，制半夏 10g，胆南星 10g，橘红 15g，枳实 10g，茯苓 15g，石菖蒲 10g，竹茹 10g，甘草 15g，生姜 5 片，大枣 5 枚。

肝火动风之势者，加柴胡 15g，菊花 20g，天麻 10g，钩藤 15g；大便秘结者，加大黄 10g，芒硝 10g；彻夜难寐者，加酸枣仁 15g，柏子仁 15g。

2）脾虚痰盛

主症　平素神疲乏力，少气懒言，胸脘痞闷，纳差便溏；发作时面色晦滞或白，四肢不温，蜷卧拘急，呕吐涎沫，叫声低怯；舌质淡，苔白腻，脉濡滑或弦细滑。

治法　健脾化痰，息风止痛。

方药　六君子汤加减。人参 10g，姜半夏 15g，茯苓 20g，陈皮 15g，白术 15g，天麻 15g，石菖蒲 15g，甘草 6g。

痰浊盛，呕吐痰涎者，加胆南星 10g，瓜蒌 15g，旋覆花 15g；便溏者，加薏苡仁 15g，炒扁豆 20g，炮姜 15g 等；脘腹胀满，饮食难下者，加神曲 20g，谷芽 20g，麦芽 15g。

3）肝肾阴虚

主症　痫证频发，神思恍惚，面色晦暗，头晕目眩，伴两目干涩，耳轮焦枯不泽，健忘失眠，腰膝酸软，大便干燥；舌红，苔薄白或薄黄少津，脉沉细数。

治法　滋养肝肾，填精益髓。

方药　大补元煎加减。人参 10g，山药 15g，熟地黄 20g，杜仲 20g，当归 15g，山茱萸 15g，枸杞子 15g，炙甘草 10g。

若神思恍惚，持续时间长者，可合酸枣仁汤加阿胶 3g，龙眼肉 15g；恐惧、焦虑、忧郁者，可合甘麦大枣汤；若水不制火，心肾不交者，合交泰丸；大便干燥者，加玄参 15g，肉苁蓉 15g，火麻仁 20g。

4）瘀阻脑络

主症　平素头晕头痛，痛有定处，常伴单侧肢体抽搐，或一侧面部抽动，颜面口唇青紫；舌质暗红或有瘀斑，舌苔薄白，脉涩或弦。多继发于中风、颅脑外伤、产伤、颅内感染性疾病后。

治法　活血化瘀，息风通络。

方药　通窍活血汤加减。麝香 0.15g，桃仁 10g，红花 15g，赤芍 10g，川芎 15g，老葱 3 根，红枣 7 枚，鲜姜 10g，黄酒 250g。

肝阳上亢者，加钩藤 15g，石决明 15g，白芍 20g；痰涎偏盛者，加半夏 10g，石菖蒲 15g，胆南星 10g，竹茹 15g；纳差乏力，少气懒言，肢体瘫软者，加黄芪 20g，党参 15g，白术 15g。

2. 针灸治疗

（1）针灸辨证论治

1）发作期

治法　开窍醒神，息风止痉。以督脉、手足厥阴经穴为主。

主穴　水沟、百会、内关、太冲、中冲。

配穴　大发作配十宣、涌泉；小发作配神门、神庭。

方义　脑为元神之府，督脉入络脑，故取督脉之水沟、百会以醒脑开窍、宁神定志；内关为心包经之络穴，可调畅气机，宁心安神；太冲为肝之原穴，可息风止痉；中冲为手厥阴经井穴，通督脉，为治疗痫病的要穴。

操作　毫针刺，用泻法。水沟用重雀啄刺法，至眼球湿润为度，中冲刺血数滴。

2）休止期

治法　化痰通络。以督脉、任脉及手足厥阴经穴为主。

主穴　印堂、鸠尾、间使、太冲、丰隆、腰奇。

配穴　风痰闭阻配合谷、中脘、风池；痰火扰神配曲池、神门；瘀阻脑络配百会、膈俞、内关；心脾两虚配心俞、脾俞、足三里；肝肾阴虚配肝俞、肾俞、三阴交。

方义　印堂可调神开窍；鸠尾为任脉络穴，是治疗痫病的要穴；间使为心包经经穴，可调心神、理气血；太冲为肝之原穴，可平肝息风；丰隆为豁痰化浊的要穴；腰奇为治疗痫病的经验效穴。

操作　毫针刺，按虚补实泻操作。针刺鸠尾应掌握正确的针刺方向、角度和深度，以防伤及肝脏等腹腔脏器。

（2）其他治疗

1）耳针：取胃、皮质下、神门、心、脑干、脑点。每次选 2～3 穴，毫针刺，强刺激，间歇捻转，留针 30 分钟，隔日 1 次；也可用压丸法。

2）穴位注射法：选足三里、内关、阳陵泉、血海。每次选 2～3 穴，维生素 B_1 或 B_{12} 注射液，每穴注射 0.5～1ml。

3）穴位埋线法：选大椎、肝俞、腰奇、足三里、丰隆。每次选 2～4 穴，2 周 1 次。

4）头项法

选穴　选取醒脑-息风穴区、心脑穴区、百会-四神聪穴区、交感-率角穴区。

方法　发作期，取心脑穴区为主，采用捻转提插法的泻法。休止期时，任选2个穴区，采用捻转摇法的平补平泻手法。

第六章

神经系统变性疾病

第一节　运动神经元病

一、概　念

（一）西医概念

运动神经元病（motor neuron disease，MND）是一系列以上、下运动神经元损害为突出表现的慢性进行性神经系统变性疾病。通常感觉系统和括约肌功能不受累。

（二）中医概念

本病在中医学中无此病名。根据其临床表现，主要是肌无力及肌萎缩，归属于中医“痿病”范畴，其受累的肌肉，早期上肢常伴有肌束颤动，下肢多呈痉挛性瘫痪，故亦可诊为“颤病”或“痉病”，当延髓麻痹时，其声音嘶哑，说话不清，亦可归于“失语”证中，但临床是以痿病为主要表现。故大多学者认为属于“痿病”范畴。

二、病 因 病 机

（一）现代医学

本病病因病机仍不明确，可能与遗传机制、氧化应激、兴奋性毒性、神经营养因子障碍、自身免疫机制、病毒感染及环境因素等有关，特别是自由基和兴奋性氨基酸的增加，损伤神经细胞而致病。

（二）传统医学

本病归属于中医学的“痿病”，以肝肾阴虚、脾肾阳虚、精血亏耗、气虚血瘀为主要病机。本病以热证、虚证为多，虚实夹杂者亦不少见。外感温邪、湿热之邪所致者，病初阴津耗伤不甚，邪热偏重，故属实证；但久延肺胃津伤，肝肾阴血耗损，则由实转虚，或虚实夹杂。内伤致病，脾胃虚弱，肝肾亏损，病久不已，气血阴精亏耗，则以虚证为主，但可夹湿、夹热、夹痰、夹瘀，表现本虚标实之候。故临床常呈现因实致虚、因虚致实和虚实错杂的复杂病机。

三、诊断要点

根据中年以后隐袭起病，慢性进行性加重的病程，临床主要表现为上、下运动神经元损害所致肌无力、肌萎缩、肌束震颤、延髓麻痹及锥体束征的不同组合，无感觉障碍，肌电图呈神经源性损害，脑脊液正常，影像学无异常，一般不难做出临床诊断。

四、鉴别诊断

（一）颈椎病或腰椎病

颈椎病肌萎缩局限于上肢，多见于手肌萎缩，常伴上肢或肩部疼痛；腰椎病肌萎缩常局限于下肢，伴有腰或腿部疼痛。颈腰椎影像学检查有助于鉴别。

（二）延髓和脊髓空洞症

延髓和脊髓空洞症临床进展缓慢，常合并其他畸形，且有节段性分离性感觉障碍，MRI可显示延髓或脊髓空洞。

（三）多灶性运动神经病

节段性运动神经传导测定可显示有多灶性运动传导阻滞，血清抗神经节苷脂抗体滴度升高，静脉注射免疫球蛋白有效。

（四）颈段脊髓肿瘤

椎管造影、CT或MRI显示椎管内占位性病变。

（五）上肢周围神经损伤

上肢周围神经损伤可有上肢的肌无力和肌萎缩，但多累及一侧，且有感觉障碍。

（六）脊肌萎缩症

脊肌萎缩症为一组遗传性疾病，临床上以进行性对称性近端肌无力萎缩为主要表现，选择性累及下运动神经元。其中最严重的发生在婴儿期，多数2岁内死亡。

五、治疗与康复

（一）西医治疗与康复

病因治疗包括抗兴奋性氨基酸毒性、神经营养因子、抗氧化和自由基清除、新型钙通道阻滞剂、抗细胞凋亡、基因治疗及神经干细胞移植。利鲁唑能延缓病程，延长延髓麻痹患者的生存期。自由基清除剂（如依达拉奉）在一定条件下可以延缓疾病的进程。泼尼松、环磷酰胺等对延髓麻痹症状有些作用，但对四肢无力、肌萎缩帮助不大。对症治疗包括对吞咽、呼吸、构音、痉挛、疼痛、营养障碍等并发症和伴随症状的治疗。

（二）中医治疗与康复

1. 中医辨证论治

（1）阴虚内热型

主症　手掌肉削，肌肤干枯，肌腱间呈现凹沟，握之无力，或见肌束颤动，伴头晕耳鸣，两目昏花，或潮热盗汗，或两颧潮红，口燥咽干，心烦口渴，声音嘶哑，舌红绛少津，有裂纹，脉象细数。

治法　滋补肝肾，养阴清热。

方药　虎潜丸加减。狗骨 20g，炙龟甲（先煎）30g，黄柏 15g，知母 20g，熟地黄、制何首乌各 30g，白芍、川牛膝各 15g，陈皮 10g。

如腰背酸软、肌肉瘦削较明显者，可加狗脊 15g，桑寄生 15g，川续断 15g 以补肝肾，壮腰膝；声音嘶哑、言语謇涩较明显者，可加木蝴蝶 15g，锦灯笼 15g，玄参 15g 以清热利咽开窍；如无明显热象者，可去黄柏、知母以免苦寒伤胃。

（2）肝肾阴虚型

主症　肢体肌肉萎缩，尤以手部远端为主，握固无力，活动受限，甚者手呈鹰爪或猿掌，时有肌束颤动，或有手之颤抖，尤以用手握固时为明显，或情绪不稳，夜眠梦多，形体消瘦，大便干结，舌红少苔，舌体痿软，薄瘦，脉沉细弦。

治法　滋阴柔筋，补益肝肾。

方药　左归丸加减。鹿角霜 15g，木瓜 25g，熟地黄、山药、川牛膝各 20g，山茱萸、菟丝子、枸杞子、杜仲各 15g，龟甲胶 10g。

若肢麻无力者，可加天麻 15g，桂枝 12g 以通阳柔筋；若肢颤明显者，可加钩藤 15g 以平肝息风；若肢体挛急者，可加地龙 15g，僵蚕 15g 以解痉通络；若肢枯干涩者，可加石斛 15g，枸杞子 20g，女贞子 20g 以养阴润燥；若掌热颧红者，可加玄参 15g，知母 15g 以滋阴清热；若阴虚及阳明明显者，可合用右归丸阴阳双补；若舌萎语謇者，可加白附子 15g，全蝎 5g，石菖蒲 15g、郁金 15g 以涤痰开窍通络。

（3）脾肾两虚型

主症　肢体痿软，活动乏力，肌肉瘦削，皮肤松弛，精神疲惫，口淡纳少，面浮气短，面色不华，或伴阳痿早泄，舌苔薄白，舌体淡胖，脉沉细。

治法　温肾健脾，荣血养肌。

方药　右归丸加减。鹿角霜 10g，黄芪 30g，熟地黄、山药各 20g，山茱萸、菟丝子、生地黄、杜仲、白术、鸡血藤各 15g，制附子、当归各 10g，炙甘草 8g。

若阳衰气虚者，加人参 10g 并重用黄芪；若口淡纳少者，可重用山药 30g，加炒扁豆 30g 以健脾开胃；阳虚精滑或带浊、便溏者加补骨脂 15g 以补肾固精；腰膝酸痛者加狗脊 15g 以补肾温阳；阳痿者加巴戟天 15g，肉苁蓉 20g 以补肾壮阳；构音不清，吞咽困难，流涎者，加鹿茸 3g，熟附子 10g，白芥子 10g。

（4）气虚血瘀型

主症　手指及手肌肉削脱，双手痿软无力，神疲肢倦，易汗出心慌，口不干，纳食可，二便平，舌质暗或有瘀斑点，脉细涩。

治法　益气养营，活血化瘀。

方药　补阳还五汤加减。黄芪 30～120g，鸡血藤、桑枝各 15g，赤芍、川芎、当归尾、地龙、红花、蝉蜕各 10g，全蝎 5g。

若见肌束颤动，可加蜈蚣 3 条，钩藤 15g 以息风通络。

2. 针灸治疗

（1）毫针疗法

处方　上肢取合谷、外关、阳溪、曲池、肩髃；下肢取昆仑、解溪、足三里、阳陵泉、梁丘、髀关。

针法　留针 20～30 分钟，用平补平泻法，虚象明显者可针灸并施。

（2）头针疗法

取穴　双侧运动区上 1/5、中 2/5，头面或舌肌萎缩者可加运动区下 2/5。

针法　将 28～30 号不锈钢针刺于头皮下，进针达所需深度，将脉冲式电针仪通电，频率每分钟 120～150 次，通电量以患者能耐受为度，每次 20 分钟，每日 1 次。

（3）推拿疗法

从肢体的远心端推向近心端，由轻而重，一般先用回摩法，逐渐加重，分别可用拿法、揉法、点法，在肌萎之处主要用揉法，如揉指、揉鱼际肌等，在肌萎缩之近端肩、臂，可用拿法、揉法、搓法，刺激要轻而平稳。

（4）灸法

取神阙、中脘、关元、气海、足三里，每次选 2～3 穴，重灸。

（5）电针疗法

取穴参考基本治疗之主穴。针刺得气后选 2～3 组接电针仪，用断续波中强度刺激，刺激量宜逐渐加强，以患肢出现规律性收缩为佳。每次 20～30 分钟。

（6）穴位注射疗法

取肩髃、曲池、合谷、足三里、阳陵泉、阴陵泉、三阴交，每次选用 2～3 穴，用黄芪注射液或维生素 B_1 注射液、维生素 B_{12} 注射液，常规穴位注射。

（7）梅花针

以手足阳明经为主，少阳经、太阳经辅之。要注重顺经络循行方向，由内到外，由上到下叩刺。隔日 1 次。

（8）头项针

取项部的项上区、项中区、项下区。采用平刺法、对刺法，根据上肢或下肢病变，选取相应的针刺穴位。

第二节 阿尔茨海默病

一、概　　念

（一）西医概念

阿尔茨海默病（Alzheimer's disease，AD）是发生于老年期和老年前期，以进行性认知功能障碍和行为损害为特征的中枢神经系统退行性疾病，是老年期最常见的痴呆类型，占老年性痴呆的 50%～70%。

（二）中医概念

古代中医学中无"老年性痴呆"的病名，但类似痴呆症状的描述可散见于"呆证""文痴""武痴""善忘""语言颠倒""痴呆""癫病""狂病"等病证。

二、病 因 病 机

（一）现代医学

AD 可分为家族性 AD 和散发性 AD。家族性 AD 呈常染色体显性遗传，与淀粉样前体蛋白基因、早老蛋白 1 基因及早老蛋白 2 基因突变有关。散发性 AD 病因不明。

（二）传统医学

本病为一种全身性疾病，基本病机为髓海不足，神机失用。由精、气、血亏损不足，髓海失充，脑失所养，或气、火、痰、瘀诸邪内阻，上扰清窍所致。痴呆病位主要在脑，与心、肝、脾、肾功能失调密切相关。病理性质多属本虚标实，本虚为阴精、气血亏虚，标实为气、火、痰、瘀内阻于脑。本病在病机上常发生转化。一是气滞、痰浊、血瘀之间可以相互转化，或相兼为病，终致痰瘀交结，使病情缠绵难愈。二是气滞、痰浊、血瘀可以化热，形成肝火、痰热、瘀热，上扰清窍。进一步发展，可耗伤肝肾之阴，肝肾阴虚，水不涵木，阴不制阳，肝阳上亢，化火生风，风阳上扰清窍，使痴呆加重。三是虚实之间可相互转化。

三、诊 断 要 点

应用最为广泛的 AD 诊断标准是由美国国立神经病语言障碍卒中研究所和阿尔茨海默病及相关疾病学会于 1984 年制定，2011 年对此标准进行了修订。

（一）很可能的 AD 痴呆

1. 核心诊断标准

核心诊断标准：①符合痴呆诊断标准；②起病隐袭，症状在数月至数年中逐渐出现；③有明确的认知损害病史；④表现为遗忘综合征或者非遗忘综合征。

2. 排除标准

排除标准：①伴有与认知障碍发生或恶化相关的卒中史，或存在多发或广泛的脑梗死，或存在严重的白质病变；②有路易体痴呆的核心症状；③有额颞叶痴呆的显著症状；④有原发性进行性失语的显著性特征；⑤有其他引起进行性记忆和认知功能损害的神经系统疾病，或非神经系统疾病，或药物过量或滥用证据。

3. 支持标准

支持标准：①在以知情人提供和正规神经心理测验得到的信息为基础的评估中，发现进行性认知下降的证据；②找到致病基因突变的证据。

（二）可能的 AD 痴呆

有以下任一情况时，即可诊断。

1. 非典型过程

符合很可能的 AD 痴呆核心诊断标准中的第 1 条和第 4 条，但认知障碍突然发生，或病史不详，或认知进行性下降的客观证据不足。

2. 满足 AD 痴呆的所有核心临床标准，但具有以下证据

伴有与认知障碍发生或恶化相关的卒中史，或存在多发或广泛的脑梗死，或存在严重的白质病变；有其他疾病引起的痴呆症状特征，或痴呆症状可由其他疾病来解释。

四、鉴别诊断

（一）血管性痴呆

波动进展，认知功能斑片状损害。影像学可见血管病变病灶。

（二）额颞叶痴呆

额极和颞极的萎缩是形态学典型特征，但早期并不明显。该类记忆缺损的模式属于“额叶型”遗忘，是鉴别要点。

（三）路易体痴呆

回忆及再认功能相对保留，言语流畅性、视觉感知、操作任务的完成等方面的损害更为严重。该类痴呆患者的生活自理能力更差。

（四）帕金森病痴呆

执行功能受损尤其严重。视空间功能缺陷程度较重。该类患者的痴呆表现通常在运动症状 10 年甚至更长时间以后才出现。

（五）其他

正常颅压性脑积水，是以进行性智能减退、共济步态失调、尿失禁为三主征。亨廷顿病，是常染色体显性遗传病。进行性核上性麻痹，主要特点为核上性眼肌麻痹、轴性肌强直、帕金森综合征、假性延髓麻痹和痴呆。感染、中毒、代谢性疾病也可导致痴呆。

五、治疗与康复

（一）西医治疗与康复

AD 患者认知功能衰退目前治疗困难，综合治疗和护理有可能减轻病情和延缓发展。应加强生活护理、非药物治疗、药物治疗和支持对症治疗。

1. 药物治疗

（1）改善认知功能

1）乙酰胆碱酯酶抑制剂：如多奈哌齐、利斯的明、石杉碱甲等。

2）*N*-甲基-*D*-天冬氨酸（NMDA）受体拮抗剂：如美金刚，现用于中、重度 AD 患者。

3）脑代谢赋活剂：如奥拉西坦等。

（2）控制精神症状

抗抑郁药物（如帕罗西汀、西酞普兰、舍曲林等）和抗精神病药物（如利培酮、奥氮平等）可用于控制精神症状。

2. 康复治疗

1）“全人、全程”的 AD 康复原则。以患者为中心是 AD 治疗的基本原则。

2）精准的认知功能评定是有效认知康复的前提和基础。

3）认知康复干预主要有认知刺激和认知训练两种形式。认知刺激是一种综合性干预方法，主要通过现实导向、再回忆、再激发、手工制作、数字迷宫测试、游戏、主题讨论和辩论等非特异性方式进行，以增加患者的认知和社会功能。认知训练是一种基于修复机制，通过重复的、标准化的任务提升特定的认知功能（如记忆、定向、语言、注意、思维、视空间、执行功能等），增加认知储备。传统认知训练包括注意力训练（删除作业、猜测游戏）、失认症训练（背景图中识别图像、辨认相似物品）、单侧空间忽略训练（视觉扫描、躯干旋转、前庭刺激、棱镜适应技术）、失用症训练（身体姿势模仿、肢体运动模仿）。主要以纸张、卡片为主，采用作业疗法、功能训练、思维训练及技能训练相结合的方法。目前，计算机辅助认知康复训练技术逐渐应用于 AD 及轻度认知障碍研究领域。

4）关注运动功能障碍的评估及康复，减少跌倒风险。

5）AD 患者的运动锻炼主要有以下方面。

A. 强化自我管理和参与，提高运动康复意识和积极性，避免不活动或少活动，鼓励患者减少日常静坐的时间。

B. 提倡有氧运动，如步行、跑步机、骑自行车、游泳、太极拳及八段锦等。

C. 进行改善体力、耐力和柔韧性的运动疗法，提高核心控制能力，改善功能独立性，预防跌倒，同时延缓日常生活活动障碍的进展。

6）除认知康复和运动康复之外，还有一些其他的治疗方法应用于AD治疗，如音乐治疗、怀旧治疗、光照治疗、芳香疗法、宠物疗法、神经调控治疗和虚拟现实技术等。

（二）中医治疗与康复

1. 中医辨证论治

（1）肝肾亏虚

主症　记忆力减退，健忘，神情呆钝，头昏耳鸣，懈惰思卧，齿枯发焦，腰酸骨软，步履艰难。偏阴虚可伴颧红盗汗，舌质红，少苔，脉细数。偏阳虚伴怕冷、小便不利，舌淡而胖，脉虚弱。

治法　肝肾阴虚者滋养肝肾；肾阳虚者补肾助阳。

方药　①阴虚选大补阴丸化裁。熟地黄30g，龟甲（先煎）30g，盐黄柏15g，知母20g，怀山药15g，山萸肉15g，黄精10g，远志6g，绞股蓝10g。②阳虚选金匮肾气丸化裁。熟地黄20g，山药15g，山茱萸15g，泽泻15g，茯苓15g，牡丹皮15g，淫羊藿15g，巴戟天15g，刺五加15g。

（2）心脾两虚

主症　反应迟钝，沉默寡言，善忘，表情呆滞，或不辨方向等，伴头昏沉或头重如裹，嗜卧懒动，神疲倦怠，气短乏力，面色苍白或萎黄，四肢不温，纳呆，便溏，腹痛喜按，舌质淡，苔腻，脉细弱。

治法　补益气血，健脾养心。

方药　归脾汤化裁。熟地黄15g，枸杞子15g，石斛15g，山茱萸15g，肉苁蓉10g，黄芪30g，白术15g，白芍15g，茯苓15g，山药30g，石菖蒲10g，远志10g，五味子10g，大枣3枚。

（3）痰火扰心

主症　患者表情呆钝，可伴情感性格改变，虚烦不得眠，躁扰不安，头晕目眩，手足心热，口气臭秽或口苦口黏，恶心呕吐，痰多黄黏，脘腹胀痛，痞满不适，头昏头胀，不寐，大便秘结，舌红苔黄腻，脉滑数。

治法　清热解毒，化痰宁神。

方药　黄连解毒汤化裁。黄连15g，山栀子10g，淡竹叶15g，川芎15g，远志10g，丹参15g，郁金15g，知母10g，酸枣仁15g。

（4）痰浊蒙窍

主症　记忆力减退，智力衰退，表情呆滞，寡言少语，倦怠嗜卧，不思饮食，脘腹痞满，头重如裹，或口多涎沫，舌质淡，苔白，脉濡滑。

治法　健脾化痰，开窍养神。

方药　温胆汤合半夏白术天麻汤化裁。半夏10g，白术15g，陈皮15g，茯苓15g，竹茹15g，枳实15g，天麻10g，郁金15g，石菖蒲15g，丹参15g，远志10g。

2. 针灸治疗

（1）毫针疗法

主穴　百会、四神聪、神庭、神门、本神、通里等。

1）肝肾亏虚

取穴 肾俞、肝俞、绝骨、太冲、足三里等。

针法 补法，每次30分钟，每日1次，治疗1个月为1疗程。亦可接电针，断续波，30分钟。

2）心脾两虚

取穴 中脘、丰隆、内关、阴陵泉、三阴交、间使等。

针法 补法，每次30分钟，每日1次，治疗1个月为1个疗程，亦可接电针，断续波，30分钟。

3）痰浊阻窍

取穴 脾俞、足三里、丰隆、内庭、列缺等。

针法 平补平泻，每次30分钟，每日1次，治疗1个月为1个疗程。亦可接电针，断续波，30分钟。

4）痰火扰心

取穴 太冲、丰隆、阳陵泉、足临泣、灵道、内关等。

针法 泻法，每次30分钟，每日1次，治疗1个月为1个疗程，亦可接电针，断续波，30分钟。

（2）头针疗法

头针取顶中线、额中线、颞前线、颞后线。以28号毫针，沿头皮以15°～30°斜刺进针至帽状腱膜下，进针深度3cm，得气后留针30分钟，或可接电针。

（3）耳针疗法

取心、肝、肾、脾、脑干、脑点、交感、神门、肾上腺等。每次取3～5穴，双侧用毫针中等量刺激或压丸法，隔日1次，15次为1个疗程。

（4）穴位注射

取风府、风池、肾俞、足五里以营养神经药胞磷胆碱钠注射液，常规穴位注射。

（5）头项针

取穴 益髓区、元神区、五脏神区、决策区、心脑区等。

方法 任取上述2～3个穴区，分别采用平刺、齐刺、扬刺法刺激，每天一次，6次为1个疗程。

第三节 多系统萎缩

一、概 念

（一）西医概念

多系统萎缩（multiple system atrophy，MSA）是一组成年期发病、散发性的神经系统变性疾病，临床表现为不同程度的自主神经功能障碍、对左旋多巴类药物反应不良的帕金森综合征、小脑性共济失调和锥体束征等。

（二）中医概念

本病属于中医学“颤病”范畴。

二、病因病机

（一）现代医学

本病病因不清。目前认为 MSA 的病机可能有两条途径：原发性少突胶质细胞病变假说；神经元本身α-突触核蛋白异常聚集，造成神经元变性死亡。

（二）传统医学

本病归属于中医学的“颤病”范畴。颤病病位在筋脉，与肝、肾、脾等脏关系密切。本病的基本病机为肝风内动，筋脉失养。颤病日久可导致气血不足，络脉瘀阻，出现肢体僵硬，动作迟滞乏力现象。

三、诊断要点

根据成年期缓慢起病、无家族史、临床表现为逐渐进展的自主神经功能障碍、帕金森综合征和小脑性共济失调等症状及体征，应考虑本病。

四、鉴别诊断

（一）血管性帕金森综合征

双下肢症状突出的帕金森综合征，表现为步态紊乱，并有锥体束征和假性延髓麻痹。

（二）进行性核上性麻痹

进行性核上性麻痹患者特征表现有垂直性核上性眼肌麻痹，特别是下视麻痹。

（三）皮质基底节变性

皮质基底节变性患者有异己手（肢）综合征、失用、皮质感觉障碍、不对称性肌强直、肢体肌张力障碍、刺激敏感的肌阵挛等有鉴别价值的临床表现。

（四）路易体痴呆

路易体痴呆患者肌强直较运动缓慢和震颤更严重，较早出现认知功能障碍，特别是注意力和警觉性波动易变最突出，自发性幻觉、对抗精神病药物过度敏感，极易出现锥体外系等不良反应。

五、治疗与康复

（一）西医治疗与康复

MSA 尚无特异性治疗方法，主要是针对自主神经障碍和帕金森综合征进行对症治疗。

1. 直立性低血压

首选非药物治疗，如弹力袜、高盐饮食、夜间抬高床头等。无效可选用药物治疗。

1）血管α受体激动剂：米多君，2.5mg，每日 2～3 次，最大剂量是 40mg/d，忌睡前服用，以免卧位高血压。

2）氟氢可的松：可口服，0.1～0.6mg/d。

3）麻黄碱、非甾体抗炎药：如吲哚美辛等。

2. 排尿功能障碍

曲司氯铵 20mg，每日 2 次；奥昔布宁 2.5～5mg，每日 2～3 次；托特罗定 2mg，每日 2 次。

3. 帕金森综合征

左旋多巴对少数患者有效，多巴胺受体激动剂无显著疗效；帕罗西汀可能有改善患者运动功能的作用；双侧丘脑底核高频刺激对少数以帕金森综合征为突出表现的 MSA 亚型患者可能有效。

4. 其他

肌张力障碍可选用肉毒杆菌毒素。针灸治疗、拔罐疗法、心理治疗等手段也有益于改善 MSA 患者的肌力、平衡、步态、言语、认知功能等的异常。通过等速训练和悬吊训练可以改善患者双下肢的肌力。运用平衡球和步态训练仪来改善患者的平衡和步态的异常。传统功法通过动静结合、呼吸吐纳改善气血阴阳及脏腑经络，可有效改善身心功能；如太极拳、八段锦，可以练筋骨，调阴阳，活血脉，和脏腑，固本元，养形神，还可调节神经回路功能，保证人体运动的精细、准确、平衡。

（二）中医治疗与康复

中医治疗与康复可参阅第七章第一节“帕金森病”的中医辨证论治和针灸治疗部分。

第七章

运动障碍性疾病

第一节 帕金森病

一、概　念

（一）西医概念

帕金森病（Parkinson disease，PD）或震颤麻痹是中老年常见的神经系统变性疾病，以黑质多巴胺（DA）能神经元变性缺失和路易小体形成为特征。临床表现为静止性震颤、运动迟缓、肌强直和姿势步态异常等，由 James Parkinson 在 1817 年首先描述。

（二）中医概念

本病属于中医学的“颤病”“内风证”范畴。

二、病因病机

（一）现代医学

本病病因机制迄今未明，发病可能与下列因素有关：遗传、环境因素、年龄老化。DA 和乙酰胆碱（ACh）作为纹状体中两种重要的神经递质系统，功能相互拮抗，维持两者平衡对基底节环路活动起重要的调节作用。帕金森病患者由于黑质 DA 能神经元变性丢失、黑质-纹状体 DA 通路变性，纹状体 DA 含量显著降低（＞80%），造成 ACh 系统功能相对亢进，其为导致肌张力增高、动作减少等运动症状的生化基础。近年来发现，中脑-边缘系统和中脑-皮质系统 DA 含量亦显著减少，可能是智能减退、行为情感异常、言语错乱等高级神经活动障碍的生化基础。

（二）传统医学

颤病在筋脉，与肝、肾、脾等脏器关系密切。本病的基本病机为肝风内动，筋脉失养。“肝主身之筋膜”，为风木之脏，肝风内动，筋脉不能任持自主，随风而动，牵动肢体及头颈颤抖摇动，其中又有肝阳化风、血虚生风、阴虚风动、瘀血生风、痰热动风等不同病机。本病的病理性质属本虚标实。标本之间密切联系，风、火、痰、瘀可因虚而生，诸邪又进一步耗伤阴津气血。风、火、痰、瘀之间也相互联系，甚至也可以互相转化。颤病日久可导致气血不足，络脉瘀阻，出现肢体僵硬，动作迟滞乏力现象。

三、诊断要点

（一）帕金森综合征的诊断标准

诊断帕金森综合征基于 3 个核心运动症状，即必备运动迟缓和至少存在静止性震颤或肌强直两项症状的一项。

（二）帕金森病的诊断标准

一旦患者被明确诊断存在帕金森综合征表现，按照以下标准进行临床诊断，参见《中国帕金森病诊断标准》。

（1）临床确诊的帕金森病需要具备：①不存在绝对排除标准；②至少存在 2 条支持标准；③没有警示征象。

（2）临床很可能的帕金森病需要具备：①不符合绝对排除标准；②如果出现警示征象则需要通过支持标准来抵消：如果出现 1 条警示征象，必须需要至少 1 条支持标准抵消；如果出现 2 条警示征象，必须需要至少 2 条支持标准抵消；如果出现 2 条以上警示征象，则诊断不能成立。

（三）支持标准、绝对排除标准和警示征象

1. 支持标准

（1）患者对 DA 能药物的治疗明确且显著有效。在初始治疗期间，患者的功能可恢复或接近正常水平。在没有明确记录的情况下，初始治疗的显著应答可定义为以下两种情况：①药物剂量增加时症状显著改善，剂量减少时症状显著加重，以上改变可通过客观评分（治疗后帕金森病综合评分量表评分改善超过 30%）或主观描述（由患者或看护者提供的可靠而显著的病情改变）来确定；②存在明确且显著的开/关期症状波动，并在某种程度上包括可预测的“剂末现象”。

（2）出现左旋多巴诱导的异动症。

（3）临床体检观察到单个肢体的静止性震颤（既往或本次检查）。

（4）以下辅助检测阳性有助于鉴别帕金森病与非典型性帕金森综合征：存在嗅觉减退或丧失，或头颅超声显示黑质异常高回声（$>20mm^2$），或心脏间碘苄胍-闪烁照相法显示心脏去交

感神经支配。

2. 绝对排除标准

出现下列任何 1 项即可排除帕金森病的诊断(但不应将有明确其他原因引起的症状算入其中，如外伤等)。

（1）存在明确的小脑性共济失调，如小脑性步态、胶体共济失调，或者小脑性眼动异常（持续的凝视诱发的眼震、巨大方波跳动、超节律扫视)。

（2）出现向下的垂直性核上性凝视麻痹，或者向下的垂直性扫视选择性减慢。

（3）在发病后 5 年内，患者被诊断为高度怀疑的行为变异型额颞叶痴呆或原发性进行性失语。

（4）发病 3 年后仍局限于下肢的帕金森样症状。

（5）DA 受体阻滞剂或 DA 耗竭剂治疗诱导的帕金森综合征，其剂量和时程与药物性帕金森综合征相一致。

（6）尽管病情为中等严重程度，但患者对高剂量（不少于 600mg/d）左旋多巴治疗缺乏显著的治疗应答。

（7）存在明确的皮质复合感觉丧失（如在主要感觉器官完整的情况下出现皮肤书写觉和实体辨别觉损害)，以及存在明确的肢体观念运动性失用或进行性失语。

（8）分子神经影像学检查示突触前 DA 能系统功能正常。

（9）存在明确可导致帕金森综合征或疑似与患者症状相关的其他疾病，或者基于全面诊断评估，由专业医师判断其可能为其他综合征，而非帕金森病。

3. 警示征象

（1）发病后 5 年内出现快速进展的步态障碍，以至于需要经常使用轮椅。

（2）运动症状或体征在发病后 5 年内或 5 年以上完全不进展，除非这种病情的稳定是与治疗相关。

（3）发病后 5 年内出现延髓麻痹症状，表现为严重的发音困难、构音障碍或吞咽困难（需进食较软的食物，或通过鼻胃管、胃造瘘进食)。

（4）发病后 5 年内出现吸气性呼吸功能障碍，即在白天或夜间出现吸气性喘鸣或者频繁的吸气性叹息。

（5）发病后 5 年内出现严重的自主神经功能障碍，包括：①直立性低血压，即在站起后 3 分钟内，收缩压下降至少 30mmHg 或舒张压下降至少 20mmHg，并排除脱水、药物或其他可能解释自主神经功能障碍的疾病；②发病后 5 年内出现严重的尿潴留或尿失禁（不包括女性长期存在的低容量压力性尿失禁)，且不是简单的功能性尿失禁（如不能及时如厕)，对于男性患者，尿潴留必须不是由前列腺疾病所致，且伴发勃起障碍。

（6）发病后 3 年内由于平衡障碍导致反复（>1 年）跌倒。

（7）发病后 10 年内出现不成比例的颈部前倾或手足挛缩。

（8）发病后 5 年内不出现任何一种常见的非运动症状，包括嗅觉减退、睡眠障碍（睡眠维持性失眠、日间过度嗜睡、快速眼动期睡眠行为障碍)、自主神经功能障碍（便秘、日间尿急、症状性直立性低血压)、精神障碍（抑郁、焦虑、幻觉)。

（9）出现其他原因不能解释的锥体束征。

（10）起病或病程中表现为双侧对称性的帕金森综合征症状，没有任何侧别优势，且客观体检亦未观察到明显的侧别性。

四、鉴别诊断

（一）继发性帕金森病

有明确病因可寻，如药物、中毒、感染、脑外伤、脑卒中等。

（二）伴发其他神经变性疾病的帕金森病

帕金森病应与路易体痴呆、肝豆状核变性、皮质基底节变性等相鉴别。

（三）其他

帕金森病应与原发性震颤、抑郁症等相鉴别。

五、治疗与康复

（一）西医治疗与康复

1. 药物治疗

1）抗胆碱能药：适用于震颤突出且年龄较轻的患者。常用药物如苯海索，1～2mg 口服，3 次/天。主要副作用包括口干、视物模糊、便秘和排尿困难，严重者有幻觉、妄想。青光眼及前列腺增生患者禁用；老年患者可影响记忆功能，应慎用。

2）金刚烷胺：轻度改善运动减少、强直和震颤，对改善异动有帮助。100mg 口服，2 次/天，不宜超过 300mg/d。副作用较少见，如不安、意识模糊、下肢网状青斑、踝部水肿和心律失常等。肾功能不全、癫痫、严重胃溃疡和肝病患者慎用，哺乳期妇女禁用。

3）复方左旋多巴：是治疗帕金森病最有效的药物或金指标，可改善帕金森病所有临床症状，对运动减少有特殊疗效。初始剂量为 62.5mg（1/4 片），2～3 次/天，可视症状控制情况增至 125mg，2～3 次/天；最大不应超过 250mg，3～4 次/天；餐前 1 小时或餐后 2 小时服用。闭角型青光眼、精神病患者禁用，活动性消化性溃疡患者应慎用。

4）多巴胺受体（DR）激动剂：目前大多推荐非麦角类 DR 激动剂为首选药物，尤其适用于早发型帕金森病患者的病程初期。应从小剂量开始，逐渐增加剂量至获得满意疗效而不出现副作用为止。DR 激动剂的副作用与复方左旋多巴相似，不同之处是它的症状波动和异动症发生率低，而直立性低血压、脚踝水肿和精神异常（幻觉、食欲亢进、性欲亢进等）的发生率较高。常用非麦角类 DR 激动剂如下。①吡贝地尔缓释剂：初始剂量为 25mg，每日 2 次，第 2 周增至 50mg，每日 2 次，有效剂量为 150mg/d，分 3 次口服，最大剂量不超过 250mg/d；②普拉克索：有 2 种剂型，常释剂和缓释剂。常释剂的用法：初始剂量为 0.125mg，每日 3 次，一般有效剂量为 0.50～0.75mg，每日 3 次。

5）单胺氧化酶B（MAO-B）抑制剂：抑制脑内DA分解代谢，增加DA浓度。合用复方左旋多巴有协同作用，能延缓开关现象出现。常用药物有司来吉兰和雷沙吉兰。胃溃疡患者慎用，原则上禁与5-羟色胺再摄取抑制剂合用。

6）儿茶酚-氧位-甲基转移酶（COMT）抑制剂：通过抑制左旋多巴在外周的代谢，以维持左旋多巴血浆浓度的稳定，增加脑内DA的含量。常用药物有恩他卡朋和托卡朋。与复方左旋多巴合用可增强疗效，减少症状波动，单独使用无效。

2. 外科治疗

1）苍白球或丘脑底核毁损或切除术。

2）脑深部电刺激。

3）细胞移植术。

3. 康复治疗

康复治疗适用于所有帕金森病患者，尤其是早、中期患者。

1）物理治疗：运动疗法包括以下内容。①肌力训练；②松弛训练；③维持和改善关节活动度训练；④姿势训练；⑤平衡训练；⑥转移训练；⑦步态训练；⑧双重任务训练；⑨呼吸功能训练。物理因子治疗包括以下内容。①水疗；②热疗；③离子导入治疗；④神经肌肉电刺激治疗；⑤肌电生物反馈。

2）作业疗法：包括以下内容。①手的训练：旋前、旋后训练，抓放训练及手精细运动训练。②日常生活活动能力训练：分早期、中晚期两阶段训练。早期选择穿脱衣服，坐、站转换，进出厕所、淋浴间或浴池，携物行走，上下车等活动作为训练内容。进入疾病中晚期，应最大程度地维持其原有的功能和活动能力，加强日常生活活动的监督和安全性防护，提供简单、容易操作、省力的方法完成各种活动。

3）构音障碍训练：包括呼吸训练、放松训练、发声训练、调音训练及韵律训练等。

4）吞咽训练：帕金森病患者在口腔准备期、口腔期、咽期、食管期均可发生障碍，治疗目的在于改善吞咽肌肉运动的速度和协调性，加强吞咽器官的感知能力，以便安全、充分、独立摄取足够的营养和水分，并改善流涎。

5）心理治疗：有40%～50%的帕金森病患者会产生抑郁情绪和依赖倾向，可采取药物疗法、经颅磁刺激治疗以及心理治疗等多种方式。

6）认知训练：①视觉记忆训练；②地图作业训练；③彩色积木排列训练；④获取信息能力训练；⑤排列数字训练；⑥处理问题能力训练；⑦推理及分类能力训练等。

（二）中医治疗与康复

1. 中医辨证论治

（1）阴虚动风

主症　肌肉拘急，肢体震颤，情绪激动时加剧，书写困难，动作迟缓，头晕耳鸣，烦躁失眠，口干咽燥，舌红少苔，脉弦细数。

治法　滋阴息风。

方药　大定风珠加减。生地黄15g，白芍20g，麦冬10g，五味子10g，甘草5g，麻仁10g，

牛龟甲 20g，生牡蛎（先煎）30g，生鳖甲 10g，阿胶（烊化）15g，鸡子黄 1 枚，天麻 15g，僵蚕 15g。

若五心烦热、舌红，脉细数，可加黄柏、牡丹皮以清热降火。

（2）血虚动风

主症　肌肉强直，筋脉拘急，肢体震颤，书写困难，头晕眼花，心悸，健忘，表情淡漠，神疲乏力，面色㿠白或萎黄，舌淡，苔薄白，脉细弱。

治法　养血息风。

方药　四物汤合止痉散加减。川芎 15g，丹参 15g，当归 20g，炒白术 15g，熟地黄 15g，太子参 15g，白芍 20g，全蝎 15g，蜈蚣 2 条。

失眠者加生龙骨、生牡蛎、炒酸枣仁、远志以养血安神。

（3）肝阳化风

主症　肢体麻木、震颤，头眩头痛，耳鸣，项强不舒，急躁易怒，口苦而干，面赤烦躁，易激动，心情紧张时颤动加重，舌红，苔黄，脉弦细。

治法　平肝息风。

方药　天麻钩藤饮加减。石决明 30g，钩藤 15g，杜仲 20g，天麻 15g，川牛膝 20g，栀子 15g，首乌藤 20g，朱茯神 15g，僵蚕 10g，全蝎 15g，地龙 15g，竹沥 15g，胆南星 10g。

若阴虚症状明显可加用女贞子、麦冬、玄参、枸杞子以补肝肾。

（4）脾虚动风

主症　肢体震颤，书写困难，动作迟缓，慌张步态，神疲乏力，气短懒言，食少腹胀，或大便稀溏，面色无华，舌淡边有齿痕，苔薄白，脉虚。

治法　益气息风。

方药　醒脾汤加减。党参 15g，白术 15g，茯苓 15g，陈皮 10g，半夏 10g，甘草 5g，天麻 15g，全蝎 5g，僵蚕 10g，钩藤 15g，木香 10g，薏苡仁 20g。

若痰多、胸闷、恶心呕恶、纳呆者，可加石菖蒲、远志以豁痰宁心。

（5）痰热动风

主症　头摇不止，肢麻震颤，头晕目眩，胸脘痞闷，躁扰不宁，咳吐黄痰，口干口苦，甚则口吐痰涎，舌红，苔黄腻，脉弦滑数。

治法　清热化痰息风。

方药　导痰汤加减。半夏 10g，陈皮 15g，茯苓 20g，枳实 15g，甘草 5g，制南星 10g，天麻 20g，全蝎 10g，黄连 10g，天竺黄 20g。

若有热象者加菊花、黄柏、夏枯草以清肝热。

（6）风痰阻络

主症　肢体震颤、麻木，头晕目眩，面部表情缺乏，呈“面具脸”，咀嚼、吞咽、语言障碍或流涎，舌淡红，苔薄白，脉弦滑。

治法　祛风化痰通络。

方药　半夏白术天麻汤加减。姜半夏 15g，白术 15g，天麻 15g，陈皮 20g，茯苓 15g，胆南星 10g，僵蚕 10g，钩藤 15g，夏枯草 15g，生牡蛎（先煎）30g，珍珠母（先煎）30g，甘草 5g。

若热盛风动者，可加羚羊角以清热息风。

（7）瘀阻脑窍

主症 肌肉强直，肢体震颤，动作减少，屈伸不利，时有头部刺痛，舌暗红，苔薄，脉细涩。

治法 祛瘀通络止颤。

方药 通窍活血汤加减。赤芍15g，川芎20g，桃仁15g，红花15g，钩藤15g，天麻20g，全蝎5g，石菖蒲15g。

若下肢无力者加桑寄生、杜仲、怀牛膝以补肝肾，强筋骨。

（8）肾精亏虚

主症 眩晕，健忘，耳鸣，头痛，肢体震颤，手足僵硬，握物不稳，智能迟缓，舌淡，脉弱。

治法 补肾益精止颤。

方药 左归丸加减。熟地黄30g，山药15g，山茱萸20g，枸杞子20g，菟丝子15g，鹿角胶10g，龟甲胶10g，黄精15g，川牛膝20g。

若真阴不足，虚热甚，症见五心烦热、舌红，脉细数，可去枸杞子、鹿角胶，加女贞子、黄柏、地骨皮、牡丹皮，以清热养阴降火。

2. 针灸治疗

（1）毫针疗法

处方 百会、四神聪、风池、太冲、合谷、阳陵泉、足临泣、申脉。

针法 百会、风池用平补平泻法，余穴均用泻法。留针20分钟，间日针1次，15次为1个疗程，疗程间隔2～3天。

辨证加减 阴虚风动加三阴交、太溪；气血两虚，虚风内动加内关、血海、三阴交；痰热风动配丰隆、阴陵泉；气血亏虚配气海、血海；髓海不足配悬钟、肾俞。

（2）耳针疗法

取肝、肾、皮质下、心、脑、神门、枕。每次选用3～5穴，毫针刺法，或压丸法。

（3）头针疗法

取顶中线、顶旁1线、顶旁2线。头针常规针刺。

（4）头项针疗法

取决策区、辅助运动区、元神区、运感一区、运感二区、运感三区等。每天1次，每次选择3个穴区，采用齐刺法或透刺法或扬刺法。

第二节 肝豆状核变性

一、概　　念

（一）西医概念

肝豆状核变性（hepatolenticular degeneration，HLD），也称为Wilson病（WD），是1912年Kinnear Wilson首先描述，由遗传性铜代谢障碍导致的以肝硬化和脑基底节为主的脑变性疾病。临床表现为进行性加重锥体外系症状、角膜色素环、肝硬化、精神症状及肾功能损害等。

（二）中医概念

根据本病的临床表现，可归属于中医学“颤证”“癫狂”“黄疸”“积聚”“臌胀”等范畴。

二、病因病机

（一）现代医学

WD 是一种常染色体隐性遗传疾病，*ATP7B* 基因突变是主要病因，该基因编码 P 型铜转运 ATP 酶，有助于铜转运到高尔基体网络和铜的胆汁排泄。*ATP7B* 突变导致铜蓝蛋白合成减少，铜排泄受损，胞质、线粒体和细胞核中铜含量增加。

（二）传统医学

中医学认为，本病的发生源于先天禀赋不足，肝肾亏虚，复因饮食不节，情志失调而发病。该病缘于先天禀赋不足，肾中阴精亏乏，本病以虚为主，且虚中夹实；其病位在肝，旁及脾、肾、脑；其病机要点为肝失条达，内风扰动，痰瘀痹阻。

三、诊断要点

主要根据四条标准：①肝病史或肝病征/锥体外系体征；②血清铜蓝蛋白显著降低和（或）肝铜增高；③角膜色素环；④阳性家族史。符合①②③或①②④为确诊的 WD；符合①③④为很可能的典型 WD；符合②③④为很可能的症状前 WD；如符合 4 条中 2 条为可能的 WD。

四、鉴别诊断

（一）肝脏疾病

肝豆状核变性应与急性、慢性肝炎，肝硬化等相鉴别。

（二）神经系统疾病

肝豆状核变性应与小舞蹈症、青少年起病的亨廷顿病、扭转痉挛、帕金森病和精神病等相鉴别。

五、治疗与康复

（一）西医治疗与康复

治疗的基本原则是低铜饮食、用药物减少铜的吸收和增加铜的排出；治疗越早越好，对症状前期患者也需及早治疗。

1. 低铜饮食

应限制含铜多的饮食，如坚果类、巧克力、豌豆、蚕豆、玉米、香菇、贝壳和螺类、蜜糖、动物肝和血等；高氨基酸、高蛋白饮食能促进尿铜排泄。

2. 药物治疗

1）D-青霉胺：为本病的首选药物。首次用药时应做青霉素皮试，成人 1～1.5g/d 口服，儿童 20mg/（kg·d），分 3 次服，应尽早用药，但需终身用药。副作用包括恶心、肌无力、关节病、天疱疮，极少数患者可发生骨髓抑制、狼疮样综合征、肾病综合征等严重毒副作用。

2）锌剂：硫酸锌 150mg/d，分 3 次服，可减少铜在肠道的吸收。副作用轻，偶有恶心、呕吐等消化道症状。治疗必须持续终身。

3）曲恩汀：疗效及药理作用与 D-青霉胺基本相同。成人 1.2g/d 口服，副作用小，可用于对青霉胺不能耐受的肝豆状核变性患者。

4）巯基丁二酸钠：10%葡萄糖液 40ml 加 1g 缓慢静脉注射，1～2 次/天，5～7 日为 1 个疗程，可间断用药数疗程，有牙龈出血和鼻衄等副作用。

3. 对症治疗

肌强直及震颤可用苯海索或金刚烷胺治疗，症状明显者可予左旋多巴；精神症状明显应给予抗精神病药等。无论有无肝功能损害均应选用护肝治疗。

4. 手术治疗

严重脾功能亢进者可行脾切除术，治疗无效的严重病例也可考虑肝移植。

5. 康复治疗

出现锥体外系症状可进行康复治疗，参考本章第一节“帕金森病”的康复治疗。

（二）中医治疗与康复

1. 中医辨证论治

（1）热毒内盛

主症　四肢震颤，情绪激动时尤甚，肌肉强直，动作失调，语言不清，情绪不稳，性情急躁易怒，易激动，甚则狂躁不安，或出现幻觉妄想，毁物伤人或自伤，面红目赤，口干口苦，便秘尿赤，舌边尖红，苔黄，脉弦滑数。

治法　疏肝清热，泻火安神。

方药　龙胆泻肝汤合泻心汤。龙胆 15g，大黄 10g，柴胡 15g，黄连 10g，黄芩 15g，栀子 10g，生地黄 10g，郁金 20g，淡竹叶 20g，泽泻 15g，白蒺藜 15g。

若狂躁不安，失眠多梦者，可加入首乌藤、莲子心、水牛角丝、钩藤以清心安神。

（2）肝气郁结

主症　四肢震颤，起步艰难，步态不稳，性情异常，暴躁易怒，甚有打人毁物之举，或精神恍惚，悲忧喜笑无常，表情淡漠、腹胀，纳呆，胁肋胀痛，舌苔薄白，脉弦细。

治法 疏肝解郁，宁神定志。

方药 柴胡疏肝散加减。当归 15g，白术 15g，郁金 20g，枳壳 10g，白芍 20g，川芎 10g，茯苓 15g，柴胡 15g，香附 15g，炙甘草 8g，菊花 20，天麻 20g。

肝脾大，胁肋胀痛，气滞血瘀者加三棱、莪术、川楝子以行气活血止痛。

（3）痰湿中阻

主症 肢体震颤，步态不稳，语言謇涩，行动费力，步履维艰，或见关节变形，头目昏眩，恶心欲吐，口角流涎，腹胀痞满，纳谷不香，腹下积块明显，角膜色素环沉着，舌体胖，舌苔白腻，脉弦细或细滑。

治法 祛痰通络，健脾化湿。

方药 涤痰汤加减。陈皮 20g，姜半夏 10g，枳实 10g，远志 15g，石菖蒲 20g，郁金 15g，白术 10g，鸡血藤 20g，路路通 15g，茯苓 15g，党参 20g。

关节变形，挛缩者，加木瓜、秦艽、防己以清湿止挛。

（4）痰瘀互结

主症 肢体震颤，肌肉强直，言语謇涩，胸胁胀痛，或见癥瘕积聚，压之疼痛，腹胀纳少，纳呆便秘，或有腹水，形瘦，口中流涎、面色黧黑，可见黑睛边缘有黄绿色的色素环，舌质有瘀斑、瘀点，苔白腻，脉弦滑。

治法 活血祛痰，调肝通络。

方药 柴胡疏肝散合膈下逐瘀汤加减。桃仁 10g，红花 10g，川芎 15g，当归 20g，熟地黄 15g，陈皮 10g，半夏 10g，茯苓 15g，竹茹 20g。

咯痰色黄，痰涎壅盛者，加全瓜蒌、胆南星以清热化痰。

（5）肝肾两亏

主症 四肢颤动，筋脉拘急，或多动，甚则扭转，或挤眉弄眼，或智力下降，呆傻愚笨，哭笑失常，肢体舞动并头晕耳鸣，失眠多梦，健忘，腰膝酸软，头晕目眩，盗汗，舌瘦暗红，苔少，脉沉细弦。

治法：滋补肝肾，育阴息风。

方药 大定风珠加减。白芍 30g，地黄 30g，麦冬 30g，五味子 15g，牡蛎 30g，阿胶 10g，炙甘草 15g，麻子仁 10g，生鸡子黄（后下搅匀）2 枚。

头晕眼花者，加菊花、夏枯草以平肝潜阳。

（6）脾肾阳虚

主症 起病年幼，皮肤黄染如烟熏，遍身不泽，肝脾大，腹大胀满，或见青筋暴露，神志清楚，言语清晰，面色苍黄或苍白，胸闷纳呆，神倦怯寒，肢冷或下肢浮肿，小便短少不利，舌质胖，脉沉细无力。

治法 温补脾肾，化气行水。

方药 济生肾气丸加减。地黄 30g，山药 15g，山茱萸 15g，牡丹皮 15g，茯苓 20g，泽泻 15g，炮附子 5g，桂枝 15g，牛膝 20g，车前子 20g，白术 20g，薏苡仁 30g。四肢拘急、疼痛，手足欠温者，加细辛、桑枝。

（7）气血两虚

主症 手足颤抖，肌肉强直，头倾腰弯，伴面色无华，精神倦怠，乏力，头晕，目花，纳少，脉细弱，舌淡胖，苔白。

治法 补气养血，柔肝息风。

方药 人参养营汤加减。党参 15g，熟地黄 20g，白术 15g，茯苓 20g，黄芪 30g，当归 15g，钩藤（后下）15g，天麻 15g，丹参 15g，桑寄生 20g。

神情呆滞，记忆力下降者，加石菖蒲、郁金、远志以化痰开窍。

2. 针灸治疗

（1）针刺疗法

处方 太冲、足临泣、肝俞、足三里、三阴交、廉泉、玉液、金津。

针法 太冲均直刺 0.8~1 寸，施捻转泻法，行手法 1 分钟；肝俞斜向脊柱进针 1 寸，施平补平泻法：足三里、三阴交均直刺 1.5 寸，施捻转提插补法；廉泉向舌根斜刺 2 寸，施捻转平补平泻法，金津、玉液点刺放血。

辨证加减 血虚者加关元、血海、足三里；补法加灸，上肢加曲池、手三里、外关；下肢加阴陵泉、悬钟、三阴交。

（2）耳针疗法

取穴 神门、皮质下、枕、肝。①神经精神症状主者，选皮质下、心、肾、枕、胆。②肝脏症状为主者，选肝、脾、胆区及交感。

操作 以上每次选 3～4 穴，留针 30 分钟，两耳交替进行。每日 1 次。

（3）头针疗法

取穴 流涎、发音障碍者，选用运动区；以震颤为主者，选用舞蹈震颤控制区。

操作 患者取坐位或卧位，局部进行常规消毒，用 26～28 号 1.5～2.5 寸长的不锈钢针，针尖与头皮成 30°左右，用夹持进针法刺入帽状腱膜下，达到所达区的应有长度后，要求固定不提插，每分钟捻转 200 次左右，捻转 2～3 分钟，留针 5～10 分钟，反复进行 3 次后起针。隔日进行 1 次，10～15 次为 1 个疗程。

第三节 小舞蹈病

一、概 念

（一）西医概念

小舞蹈病又称为 Sydenham 舞蹈病、风湿性舞蹈病，是风湿热的神经系统常见表现，以不自主舞蹈样动作、肌张力降低、肌力减弱、精神症状为临床特征。

（二）中医概念

小舞蹈病在中医学中属“瘛疭”“痉挛”“惊风”等范畴。

二、病因病机

（一）现代医学

本病由感染后引起的自身免疫反应所致，与A型β溶血性链球菌感染有关。患者血清可检出抗神经元抗体，与尾状核、丘脑底核等部位神经元抗原起反应，抗体滴度与本病的转归有关。

（二）传统医学

本病的发生多与外邪相关，气血经脉不能运行，筋脉不畅，或先天禀赋不足，或脏腑功能失调，终致筋脉失养，发生本病。其病因病机可归为外感和内伤两个方面：外感多由风寒湿邪侵袭人体，阻于经络，气血运行瘀滞所致；内伤多由肝肾亏损，阴血亏少，血虚风动，筋脉失养引起。肝肾不足，气血亏虚，不能荣养为其主要内在病机。

三、诊断要点

儿童或青少年起病，有风湿热或链球菌感染病史和典型舞蹈样症状，伴肌张力低下、肌无力和（或）精神症状，应考虑本病。合并其他风湿热表现及自限性病程可进一步支持本病。

四、鉴别诊断

（一）习惯性痉挛

习惯性痉挛多见于儿童，特点是刻板式重复的习惯性动作，局限于同一肌群或肌肉，无肌力、肌张力及共济运动异常。

（二）先天性舞蹈病

先天性舞蹈病多在2岁前发病，较小舞蹈病发病早，舞蹈样运动可作为脑瘫的一种表现形式，常伴智力障碍、震颤和痉挛性瘫痪等。

五、治疗与康复

（一）西医治疗与康复

1. 病因治疗

确诊本病后均需应用抗链球菌治疗，通常建议青霉素肌内注射，10～14日为1个疗程。以后给予长效青霉素，每月1次，有学者认为治疗应维持至少5年。

2. 对症治疗

有舞蹈症状者，可选用地西泮 5mg，丁苯那嗪 25mg；硫必利 50～100mg 或氯丙嗪 12.5～25mg；以及氟哌啶醇 0.5～1mg，每日 2～3 次口服。

3. 康复治疗

尚无有效的康复治疗，经颅磁治疗可能提供帮助。

（二）中医治疗与康复

1. 中医辨证论治

（1）风热侵袭

主症　发热，咽痛，关节疼痛，颜面潮红，四肢不自主运动，言语不清，握物不牢，面部抽动表情异常，挤眉弄眼，颈项扭摇，躯干及下肢舞动，努嘴吐舌，甚则行走不稳，生活不能自理，或烦躁不安，甚则谵妄，幻觉健忘，舌质红，苔薄黄或黄腻，脉弦滑数。

治法　清热祛风，宁神止动。

方药　三黄连解毒汤合导赤散加减。黄连 15g，黄芩 10g，黄柏 10g，栀子 10g，石膏 20g，知母 10g，甘草 10g，竹叶 15g，生地黄 10g，玄参 15g，防风 10g，秦艽 10g，天麻 15g，僵蚕 10g。

若风动明显加钩藤、全蝎、蝉衣、地龙以平肝息风舒筋。

（2）肝肾阴虚

主症　手足动作不已，动而无力，挤眉弄眼，扭头转颈，坐立不宁，关节酸痛，步履不稳，筋脉弛缓，记忆减退，言语不清，或反应迟钝，五心烦热或腰膝酸软，虚烦不寐，月经不调或闭经，头晕耳鸣，舌质红、少苔，脉沉细或细数。

治法　柔肝息风，育阴潜阳。

方药　大定风珠加减。龟甲（先煎）10g，鳖甲（先煎）10g，熟地黄 20g，山萸肉 10g，山药 15g，阿胶（烊化）10g，白芍 10g，独活 10g，远志 15g，茯神 20g。

若双目上视、抽搐舞动加地龙、全蝎、天麻、钩藤以平肝息风止痉。

（3）脾虚湿盛

主症　手足不自主舞动，挤眉弄眼，努嘴吐舌，握物不牢，言语不清，吞咽困难，饮水发呛，哭笑无常，烦躁不安，体倦乏力，气短懒言，纳谷不香，纳呆腹胀，泛恶欲吐，纳差，舌淡胖，苔白腻，脉滑。

治法　健脾祛湿，息风止动。

方药　半夏白术天麻汤加减。天麻 15g，茯苓 20g，白术 15g，姜半夏 10g，陈皮 15g，胆南星 10g，地龙 15g，钩藤 15g，生龙骨 30g，牡蛎 30g，白芍 15g，僵蚕 10g，全蝎 5g。

若湿重加苍术、薏苡仁以健脾渗湿。

（4）气血亏虚

主症　手足多动，状似舞蹈，动而无力，挤眉弄眼，日益加剧，肢体麻木无力，神疲倦怠，少气懒言，语怯声低，心悸多梦，面白无华，口唇、爪甲淡白，舌质淡，脉细弱无力。

治法　益气养血，息风止痉。

方药　八珍汤加减。黄芪 30g，熟地黄 15g，党参 15g，当归 15g，茯苓 20g，白术 10g，白芍 20g，川芎 10g，生龙骨（先煎）20g，生牡蛎（先煎）20g，龟甲（先煎）20g，甘草 6g。若行走不稳者，加炒杜仲、桑寄生、怀牛膝以补肝肾，强筋骨。

（5）气滞血瘀

主症　肢体不自主运动，可伴有疼痛，皱额努嘴，眨眼吐吞，变幻不已，胁肋胀闷，喜太息，面色暗淡，舌质紫暗或见瘀斑，脉细涩无力或弦涩。

治法　行气活血，通络止动。

方药　桃红四物汤合柴胡疏肝散加减。桃仁 15g，红花 15g，柴胡 15g，香附 15g，陈皮 10g，川芎 15g，枳壳 10g，当归 20g，白芍 15g，天麻 10g，僵蚕 10g，地龙 10g。

若便秘者加柏子仁、全瓜蒌以润肠通便。

2. 针灸治疗

（1）体针疗法

取穴　主穴取百会、风池、太冲、合谷、大椎、阳陵泉、足三里、三阴交。

针法　针刺得气后留针 30 分钟，每 5 分钟捻转 1 次，重灸大椎、百会 5～10 分钟，每日 1 次，7 天为 1 个疗程，风寒湿甚者，可在上述穴位施灸。

辨证加减　外感风湿者，配曲池、尺泽、外关，用泻法；痰湿重者，配脾俞、神门、丰隆，用平补平泻法；气血亏虚者，配脾俞、关元，用补法：肝肾亏虚者，配肾俞、肝俞、照海、悬钟，用补法；肝阳偏亢者，配肝俞、太溪；心胃蕴热者，配少冲、内庭，用泻法。

（2）头针疗法

取穴　取双侧舞蹈震颤控制区、运动区、平衡区。

操作　进针后以每分钟 200 次左右的频率捻转 2～3 分钟，留针 30 分钟，间断行手法 3 次，隔日 1 次，15 次为 1 个疗程。

（3）耳针疗法

取神门、皮质下、交感、脑、肝、胆、心、枕及相应部位，每次选 2～3 穴，强刺激不留针，亦可用王不留行籽外贴耳穴法。

（4）灸法

取穴　大椎、百会、风池、风府、命门、肝俞、脾俞、关元、气海、足三里，或参照体针穴位。

操作　用艾炷灸之，以温热不伤皮肤为宜。

第四节　亨廷顿病

一、概　　念

（一）西医概念

亨廷顿病（Huntington disease，HD）也称亨廷顿舞蹈症，以缓慢起病和进展的舞蹈病和痴呆为特征。

（二）中医概念

亨廷顿病的锥体外系症状在中医学中属“瘛疭”“痉挛”“惊风”等范畴。精神障碍症状属中医学中的“癫病”“狂病”范畴，痴呆症状可归属于中医学的“呆病”“痴呆”范畴。

二、病因病机

（一）现代医学

亨廷顿病是影响纹状体和大脑皮质的常染色体显性遗传病。发病可能与突变蛋白毒性有关。本病的致病基因为*IT15*，位于第四号染色体4p16.3。

（二）传统医学

癫狂的发生与七情内伤、饮食失节、禀赋不足相关，损及心、脾、肝、胆、肾，导致脏腑功能失调和阴阳失于平秘，进而产生气滞、痰结、火郁、瘀血等，蒙蔽心窍或心神被扰，神明逆乱，引起神志异常。

三、诊断要点

根据发病年龄（30～50岁），慢性进行性舞蹈样运动、精神症状和痴呆等临床症状，结合家族史不难诊断本病。基因检测可以确诊，还可发现临床前病例。

四、鉴别诊断

（一）良性遗传性舞蹈病

良性遗传性舞蹈病常染色体显性或隐性遗传，儿童早期出现舞蹈样动作，成年时不进展，不伴痴呆。

（二）小舞蹈病

小舞蹈病须与儿童期发病的亨廷顿病相鉴别，后者为表现进行性肌强直和运动减少。

（三）Wilson病

Wilson病根据遗传方式、角膜色素环和血清铜及铜蓝蛋白水平异常等可与亨廷顿病相鉴别。

五、治疗与康复

（一）西医治疗与康复

本病尚无有效的治疗措施。可选用药物包括：①多巴胺 D_2-受体阻滞剂，氟哌啶醇 0.5～4mg 口服，4 次/天；氯丙嗪 25～50mg，3 次/天；硫必利 0.1～0.2g，3 次/天。应自小剂量开始，逐渐增量，并注意锥体外系副作用。②耗竭神经末梢多巴胺药物，丁苯那嗪 12.5～50mg，3 次/天。亨廷顿病通常在起病后 10～20 年死亡。应告知患者此病的遗传危险性，存活后代应接受遗传咨询，可用基因标志物检出症状前亨廷顿病。

（二）中医治疗与康复

1. 中医辨证论治

锥体外系症状的中医辨证论治可参阅本章第三节“小舞蹈病”。痴呆症状的中医辨证论治可参阅第一章第五节“血管性认知障碍”。癫病、狂病的中医辨证论治详见如下。

（1）癫证

1）痰气郁结证

主症 精神抑郁，表情淡漠，沉默痴呆，时时太息，言语无序，或喃喃自语，多疑，喜怒无常，秽洁不分，不思饮食，舌红苔腻而白，脉弦滑。

治法 理气解郁，化痰醒神。

方药 逍遥散合顺气导痰汤加减。柴胡、当归、白芍各 15g，茯苓 20g，白术 20g，甘草 10g，枳实、香附各 10g，半夏、陈皮、胆南星、郁金、石菖蒲各 15g。

病久痰气郁结，面暗，舌紫，脉沉涩，酌加桃仁、红花、丹参、泽兰等活血化瘀之品。

2）心脾两虚证

主症 神思恍惚，魂梦颠倒，心悸易惊，善悲欲哭，肢体困乏，饮食锐减，言语无序，舌淡，苔薄白，脉沉细无力。

治法 健脾益气，养心安神。

方药 养心汤合越鞠丸加减。黄芪、炙甘草各 15g，香附、神曲、苍术、茯苓、当归、川芎各 15g，远志、柏子仁、酸枣仁、五味子各 20g。

心气耗伤，营血内亏，悲伤欲哭，加淮小麦、大枣等清心润燥安神之品。

（2）狂证

1）痰火扰神证

主症 起病先有性情急躁，头痛失眠，两目怒视，面红目赤，突发狂乱无知，骂詈号叫，不避亲疏，逾垣上屋，或毁物伤人，气力逾常，不食不眠，舌质红绛，苔多黄腻或黄燥而垢，脉弦大滑数。

治法 清心泻火，涤痰醒神。

方药 清心涤痰汤加减：黄连、连翘、龙胆各 15g；胆南星、浙贝母、竹茹、石菖蒲、远志、茯神各 15g，水牛角丝 20g，玄参、天冬、麦冬、丹参各 15g。

烦热渴饮加生石膏、知母、天花粉、生地黄以清热生津。

2）痰热瘀结证

主症　癫狂日久不愈，面色晦滞而秽，情绪躁扰不安，多言不序，恼怒不休，甚至登高而歌，弃衣而走，妄见妄闻，妄思离奇，头痛，心悸而烦，舌质紫暗，有瘀斑，少苔或薄黄苔干，脉弦细或细涩。

治法　清热化痰，调畅气血。

方药　癫狂梦醒汤加减。姜半夏、胆南星、陈皮、柴胡、香附、青皮各15g，桃仁、赤芍各10g，当归20g。

蕴热者，加黄连、黄芩以清热解毒。

3）火盛阴伤证

主症　癫狂久延，时作时止，势已较缓，妄言妄为，呼之已能自制，但有疲惫之象，寝不安寐，烦惋焦躁，形瘦，面红而秽，口干便难，舌尖红无苔，有剥裂，脉细数。

治法　育阴潜阳，交通心肾。

方药　二阴煎合琥珀养心丹加减。川黄连10g，黄芩、生地黄、麦冬、玄参、阿胶、生白芍各15g，茯神20g，酸枣仁、柏子仁、远志、石菖蒲各15g，生龙骨25g，琥珀（研末冲服）1.5g。

2. 针灸治疗

锥体外系症状的中医针灸治疗可参阅本章第三节“小舞蹈病”。痴呆症状的中医针灸治疗可参阅第一章第五节“血管性认知障碍”。癫病、狂病的中医针灸治疗详见如下。

（1）毫针疗法

1）癫病

处方　主穴取印堂、神庭、膻中、神门、丰隆、太冲。

针法　主穴用毫针泻法。

辨证加减　痰气郁结证加商丘、阴陵泉；心脾两虚证加心俞、脾俞。

2）狂病

主穴　水沟、大陵、劳宫、中冲、丰隆。

针法　主穴用毫针泻法，水沟操作同上，中冲点刺出血。配穴太溪、三阴交用补法，余穴用泻法。

辨证加减　痰火扰神加内庭、间使、曲池；火盛伤阴加行间、复溜、三阴交。

（2）耳针疗法

选神门、心、皮质下、脑、胆、肝，用毫针刺法。

第八章

神经肌肉接头和肌肉疾病

第一节　重症肌无力

一、概　念

（一）西医概念

重症肌无力（myasthenia gravis，MG）是由乙酰胆碱受体抗体（AChR-Ab）介导的、细胞免疫依赖及补体参与的神经-肌肉接头（neuromuscular junction，NMJ）处传递功能障碍所引起的自身免疫性疾病。

（二）中医概念

该病属于中医学“痿证”范畴。

二、病因病机

（一）现代医学

MG 是获得性自身免疫性疾病，主要的发病机制可能为体内产生的 AChR-Ab 在补体参与下与 AChR 发生应答，使 AChR 大量破坏，导致突触后膜传递功能障碍产生肌无力。MG 患者常见胸腺异常，约 15%的 MG 患者合并胸腺瘤，约 70%的 MG 患者有胸腺肥大、淋巴滤泡增生。

（二）传统医学

本病由素体脾胃气虚，脉络失和，肌肉失去濡养，久病则脾肾阳虚，气化不能，津液无以濡养肌肉所致。本病病位在肌肉、肝、脾、肾，病性多属虚证。

三、诊断要点

在具有MG典型临床特征的基础上，具备新斯的明试验阳性和（或）神经电生理学特征，临床上则可诊断为MG。血清AChR等抗体检测有助于进一步明确诊断。需除外其他疾病。

四、鉴别诊断

（一）眼肌型MG的鉴别

1. Miller-Fisher 综合征

Miller-Fisher 综合征属于急性炎症性脱髓鞘性多发性神经病（简称吉兰-巴雷综合征）变异型，表现为急性眼外肌麻痹、共济失调和腱反射减退。

2. Graves 眼病

Graves 眼病属于自身免疫性甲状腺病，表现为自限性眼外肌无力、眼睑退缩，不伴眼睑下垂。

3. Meige 综合征

Meige 综合征属于锥体外系疾病，表现为单侧或双侧眼睑痉挛、眼裂变小，伴有面、下颌和舌肌非节律性强直性痉挛。

4. 眶内占位病变

眶内肿瘤、脓肿或炎性假瘤等所致，表现为眼外肌麻痹并伴结膜充血、眼球突出、眼睑水肿。

（二）全身型MG的鉴别

1. 吉兰-巴雷综合征

吉兰-巴雷综合征为由免疫介导的急性多发性周围神经病，表现为弛缓性肢体肌无力，腱反射减退或消失。肌电图示运动神经传导潜伏期延长、传导速度减慢、阻滞、异常波形离散等。脑脊液有蛋白-细胞分离现象。

2. Lambert-Eaton 综合征

Lambert-Eaton 综合征为由免疫介导的累及神经、肌肉接头突触前膜电压依赖性钙通道疾病，表现为肢体近端无力、易疲劳，短暂用力后肌力增强，持续收缩后病态疲劳伴有自主神经症状（口干、直立性低血压、胃肠道运动迟缓、瞳孔扩大等）。肌电图示低频重复神经电刺激可见波幅递减，高频重复神经电刺激可见波幅明显递增。本病多继发于小细胞肺癌，也可并发于其他恶性肿瘤。

3. 肉毒杆菌中毒

肉毒杆菌中毒为肉毒杆菌毒素累及神经-肌肉接头突触前膜所致，表现为眼外肌麻痹、瞳孔扩大和对光反射迟钝，吞咽、构音、咀嚼无力，肢体对称性弛缓性瘫痪，可累及呼吸肌。患者多有流行病学史。

4. 进行性脊肌萎缩

进行性脊肌萎缩属于运动神经元病的亚型，表现为弛缓性肢体无力和萎缩、肌束震颤、腱反射减退或消失。肌电图呈典型神经源性改变。

5. 多发性肌炎

多发性肌炎为多种原因导致的骨骼肌间质性炎性病变，表现为进行性加重的弛缓性肢体无力和疼痛。肌电图示肌源性损害。

五、治疗与康复

（一）西医治疗与康复

1. 抗胆碱酯酶药治疗

抗胆碱酯酶药为所有类型 MG 的一线治疗药物，用于改善临床症状，特别是新近诊断患者的初始治疗。治疗剂量应个体化，一般应配合激素和（或）免疫抑制剂联合应用。溴吡斯的明是最常用的胆碱酯酶抑制剂。不良反应包括恶心、腹泻、胃肠痉挛、心动过缓和口腔及呼吸道分泌物增多等。成人一般用量不超过 480mg/d，分 3～4 次口服。

2. 激素治疗

激素为 MG 的一线治疗药物，被广泛应用。传统使用方法：泼尼松 0.5～1.0mg/（kg・d），20mg/d 起始，每 3 天增加 5.0mg/d，直至足量（60～80mg/d）。通常 2 周内起效，6～8 周效果最为显著。泼尼松减量需要根据患者的病情改善情况个体化，如病情稳定并趋好转，可维持 4～16 周后逐渐减量；每 2～4 周减 5～10mg/d；至 20mg/d 开始，每 4～8 周减 5mg；酌情隔日服用最低有效剂量。

激素使用期间须严密观察病情变化，50%以上的全身型 MG 患者症状会在用药的 4～10 天一过性加重，甚至有可能促发危象的风险。如病情危重，在经良好医患沟通并做好充分机械通气准备下，可用激素冲击治疗，甲泼尼龙 1000mg/d，连续静脉滴注 3 天，500mg/d，静脉滴注 2 天，而后改为泼尼松口服。

3. 免疫抑制剂治疗

1）硫唑嘌呤：MG 的一线治疗药物。眼肌型 MG 和全身型 MG 均适用。初始阶段通常与激素联合使用，疗效优于激素单药治疗，同时可以减少激素用量。单药硫唑嘌呤治疗时，作用弱于激素。推荐剂量：儿童每日 1～2mg/kg，成人每日 2～3mg/kg，分 2～3 次口服。开始用药 7～10 天需查血常规和肝功能，如正常可加到足量。服药期间至少 2 周复查血常规，4 周复查肝、肾功能各 1 次。无严重和（或）不可耐受的不良反应，可长期服用。不良反应包括特殊流感样反应、白细胞减少、血小板减少、消化道症状、肝功能损害和脱发等。

2）环孢素：用于治疗全身型 MG 和眼肌型 MG，主要用于因激素或硫唑嘌呤不良反应或疗效欠佳、不易坚持用药的 MG 患者。环孢素也可早期与激素联合使用，可显著改善肌无力症状，并降低血中 AChR 抗体滴度。使用方法：每日口服 2～4mg/kg，使用过程中注意监测血浆环孢素的药物浓度，并根据浓度调整环孢素的剂量。通常使用后 3～6 个月起效。如无严重不良反应可长期和激素联合使用。主要不良反应包括肾功能损害、血压升高、震颤、牙龈增生、肌痛和流感样症状等。服药期间至少每月查血常规、肝肾功能各 1 次，以及监测血压。

3）他克莫司：适用于不能耐受激素和其他免疫抑制剂不良反应或疗效差的 MG 患者，特别是抗 RyR 抗体阳性的 MG 患者。可与激素早期联合使用，以减少激素用量，减少其不良反应。使用方法：口服 3.0mg/d，有条件时检测他克莫司血药浓度并根据血药浓度调整药物剂量。他克莫司起效较快，一般 2 周左右起效。快代谢型 MG 患者需要加大药物剂量，直到疗效满意为止。如无严重不良反应，可长期服用。不良反应包括消化道症状、麻木、震颤、头痛、血压和血糖升高、血钾升高、血镁降低、肾功能损害等。服药期间至少每月查血常规、血糖、肝肾功能 1 次。

4）环磷酰胺：用于其他免疫抑制剂治疗无效的难治性 MG 患者及胸腺瘤伴 MG 的患者。与激素联合使用可以显著改善肌无力症状，减少激素用量。使用方法：成人每周静脉滴注 400～800mg，或分 2 次口服，100mg/d，直至总量 10～20g，个别患者需要服用到 30g；儿童每日 3～5mg/kg（不大于 100mg）分 2 次口服，好转后减量为每日 2mg/kg。不良反应包括白细胞减少、脱发、恶心、呕吐、腹泻、出血性膀胱炎、骨髓抑制、远期肿瘤风险等。每次注射前均需要复查血常规和肝功能。

5）吗替麦考酚酯：MG 治疗的二线药物，可早期与激素联合使用。使用方法：每次 0.5～1.0g，每日 2 次。常见不良反应有胃肠道反应，表现为恶心、呕吐、腹泻、腹痛等。服用本药第 1 个月每周查全血细胞计数，第 2、3 个月每两周查 1 次，3 个月后每月查 1 次；如果发生中性粒细胞减少时，应停止或酌情减量使用本药。不能与硫唑嘌呤同时使用。

6）抗人 CD20 单克隆抗体（利妥昔单抗）：适用于对激素和传统免疫抑制剂治疗无效的 MG 患者，特别是抗 MuSK 抗体阳性的 MG 患者。推荐剂量为 375mg/m^2 体表面积，静脉滴注，每周 1 次，22 天为 1 个疗程，共给药 4 次。不良反应包括发热、寒战、心脏毒性、支气管痉挛、白细胞减少、血小板减少和进行性多灶性白质脑病等。对出现严重不良反应的患者，特别是有严重呼吸困难、支气管痉挛和低氧血症的患者应立即停止使用。

4. 丙种球蛋白冲击治疗

丙种球蛋白冲击治疗主要用于病情急性进展、手术术前准备的 MG 患者，可与起效较慢的免疫抑制剂或可能诱发肌无力危象的大剂量激素联合使用，多于使用后 5～10 天起效，作用可持续 2 个月左右。与血浆置换疗效相同，不良反应更小，但两者不能并用。在稳定的中、重度 MG 患者中重复使用并不能增强疗效或减少激素的用量。使用方法：400mg/（kg·d），静脉注射 5 天。

5. 血浆置换

血浆置换主要用于病情急性进展期、出现肌无力危象患者、胸腺切除术前和围手术期处理以及免疫抑制治疗初始阶段。

6. 胸腺切除

（1）手术获益

胸腺切除是治疗 MG 的一种重要方式。少部分 MG 患者经手术治疗后可完全治愈，总体来说多数胸腺异常的 MG 患者能从手术中获益。

（2）胸腺切除在 MG 亚组中的应用

1）胸腺瘤相关 MG：所有胸腺瘤患者均有胸腺切除指征，无论是全身型 MG 还是眼肌型 MG。

2）早发型（＜50 岁）AChR 抗体阳性全身型 MG：患者常有胸腺滤泡增生，应积极行胸腺切除术，术后效果良好。

3）晚发型（≥50 岁）AChR 抗体阳性全身性 MG：此亚型患者行胸腺切除术应慎重，胸腺切除后症状可能无改善。

4）MuSK 抗体阳性 MG：并未发现类似于 AChR 抗体阳性患者的胸腺病理改变，提示胸腺可能并未发挥作用，胸腺切除术无法使患者获益。因此，除合并胸腺瘤外，不建议行胸腺切除。

5）LRP4 抗体阳性 MG：LRP4 抗体可以在 MG 患者血清中单独出现，也可与 AChR 抗体或 MuSK 抗体同时出现。目前未见该亚型患者胸腺切除效果的相关研究报道。

6）抗体阴性全身型 MG：除外其他肌无力病因，药物治疗效果不佳时，可考虑胸腺切除。

7）眼肌型 MG：胸腺切除的作用尚存争议，对于新发的 AChR 抗体阳性眼肌型 MG 患者，胸腺切除可能会阻止患者进展为全身型 MG。

8）青少年型 MG：全身型 AChR 抗体阳性，应考虑行胸腺切除术。

7. 康复治疗

研究表明，MG 患者可以参加运动，并可以通过充分的训练增加他们的力量、耐力。

8. 治疗中的注意事项

（1）MG 患者慎用的药物

部分激素类药物，部分抗感染药物（如氨基糖苷类抗生素、喹诺酮类等以及两性霉素等抗真菌药物），部分心血管药物（如利多卡因、奎尼丁、β受体阻滞剂、维拉帕米等），部分抗癫痫药物（如苯妥英钠、乙琥胺等），部分抗精神病药物（如氯丙嗪、碳酸锂、地西泮、氯硝西泮等），部分麻醉药物（如吗啡、哌替啶等），部分抗风湿药物（如青霉胺、氯喹等）。

（2）其他注意事项

禁用肥皂水灌肠，注意休息、保暖，避免劳累、受凉、感冒、情绪波动等。

（二）中医治疗与康复

1. 中医辨证论治

（1）脾胃虚弱

主症　眼睑下垂，复视，斜视，面色㿠白无华，食欲不振，大便溏软，神疲乏力，少气懒言，或伴肢体乏力，舌质淡或胖，苔薄白，脉沉弱。

治法　益气健脾。

方药　补中益气汤化裁。黄芪30g，人参15g，白术15g，炙甘草10g，当归20g，陈皮15g，升麻10，柴胡10g，生姜5片，大枣5枚。

湿盛加茯苓、苍术、炒薏苡仁。

（2）脾肾两虚

主症　除有脾虚证外，可见自汗或盗汗，口咽干燥，心烦，腰膝酸软，大便干，舌质红，苔少或苔干剥，脉弦细或细数。

治法　补益脾肾。

方药　左归丸化裁。熟地黄20g，山药15g，枸杞子30g，山茱萸肉15g，川牛膝15g，菟丝子15g，鹿角胶10g，龟甲胶15g。

（3）脾肾阳虚

主症　眼睑下垂，复视，眼球活动受限，肢体软弱无力欠温，畏寒肢冷，自汗，声音嘶哑，吞咽困难，大便稀溏，腰酸软弱，舌质淡、边有齿痕、苔白润，脉沉细。

治法　温肾健脾。

方药　补中益气汤和理中汤化裁。黄芪30g，人参15g，白术15g，炙甘草10g，当归20g，陈皮15g，升麻15g，柴胡15g，干姜10g，大枣5枚，白术15g，陈皮15g，茯苓15g。

（4）肝肾阴虚

主症　四肢肌肉无力，不耐劳作，活动后加重，肌肉消瘦，面色不华，颧红，头晕目眩，失眠多梦，五心烦热，口干咽燥，自汗或盗汗，腰膝酸软，舌质红，苔少或光剥，脉细数。

治法　养肝补肾。

方药　六味地黄丸化裁。熟地黄20g，生地黄15g，山茱萸（制）15g，牡丹皮15g，山药20g，茯苓20g，泽泻10g，菊花20g，枸杞子15g。

（5）气血两亏

主症　眼睑下垂，复视，眼球活动受限，四肢无力，不耐劳作，活动后加重，肌肉消瘦，面黄或苍白，肢体消瘦，饮食无味，食少神疲，声低气短，头晕，贫血乏力，舌淡嫩，苔薄白，脉濡细缓弱。

治法　益气补血。

方药　八珍汤化裁。人参30g，白术30g，茯苓15g，当归15g，川芎15g，白芍15g，熟地黄15g，甘草（炙）15g。

（6）大气下陷证

主症　呼吸困难，痰涎壅盛，气喘汗出，甚至突然窒息，脉微欲绝。

治法　益气升陷。

方药　升陷汤化裁。生黄芪50g，知母15g，人参15g，柴胡15g，升麻10g。

2. 针灸治疗

（1）毫针疗法

取脾俞、肺俞、肾俞、肝俞、足三里、三阴交、绝骨等。

1）眼肌受累、眼睑下垂、复视

取穴　太白、阳白、四白、攒竹、鱼腰、丝竹空、头临泣、合谷等。

针法 补法，每次30分钟，每日1次，治疗1个月为1个疗程。亦可接电针，断续波，30分钟。

2）咀嚼无力、四肢无力

取穴 颊车、下关、曲池、合谷、太冲、阳陵泉等。

针法 补法，每次30分钟，每日1次，治疗1个月为1个疗程。亦可接电针，断续波，30分钟。

3）呼吸困难

取穴 天突、膻中、中脘、气海等。

针法 补法，每次30分钟，每日1次，治疗1个月为1个疗程。亦可接电针，断续波，30分钟。

4）颈部无力

取穴 大椎、身柱、天柱等。

针法 补法，每次30分钟，每日1次，治疗1个月为1个疗程。亦可接电针，断续波，30分钟。

5）阴虚

取穴 三阴交、复溜、太溪等。

针法 补法，每次30分钟，每日1次，治疗1个月为1个疗程。亦可接电针，断续波，30分钟。

6）阳虚厥逆

取穴 关元、气海、足三里、太冲等。

针法 补法，每次30分钟，每日1次，治疗1个月为1个疗程。亦可接电针，断续波，30分钟。

（2）穴位注射疗法

取曲池、手三里、外关、足三里、阳陵泉、绝骨，予维生素B_1、维生素B_{12}等，常规穴位注射。

（3）耳针疗法

取肝、脾、心、肾、面颊区、眼、皮质下、神经点等。每次取3～5穴，双侧用毫针中等量刺激或压丸法，隔日1次，15次为1个疗程。

（4）艾灸

阳白、足三里、膈俞、肝俞、脾俞、肾俞雀啄灸，每穴1～3分钟，15次为1个疗程。

第二节 周期性瘫痪

一、概 念

周期性瘫痪是一组以反复发作的骨骼肌弛缓性瘫痪为特征的肌病，与钾代谢异常有关。根据发作时血清钾的浓度，可分为三型，即低钾性、高钾性和正常钾性三类，低钾性最多见。

二、病因病机

（一）现代医学

低钾性周期性瘫痪是常染色体显性遗传的钙离子通道病，我国多为散发病例，其致病基因位于 1 号染色体长臂（1q31-q32）。发病机制尚不清楚。部分低血钾性周期性瘫痪病例与甲状腺功能亢进有关，称为甲亢性周期性瘫痪。高钾性周期性瘫痪和正常钾性周期性瘫痪属于骨骼肌钠通道病，致病基因均位于 17 号染色体长臂（17q13）。

（二）传统医学

周期性瘫痪在中医痿证中有相应的描述和论治。一般认为本病是由脾、肾、肝亏损，肌肉失养和湿邪阻络所致。病位在肌肉与脾、肾；其病性有虚有实。

三、诊断要点

根据常染色体显性遗传或散发，发作性迟缓性瘫痪的临床表现，发作时伴发的血清钾、心电图、肌电图等异常结果，以及对症治疗有效，可确诊本病。

四、鉴别诊断

（一）重症肌无力

重症肌无力亚急性起病可累及四肢及脑神经支配肌肉，症状呈波动性，晨轻暮重，病态疲劳。疲劳试验及新斯的明试验阳性。血清钾正常，重复神经电刺激波幅递减，抗 AChR 抗体阳性，可资鉴别。

（二）吉兰-巴雷综合征

本病呈四肢弛缓性瘫痪，远端重于近端，可有周围性感觉障碍和神经损害、脑脊液蛋白-细胞分离现象、肌电图神经源性损害等，可以鉴别。

（三）继发性血钾异常

反复引起低血钾的疾病包括甲状腺功能亢进（甲亢）、原发性醛固酮增多症、肾小管酸中毒、失钾性肾炎、腹泻、药源性低钾麻痹等。继发性高血钾的疾病包括肾功能不全、肾上腺皮质功能下降、醛固酮缺乏症和药源性高血钾等。

五、治疗与康复

（一）西医治疗与康复

1. 发作期治疗

（1）低钾性周期性瘫痪

急性发作可口服 10%氯化钾或 10%枸橼酸钾 40～50ml，24 小时总量 10g，分次服；重症病例静脉滴注氯化钾溶液，并口服补钾。

（2）高钾性周期性瘫痪

10%葡萄糖酸钙 10～20ml 静脉推注，或 10%葡萄糖 500ml 加胰岛素 10～20U 静脉滴注以降低血钾；轻症患者一般无须处理。

（3）正常钾性周期性瘫痪

大量生理盐水静脉滴注，或补钙、补钠。

2. 康复治疗

该病无特殊康复治疗。对患者和家属以健康宣教为主，低钾性患者平时少食多餐，限制钠盐摄入，避免过饱、受寒、酗酒和过劳等诱发因素；高钾性和正常钾性患者应避免高钾食物的摄入，预防疾病发作。

（二）中医治疗与康复

1. 中医辨证论治

（1）湿邪阻络

主症 肢体瘫软无力，身重肿胀，肌肉酸痛，恶心呕吐，脘腹痞闷，大便稀清，舌淡红，苔白腻，脉濡滑。

治法 化湿通络。

方药 二术苦参三仁汤化裁。白术 15g，苍术 10g，苦参 15g，厚朴 10g，陈皮 10g，甘草 5g，白蔻仁 15g，杏仁 10g，法半夏 10g，炒薏苡仁 20g。

（2）气弱脾虚

主症 肢体瘫软无力，疲乏气少，食少腹胀，大便稀溏，舌淡，苔薄，脉细弱。

治法 健脾益气。

方药 参苓白术散化裁。党参 15g，白术 10g，茯苓 15g，炒薏苡仁 20g，炒扁豆 20g，陈皮 10g，山药 15g，砂仁 10g，黄芪 30g，丹参 15g。

（3）肝肾亏损

主症 肢体瘫软无力，下肢为重，腰膝酸软，头晕耳鸣，舌淡苔薄，脉濡细。

治法 滋补肝肾。

方药 养血壮筋健步丸化裁。熟地黄 15g，牛膝 15g，杜仲 15g，当归 15g，白芍 10g，黄芪 30g，补骨脂 10g，枸杞子 20g，炒白术 20g，炙龟甲 15g，地龙 10g。

2. 针灸治疗

（1）毫针疗法

主穴　百会、曲池、足三里、阳陵泉、三阴交。

针法　捻转进针，平补平泻，留针 10 分钟，每日 1 次，15 次为 1 个疗程。

（2）艾灸疗法

取百会、外关、内关、足三里，艾条雀啄灸，每次 10～15 分钟，每日 1 次，15 日为 1 个疗程。

（3）耳针疗法

取脾、肾、胃、肝、心、内分泌等穴。每次取 3～5 穴，双侧用毫针中等量刺激或压丸法，隔日 1 次，15 次为 1 个疗程。

第三节　多发性肌炎和皮肌炎

一、概　　念

多发性肌炎（polymyositis，PM）是由多种病因引起的以骨骼肌间质性炎症浸润和肌纤维变性为特点的综合征。病变局限于肌肉称为多发性肌炎，如同时累及皮肤称为皮肌炎（dermatomyositis，DM）。PM 多单独出现，也可以是系统性疾病的部分表现。

二、病 因 病 机

（一）现代医学

PM 和 DM 的病因不明，可能与病毒感染有关，遗传因素也可能增加 PM 和 DM 的易感性。发病机制与免疫失调有关。

（二）传统医学

本病病机为热邪、湿邪蕴郁于肌肤。病位在肌肉与脾、肝；病性以实为主，亦可虚实夹杂。素体阳虚，卫外不固，寒湿侵袭，客于肌肤，脉络阻塞，则气血不畅；过食辛辣，外感湿热之邪侵扰，脉道阻塞，气血凝滞；湿热内蕴，或寒凝血滞，久病入络，脉道不畅。肥甘厚味，或寒湿之邪损伤脾胃，脾气耗伤，运化失司，肌肉筋脉不能濡养，湿邪留滞肌肤，酿成本病。

三、诊 断 要 点

根据亚急性或慢性病程，病变侵犯骨骼肌，主要表现为肢体近端肌无力和肌萎缩，伴肌痛、触痛，无感觉障碍，结合血清肌酸激酶活性显著增高、肌电图肌源性损害和肌活检肌纤维坏死和炎症细胞浸润等，可诊断本病。

四、鉴 别 诊 断

本病应注意与包涵体肌炎、肢带型肌营养不良症、重症肌无力等相鉴别。对 40 岁以上患者应除外合并恶性肿瘤。

五、治疗与康复

（一）西医治疗与康复

1. 皮质类固醇治疗

皮质类固醇为 PM 和 DM 的首选药物。常用方法：泼尼松起始剂量 1.0～1.5mg/（kg・d），4～6 周后随症状改善，逐渐减量，每 2 周减 5mg，至 30mg/d 时改为每 4～8 周减 2.5～5mg，最后达到维持量 10～20mg/d，维持 1～2 年。急性或重症患者首选甲泼尼龙 1000mg 冲击疗法，连用 3～5 日，然后减量改为口服维持。

2. 免疫抑制剂治疗

免疫抑制剂激素疗效欠佳时加用。首选甲氨蝶呤，其次为硫唑嘌呤、环磷酰胺、环孢素。用药期间应定期监测血常规、肝肾功能。

3. 免疫球蛋白治疗

急性期与其他治疗联合应用。0.4g/（kg・d）静脉滴注，连用 5 日，每月 1 次，4 个月为 1 个疗程。

4. 康复治疗

重症者应预防关节挛缩及失用性肌萎缩。恢复期患者应增强肌力训练，结合物理治疗，促进运动功能恢复，缓解疼痛等。

（二）中医治疗与康复

1. 中医辨证论治

（1）精血不足

主症　四肢肌肉酸痛，近端肌肉萎缩，乏力，腰酸腿软，形体偏瘦。面色潮红，五心烦热，头晕，视物不清，耳鸣，失眠等，舌红少苔，脉细数。

治法　滋补精血。

方药　知柏地黄丸化裁。生地黄 20g，熟地黄 15g，山萸肉 25g，山药 10g，茯苓 26g，牡丹皮 15g，知母 20g，玄参 15g，覆盆子 15g，菟丝子 25g，牛膝 15g。

（2）寒邪客络

主症　肢体肌肉疼痛，痛处不移，按之痛甚，喜热恶寒，渐见肢体无力，行走，举物困难，日久肌肉萎缩或挛缩，舌质淡，苔薄白，脉紧。

治法　散寒通络，温经止痛。

方药　四物汤化裁：当归 20g，川芎 15g，赤芍 15g，熟地黄 20g，桑枝 15g，桂枝 15g，乌蛇 2 条，制附子 10g，鸡血藤 15g，甘草 5g。

（3）热瘀阻络

主症　肢体关节疼痛，局部灼热红肿，可见面部、四肢红肿，痛不可触或发热，口渴、烦闷，渐见肢体无力，重者见肌肉萎缩或挛缩。

治法　清热通络，舒筋止痛。

方药　白虎桂枝汤化裁。知母 15g，石膏 20g，桂枝 10g，甘草 5g，连翘 25g，黄柏 25g，威灵仙、路路通、秦艽、防己各 15g。

（4）脾气不足

主症　四肢痿软无力，颈软，可见言语謇涩，吞咽困难，日久肌肉萎缩，大便清薄，食欲不振，舌质淡，苔薄白，脉细。

治法　补脾益气。

方药　补中益气汤化裁。人参 15g，黄芪 25g，白术 15g，当归 20g，山药、升麻、桑枝、鸡血藤、柴胡各 15g。

（5）肾精不足

主症　四肢痿软无力，颈软，腰膝酸软，形体消瘦，舌质红，少苔，脉细数。

治法　补益肾精。

方药　地黄饮子化裁。生地黄、熟地黄各 15g，山药、山萸肉各 20g，炙龟甲 10g，当归 30g，首乌藤 15g，鸡血藤 15g，甘草 5g。

2. 针灸治疗

主穴　肾俞、肝俞、关元、身柱、风池、风门、大椎、曲池、肩贞、环跳、合谷、足三里、昆仑。酌情选 5～6 穴。

针法　补法，每次 30 分钟，每日 1 次，治疗 1 个月为 1 个疗程。亦可接电针，断续波，30 分钟。

第四节　进行性肌营养不良

一、概　　念

进行性肌营养不良（progressive muscular dystrophy，PMD）为一组遗传性肌肉变性疾病，临床特征为缓慢进行性加重的对称性肌无力和肌萎缩，无感觉障碍。大多数病例有明确的家族史，约 1/3 的患儿为散发病例。病变累及肢体肌、躯干肌和头面肌，少数累及心肌。

二、病 因 病 机

（一）现代医学

本组疾病各种类型的基因位置、突变类型和遗传方式不同，发病机制复杂。假肥大型肌营养不良致病基因位于X染色体短臂XP21，属于X连锁隐性遗传。该基因编码抗肌萎缩蛋白，分布于骨骼肌和心肌细胞膜的质膜面，起细胞支架作用，维持肌纤维完整性及抗牵拉功能。假肥大型肌营养不良患者由于基因缺失或突变，肌肉中抗肌萎缩蛋白显著减少。

（二）传统医学

本病由于肾虚、肝木失养，加之脾胃虚弱，土虚则木不荣，故横逆难制，遂成肝风，出现行走摇摆呈鸭步状。本病之本虽在肾、脾，但其标在肝，肝、脾、肾标本兼顾，尤当以疏风通络、养血荣肌为重。

三、诊断要点

根据临床表现和遗传方式，尤其基因及抗肌萎缩蛋白检测，配合肌电图、肌肉病理检查及血清肌酸激酶测定，一般均能确诊。

四、鉴别诊断

（一）少年近端型脊髓性肌萎缩

少年近端型脊髓性肌萎缩为常染色体显性和隐性遗传。青少年起病，主要表现为四肢近端对称性肌萎缩及肌束震颤；肌电图为神经源性损害，肌肉病理可见群组性萎缩，符合失神经支配；基因检测显示染色体5q11-13的*SMN*基因缺失、突变或移码等异常。

（二）慢性多发性肌炎

慢性多发性肌炎患者无家庭遗传史，病情进展较急性多发性肌炎缓慢；血清肌酸激酶水平正常或轻度升高，肌肉病理符合肌炎改变；皮质类固醇疗效较好。

五、治疗与康复

（一）西医治疗与康复

1. 康复治疗

本病迄今无特异性治疗，以康复治疗为主，应鼓励患者尽可能从事日常活动，避免长期卧床，如不活动常可导致病情加重和残疾。物理疗法和矫形支具可预防或改善畸形和挛缩，对维持活动功能是重要的。

2. PMD的预防

检出携带者，进行产前诊断。可通过家系分析检出携带者，携带者怀孕后，对男胎进行产前诊断。

（二）中医治疗与康复

1. 中医辨证论治

（1）脾虚湿阻

主症　足软无力，行走不稳，语音低微，神情呆滞，垂头不语，喜坐喜卧，口中黏腻，纳少恶心，便溏，苦淡，苔白腻，脉细滑。

治法　健脾益气，渗湿通络。

方药　参苓白术散化裁。党参 15g，白术 15g，山药 15g，薏苡仁 30g，茯苓 15g，黄芪 15g，砂仁 10g，陈皮 10g，当归 10g，地龙 10g，桑枝 15g，路路通 15g，佩兰 10g。

（2）脾肾亏虚

主症　肢体疲软无力，肌肉萎缩，腰膝酸软，行步不稳，面白气少，舌淡，苔薄，脉细弱。

治法　健脾补肾。

方药　健脾补肾汤化裁。人参 10g，炒白术 20g，炙黄芪 20g，炙甘草 10g，熟地黄 15g，白芍 15g，当归 20g，桑寄生 15g，杜仲 10g，丹参 15g，地龙 10g，补骨脂 10g。

（3）肝肾亏虚

主症　行走较晚，易跌倒，肌肉萎缩无力，头晕耳鸣，腰膝酸软，舌淡，苔白，脉沉细。

治法　滋补肝肾。

方药　养阴汤化裁。熟地黄 15g，生地黄 15g，牛膝 10g，杜仲 10g，当归 10g，白芍 10g，山茱萸肉 15g，枸杞子 10g，菟丝子 15g，白术 10g，炙龟甲 10g，丹参 15g，地龙 10g。

2. 针灸治疗

（1）毫针疗法

取大椎、曲池、合谷、外关、伏兔、阳陵泉、足三里、三阴交、昆仑、脾俞、肝俞等穴。补法，每次 30 分钟，每日 1 次，治疗 1 个月为 1 个疗程。亦可接电针，断续波，30 分钟。

（2）耳针

取脾、胃、肾、肝、上肢、下肢、内分泌等穴，每次取 3～5 穴，双侧用毫针中等量刺激或压丸法，隔日 1 次，15 次为 1 个疗程。

第五节　强直性肌营养不良

一、概　　念

强直性肌营养不良（myotonic dystrophy，MD）是一组以肌无力、肌强直和肌萎缩为特点的多系统受累的常染色体显性遗传病。

二、病因病机

（一）现代医学

致病基因位于19号染色体长臂（19q13.3），该基因的3'端非翻译区存在三核苷酸（CTG）重复序列扩增。该病的基因外显率为100%。

（二）传统医学

强直性肌营养不良在中医痿证、痉病中有相应的描述和论治。一般认为本病是由脾、肾、肝亏损，肌肉失养，风邪、瘀血阻滞经络所致。病位在肌肉筋络，与脾、肾、肝有关；病性多虚实夹杂。

三、诊断要点

根据常染色体显现遗传形式，中年缓慢起病，特征性肌无力、肌萎缩和肌强直症状，肌强直放电的肌电图及异常CTG重复扩增等可诊断。

四、鉴别诊断

（一）先天性肌强直

肌强直表现与强直性肌营养不良相似，肌肉假肥大是突出的征象，无肌萎缩和骨骼肌表现。

（二）先天性副肌强直

幼年起病，肌强直较轻，无肌萎缩，肌肥大不明显。

五、治疗与康复

（一）西医治疗与康复

本病无有效治疗方法。针对肌强直可口服拉莫三嗪、苯妥英钠、卡马西平等。物理治疗对缓解肌痉挛、保持肌力有一定作用。

（二）中医治疗与康复

1.中医辨证论治

（1）血虚生风

主症　手指拘挛难伸，步态蹒跚，易于跌倒，眩晕心慌，口干，舌淡苔薄，脉细。

治法　养血柔筋，息风通络。

方药　四物汤化裁：熟地黄 15g，白芍 15g，川芎 15g，当归 20g，天麻 15g，僵蚕 10g，木瓜 15g，钩藤 15g，蝉衣 10g，地龙 10g，甘草 5g。

（2）气虚血瘀

主症　步行不稳，面容消瘦，肢体麻木，疲乏无力，舌淡暗苔薄，脉细涩。

治法　益气活血，通络荣筋。

方药　补阳还五汤化裁。黄芪 60g，赤芍 15g，当归 20g，地龙 l0g，红花 5g，全蝎 5g，天麻 10g。

（3）肾虚血瘀

主症　步行不稳，头不能抬，面容消瘦，腰酸膝软，夜尿多，肢冷，舌淡暗而胖，苔白，脉沉细。

治法　温肾活血，通络强筋。

方药　益肾通络汤化裁：黄芪 30g，枸杞子 20g，山茱萸 20g，巴戟天 15g，淫羊藿 15g，杜仲 15g，桑寄生 15g，丹参 15g，川芎 10g，红花 6g，益智仁 15g。

2. 针灸治疗

（1）毫针疗法

取大椎、曲池、合谷、阳陵泉、足三里、三阴交、申脉、照海、昆仑等穴，补法，每次 30 分钟，每日 1 次，治疗 1 个月为 1 个疗程。亦可接电针，断续波，30 分钟。

（2）耳针疗法

取脾、胃、肝、肾、内分泌、脑、上肢、下肢、神门等穴，每次取 3～5 穴，双侧用毫针中等量刺激或压丸法，隔日 1 次，15 次为 1 个疗程。

第九章

脊髓疾病

第一节 概　　述

一、脊髓解剖

脊髓是中枢神经系统的重要组成部分，是脑干向下延伸的部分，上端于枕骨大孔水平与延髓相接，下端至第1腰椎下缘形成脊髓圆锥。

脊髓自上而下分为31个节段发出31对脊神经，包括颈（C）神经8对、胸（T）神经12对、腰（L）神经5对、骶（S）神经5对、尾（Co）神经1对。脊髓呈前后稍扁的圆柱形，全长粗细不等，有颈膨大（C_5～T_2）和腰膨大（L_1～S_2）两个膨大部，分别发出支配上肢及下肢的神经根。脊髓内部由灰质和白质组成，分别含有大量神经细胞核团和上下行传导束，为各种运动和感觉的初级中枢和重要的反射中枢。脊髓各节段位置较相应的脊椎高，颈髓节段较颈椎高1节椎骨，上中段胸髓节段较相应胸椎高2节椎骨，下胸髓则高3节椎骨，腰髓相当于T_{10}～T_{12}水平，骶髓相当于T_{12}和L_1水平，据此可由影像学所示的脊椎节段推断脊髓病变水平。由于脊髓与脊柱长度不等，神经根均由相应椎间孔走出椎管，故越下位脊髓节段的神经根越向下偏斜，腰段的神经根几乎垂直下降，形成“马尾”，由L_2至尾节10对神经根组成。

二、脊髓损伤的临床表现

脊髓损伤主要表现为运动障碍、感觉障碍、括约肌功能障碍及自主神经功能障碍等，前两者对脊髓病变水平的定位很有帮助。

（一）不完全性脊髓损伤

根据损害的部位如前角、后角、中央管附近、侧角、前索、后索、侧索等，出现不同的症状和体征。不完全性脊髓损伤临床常见。

1. 后根

神经纤维瘤、神经根炎（带状疱疹）、椎间盘后突、继发性椎管狭窄。

2. 后根及后索

脊髓肿瘤、脊髓痨、多发性硬化、脊髓血管性病变。

3. 后索、脊髓小脑束及侧索

遗传性共济失调症。

4. 后索及侧索

亚急性联合变性、结核性脊髓炎。

5. 侧索及前角

肌萎缩侧索硬化、后纵韧带骨化、颈椎病。

6. 前角及前根

脊髓灰质炎、流行性乙型脑炎、脊髓前动脉综合征。

7. 脊髓中央灰质及前角

脊髓空洞症、脊髓血肿、脊髓过伸性损伤、髓内肿瘤。

8. 脊髓半切

脊髓髓外肿瘤、脊髓损伤、脊柱结核。

（二）脊髓横贯性损伤

在受累节段以下双侧上运动神经元瘫痪、感觉全部缺失、括约肌功能障碍。脊髓横贯性损伤表现为受损平面以下完全性运动障碍、感觉障碍、尿便障碍及自主神经功能障碍等。脊髓严重横贯性损伤急性期呈现脊髓休克，表现为损伤平面以下呈弛缓性瘫痪、肌张力低下、腱反射消失、病理征不能引出和尿潴留等，一般持续2～6周后逐渐转变为中枢性瘫痪，出现肌张力增高、腱反射亢进、病理征阳性和反射性排尿等。

（三）脊髓横贯性损伤平面的判定

脊髓横贯性损伤平面的判定主要依据感觉障碍平面、反射改变及节段性症状，如根痛或根性分布感觉障碍、节段性肌萎缩、腱反射缺失等。

第二节　急性脊髓炎

一、概　　念

急性脊髓炎是由非特异性炎症引起脊髓白质脱髓鞘病变或坏死，导致急性横贯性脊髓损伤，也称为急性横贯性脊髓炎，以病损水平以下肢体瘫痪、传导束性感觉障碍和尿便障碍为临床特征。

二、病 因 病 机

（一）现代医学

本病的病因不清，常出现不同的临床综合征，如感染后脊髓炎和疫苗接种后脊髓炎、脱髓鞘性脊髓炎（急性多发性硬化）、坏死性脊髓炎和副肿瘤性脊髓炎等。

（二）传统医学

一般认为本病病机是湿热或寒湿病邪痹阻筋脉，或气阴亏虚，筋脉失于濡养。病位以脊髓、筋脉为主，与脾、肝、肾相关；病性为本虚标实，寒湿、湿热为标，气阴亏虚为本。

三、诊 断 要 点

根据急性起病，迅速进展为脊髓完全横贯性或播散性损伤，常累及胸髓，病变水平以下运动、感觉和自主神经功能障碍。结合脑脊液和 MRI 检查可以确诊。

四、鉴 别 诊 断

（一）急性硬脊膜外脓肿

急性硬脊膜外脓肿可出现急性脊髓横贯性损伤，病前常有身体其他部位化脓性感染，病原菌经血行或邻近组织蔓延至硬膜外形成脓肿。在原发感染数日或数周后突然起病，出现头痛、发热、周身无力等感染中毒症状，常伴神经根痛、脊柱叩痛。外周血白细胞数增高；椎管梗阻，CSF 细胞数和蛋白含量明显增加；CT、MRI 有助于诊断。

（二）脊柱结核或转移性肿瘤

脊柱结核或转移性肿瘤可引起椎体骨质破坏和塌陷，压迫脊髓出现急性横贯性损害。脊柱结核常有低热、纳差、消瘦、萎靡、乏力等全身中毒症状和其他结核病灶，病变脊柱棘突明显突起或后凸成角畸形，脊柱 X 线可见椎体破坏、椎间隙变窄和椎旁寒性脓肿阴影等典型改变。转移性肿瘤于老年人多见，X 线可见椎体破坏，如找到原发灶可确诊。

（三）脊髓出血

脊髓出血由脊髓外伤或血管畸形引起。起病急骤，迅速出现剧烈背痛、截瘫和括约肌功能障碍。腰穿 CSF 为血性，脊髓 CT 可见出血部位高密度影，脊髓数字减影血管造影（DSA）可发现脊髓血管畸形。

五、治疗与康复

（一）西医治疗与康复

1. 一般治疗

加强护理，防治各种并发症是保证功能恢复的前提。

（1）高颈段脊髓炎有呼吸困难者应及时吸氧，保持呼吸道通畅，选用有效抗生素来控制感染，必要时气管切开行人工辅助呼吸。

（2）排尿障碍者应保留无菌导尿管，每 4～6 小时放开引流管 1 次。当膀胱功能恢复，残余尿量少于 100ml 时不再导尿，以防膀胱挛缩，体积缩小。

（3）保持皮肤清洁，按时翻身、拍背、吸痰，易受压部位加用气垫或软垫以防发生压疮。皮肤发红部位可用 10%乙醇或温水轻揉，并涂以 3.5%安息香酊，有溃疡形成者应及时换药，应用压疮贴膜。

2. 药物治疗

（1）皮质类固醇激素

急性期，可采用大剂量甲泼尼龙短程冲击疗法，500～1000mg 静脉滴注，每日 1 次，连用 3～5 天，有可能控制病情的进展，也可用地塞米松 10～20mg 静脉滴注，每日 1 次，7～14 天为 1 个疗程。使用上述药物后改用泼尼松口服，按每千克体重 1mg 或成人每日剂量 60mg，维持 4～6 周逐渐减量停药。

（2）大剂量免疫球蛋白

每日用量可按 0.4g/kg 计算，成人每次用量一般为 20g 左右，静脉滴注，每日 1 次，连用 3～5 天为 1 个疗程。

（3）维生素 B 族

有助于神经功能的恢复。常用维生素 B_1 100mg，肌内注射；维生素 B_{12} 500～1000μg，肌内注射或静脉给药，每天 1～2 次。

（4）抗生素

根据病原学检查和药敏试验结果选用抗生素，及时治疗呼吸道和泌尿系统感染，以免加重病情。抗病毒可用阿昔洛韦、更昔洛韦等。

（5）其他

在急性期可选用血管扩张药，如烟酸、尼莫地平；神经营养药，如腺苷三磷酸、胞磷胆碱，疗效未确定。双下肢痉挛者可服用巴氯芬 5～10mg，每天 2～3 次。

3. 康复评定

（1）脊髓损伤平面的评定

神经损伤平面是指身体双侧有正常的运动和感觉功能的最低脊髓节段，该平面以上感觉和运动功能完全正常。按美国脊髓损伤学会（American Spinal Injury Association，ASIA）标准，根据神经支配的特点，选出一些关键肌和关键感觉点，通过对这些肌肉和感觉点的检查，可迅速确定损伤平面，详见表 9-1。该检查由感觉和运动两部分组成，患者取仰卧位，并能够比较最初和后续的检查结果。把检查的信息记录在一个标准化的流程图上，有助于确定感觉、运动、神经损伤平面及感觉和运动指数评分，并进行损伤分级。

表 9-1　损伤平面的确定

	关键肌肉（3 级以上肌力）	关节感觉点
C_2		枕骨粗隆
C_3		锁骨上窝
C_4	膈肌	肩锁关节顶部
C_5	肘屈肌（肱二头肌、肱肌）	肘前窝的外侧（桡侧）
C_6	腕伸肌（腕桡侧伸肌长头及短头）	拇指近节背侧皮肤
C_7	肘伸肌（肱三头肌）	中指近节背侧皮肤
C_8	中指末节指屈肌（指伸屈肌）	小指近节背侧皮肤
T_1	小指外展肌	肘前窝的内侧（尺侧）
T_2		腋窝顶部
T_3		第 3 肋间隙
T_4		第 4 肋间隙，或平乳头连线
T_5		第 5 肋间隙（在 T_4、T_6 之间）
T_6		剑突
T_7		第 7 肋间隙（在 T_6、T_8 之间）
T_8		第 8 肋间隙（在 T_6、T_{10} 之间）
T_9		第 9 肋间隙（在 T_8、T_{10} 之间）
T_{10}		脐
T_{11}		第 11 肋间隙（在 T_{10}、T_{12} 之间）
T_{12}		腹股沟韧带中点
L_1		T_{12} 与 L_2 之间
L_2	髋屈肌（髂腰肌）	大腿前内侧，腹股沟韧带中点（T_{12}）和股骨内侧髁连线中点处
L_3	膝伸肌（股四头肌）	膝上股骨内侧髁处
L_4	踝背屈肌（胫前肌）	内踝
L_5	踇长伸肌	足背第 3 跖趾关节
S_1	踝跖屈肌（腓肠肌）	足跟外侧
S_2		腘窝中点
S_3		坐骨结节或臀皱襞
$S_{4\sim5}$		肛周 1cm 范围内，皮肤黏膜交界处外侧（作为 1 个平面）

注：①膈肌以有无自动呼吸运动为准。②运动项目检查以徒手肌力检查法。0～5 级评定打分。③感觉项目主要检查针刺觉和轻触觉，并按 3 个等级打分：0 分缺失；1 分障碍（感觉减退或感觉过敏）；2 分正常；NT 为无法检查。用一次性针头检查针刺觉，用棉签检查轻触觉，在针刺觉检查时，不能区别钝性和锐性刺激时应评为 0 分。

（2）脊髓损伤分级的确定

1）确定左右两侧感觉平面：感觉平面=针刺觉和轻触觉正常的最低平面。

从工作表的顶端开始，并向下到轻触或尖锐/迟钝所对“1”或“0”，上升一个平面就是感觉平面。

2）确定左、右两侧运动平面

运动平面：最低的关键肌肌力有至少 3 级，这一平面以上的关键肌肌力正常。

注：该区域无肌节测试，则推测运动平面与感觉平面一样。

3）确定单个神经平面

注：两侧最低正常运动和感觉功能是正常的，即步骤 1 和步骤 2 确定的 4 个平面（感觉 2，运动 2）。单神经平面=最高端的感觉和运动水平。

例如，如果

感觉平面：右 C4 左 C5

运动平面：右 C5 左 C6

那么，单神经水平=C4

4）确定脊髓损伤是完全性还是非完全性（骶部保留）

骶部保留=骶段 $S_{4\sim5}$ 感觉或运动功能存在。

•感觉功能=$S_{4\sim5}$ 皮节或肛门深部感觉

•运动功能=肛门括约肌自主收缩

5）确定 AIS 级别

· 脊髓损伤是不是完全性的？不是，AIS=A，记录部分保留区。

如果是完全性损伤，该工作表将改为“N-O-O-O-O-N”

· 如果是，是运动功能不完全损伤吗？不是，AIS=B

（是=有自主的肛门括约肌或给定的运动平面低于超过三个层面的平面有运动功能）

· 如果是，至少有一半（单）神经平面以下的关键肌肌力为 3 级或以上？不是，AIS=C

· 如果是，AIS=D

· 如各个节段的感觉和运动功能正常，AIS=E

（3）脊髓损伤程度的评定

1）ASIA 残损分级（AIS）：损伤一般根据鞍区功能的保留程度分为神经学“完全损伤”和“不完全损伤”。“鞍区保留”指查体发现最低段鞍区存在感觉或运动功能（即 $S_{4\sim5}$ 存在轻触觉或针刺觉，或存在肛门深部压觉或肛门括约肌自主收缩）。完全损伤指鞍区保留（即最低骶段 $S_{4\sim5}$ 感觉和运动功能）不存在；不完全损伤指鞍区保留［即最低骶段 $S_{4\sim5}$ 感觉和（或）运动功能］存在。

ASIA 残损分级用于对残损程度进行分级评定，见表 9-2。

表 9-2　ASIA 损伤分级

级别	程度	临床表现
A	完全损伤鞍区	$S_{4\sim5}$ 无任何感觉和运动功能保留
B	不完全感觉损伤	神经平面以下包括鞍区 $S_{4\sim5}$，无运动但有感觉功能保留，且身体任何一侧运动平面以下无 3 个节段以上的运动功能保留

续表

级别	程度	临床表现
C	不完全运动损伤	神经平面以下有运动功能保留，且单个神经损伤平面以下超过一半的关键肌肌力小于 3 级（0~2 级）
D	不完全运动损伤	神经平面以下有运动功能保留，且单个神经损伤平面以下至少有一半以上（一半或更多）的关键肌肌力大于或等于 3 级
E	正常	检查所有节段的感觉和运动功能均正常，且患者既往有神经功能障碍，则分级为 E。既往无脊髓损伤（SCI）者不能评为 E 级

如患者需要评为 C 级或 D 级，即不完全运动损伤，则需要满足下列条件之一：①肛门括约肌自主收缩；②鞍区保留，同时身体一侧运动平面以下有 3 个节段以上的运动功能保留。允许根据运动平面以下非关键肌是否保留功能来确定运动损伤完全与否(确定分级为 B 级还是 C 级)。当根据平面以下运动功能保留的程度来区分 B 级或 C 级时，需要使用的平面为身体一侧的运动平面；而区分 C 级和 D 级时（根据肌力为 3 级或以上的关键肌数量），使用的平面为单个神经平面。

2）部分保留带（zone of partial preservation，ZPP）：仅用于完全损伤（AIS 为 A 级），指感觉和运动平面以下保留部分神经支配的皮节和肌节，保留部分感觉或运动功能的节段即为相应的感觉或运动 ZPP，且应按右侧和左侧以及感觉和运动分别记录。例如，右侧感觉平面为 C_5，C_6～C_8 有感觉保留，则检查表中右侧感觉 ZPP 应记录为“C_8”。如果运动或感觉平面以下无部分支配的节段，则应将运动和感觉平面记录在检查表中 ZPP 部分。

注意记录 ZPP 时，运动功能与感觉功能不一定一致，且运动平面以下记录为 ZPP 的肌肉运动应为主动收缩。例如，某病例根据运动平面和感觉平面，得出神经损伤平面为 T_4，左侧感觉保留至 T_6 皮节，则左侧感觉 ZPP 应记录为 T_6，但运动 ZPP 仍为 T_4。ZPP 中不包括非关键肌。ZPP 不适用于不完全损伤，因此在不完全损伤者的检查表中应记录“N/A”。

（4）日常生活能力评定

截瘫患者可用改良的 Barthel 指数，四肢瘫患者用四肢瘫功能指数（quadriplegic index of function，QIF）来评定。QIF 评定的内容有转移、梳洗、洗澡、进食、穿脱衣服、轮椅活动、床上活动、膀胱功能、直肠功能、护理知识，共 10 项，评分采用 0～4 分的 5 级制，每项最高得分为 4 分，经权重处理后得出总分。

4. 康复治疗

经神经内科治疗，病情稳定的脊髓炎患者，应早期进行功能锻炼及其他康复治疗。

（1）急性期康复治疗

采用床边训练的方法，主要目的是防止失用综合征，为以后康复创造条件，注意：脊髓炎急性期患者合并有感染症状，康复训练应视患者病情给予适当强度，防止疲劳太过，影响病情。

1）保持良好姿位：卧床时保持肢体处于良好姿位，防止肢体畸形。

2）防止压疮：应用气垫床，并根据患者的情况定时变换体位。

3）坐起训练：颈段及高胸段者在保护下早期定时训练坐起，从 30°开始，每天升高 15°，每次 30～60 分钟，直至达 90°为止，每日两次至数次，注意不能太疲劳。胸段以下者早期即可坐起。

4）站立训练：可用电动起立床训练，从患者能耐受的角度开始，逐渐增加角度，直至直立。每日2～3次，每次20～30分钟。

5）关节被动活动训练：对瘫痪肢体应每日进行2次以上的各关节、全活动范围的被动活动，防止关节挛缩等并发症。

6）物理因子治疗：急性期可消炎，改善病损区血液循环及物质代谢，预防压疮等并发症；后期可促进脊髓神经功能恢复。可选用超短波或短波，其有消散炎症、减轻水肿、改善循环及镇痛等作用。用中频电刺激及神经肌肉电刺激治疗瘫痪肢体，可加速运动功能的恢复。

（2）恢复期的康复治疗

1）健肢的主动关节活动或抗阻运动：为配合康复训练及代偿瘫痪肢体运动功能做准备。

2）肌力维持和增强训练：对不完全瘫痪肢体肌力减退者，训练提高其肌力。

3）垫上训练：在治疗师指导下进行垫上训练，如翻身、长坐位训练，垫上移动训练，四点跪位训练，爬行训练等。

4）轮椅操纵应用训练：对于双下肢运动功能差而双上肢功能尚好，估计短期内不能恢复者，可利用上肢的功能，给予轮椅操纵及移乘训练。

5）站立、步行训练：对于躯干肌及下肢有一定肌力的患者，根据能力进行站立平衡训练及步行训练。

6）物理因子治疗：功能性电刺激可克服肢体不活动的危害，使肢体产生活动。

7）心理治疗：强调患者在心理社会方面的适应，这包括在悲伤的时候提供必需的社会支持和帮助，重塑自身形象，形成新的生活方式和对世界的认识，重新设计未来的计划，帮助患者在社会中找到自己的位置。

5. 并发症的处理

常见的并发症有二便障碍、泌尿系感染、性功能障碍、骨质疏松、异位骨化、痉挛、疼痛、自主神经功能障碍等。对并发症应尽早预防，一旦出现并发症后应迅速治疗，避免造成不良后果。因此对并发症的处理很重要。

（二）中医治疗与康复

1. 中医辨证论治

（1）湿热浸淫

主症 低热，肢体瘫痿无力，麻木不仁，大小便潴留，足部浮肿，口苦，胸脘痞闷，舌苔黄腻，脉滑数。

治法 清热利湿，通络养筋。

方药 四妙丸化裁。苍术15g，黄柏15g，怀牛膝15g，薏苡仁30g，萆薢15g，泽泻20g，豨莶草15g，鸡血藤15g，赤芍10g，茵陈15g，丹参30g，甘草30g，路路通15g，忍冬藤30g。

（2）寒湿阻滞

主症 肢体瘫痿无力，麻木不仁，肢冷畏寒，大小便失禁，口中和，舌质淡，苔白，脉细。

治法 散寒除湿，祛风活络。

方药 黄芪桂枝五物汤化裁。生黄芪30g，桂枝15g，白芍15g，生姜10g，大枣15g，五加皮15g，威灵仙15g，徐长卿15g，羌活15g，独活15g，川芎20g，当归15g。

（3）肝肾阴虚

主症　肢体拘挛瘫痪，麻木不仁，头晕耳鸣，皮肤干燥，趾甲枯萎，舌红少苔，脉细数。

治法；滋肾柔肝，养阴通络。

方药　虎潜丸加减。炙龟甲 30g，怀牛膝 15g，黄柏 15g，知母 15g，熟地黄 20g，白芍 15g，制何首乌 15g，石斛 15g，黄精 15g，杜仲 12g，木瓜 10g，伸筋草 6g。

（4）肺肾两虚

主症　下肢瘫痪，迅速向上蔓延，出现四肢瘫痪，呼吸困难，语怯声低，心悸，大小便潴留或失禁，舌质暗淡或暗红，脉细数。

治法　补肾纳气，益肺养血。

方药　生脉散化裁。人参 15g，五味子 20g，麦冬 15g，炒白术 15g，当归 20g，龙骨 15g，熟地黄 15g，山茱萸 15g，吴茱萸 10g。

2. 针灸治疗

（1）毫针疗法

取肾俞、三阴交、伏兔、环跳、髀关、足三里、风市、阳陵泉、昆仑、悬钟等穴，平补平泻，每次 30 分钟，每日 1 次，治疗 1 个月为 1 个疗程。亦可接电针，断续波，30 分钟。

（2）耳针疗法

取脾、胃、肾、肝、肺、胸、腰、颈等穴，每次取 3～5 穴，双侧用毫针中等量刺激或压丸法，隔日 1 次，15 次为 1 个疗程。

（3）头项针疗法

取胸、背、颈、腰、肘、膝、足、踝等穴，毫针平刺、透刺、平补平泻，每天 1 次，6 次为 1 个疗程。

第三节　脊髓蛛网膜炎

一、概　　念

脊髓蛛网膜炎是因蛛网膜增厚与脊髓、脊神经根粘连，或形成囊肿阻塞脊髓腔导致脊髓功能障碍的疾病。

二、病 因 病 机

（一）现代医学

感染性：可原发于脊柱结核、硬膜外脓肿和脑膜炎等，也可继发于流感、伤寒、产褥感染等。外伤性：脊髓损伤、反复腰椎穿刺等，可产生脊髓、软脊膜、蛛网膜和硬脊膜不同程度的撕裂、出血，导致蛛网膜增厚与脊髓粘连或形成囊肿。化学性：由鞘内注射药物或脊髓造影所用的碘油刺激所致。其他：如脊髓空洞症、脊髓肿瘤、椎间盘突出、脊柱先天畸形等。

（二）传统医学

湿热浸淫，湿热黏滞，易伤筋脉，气血不行，筋脉肌肉失养则下肢痿软不用。肾阳不振，肾寄命门之火，主骨生髓。肾气虚则精无以藏，髓无以生。精髓亏虚，则骨髓空虚，骨软肢痿。血阻脉络，跌仆损伤，或气虚运血无力，瘀血滞于筋脉或寒湿之邪侵袭，经络凝滞，气血受阻，引起肢痛，麻木无力，甚则瘫痪。

三、诊断要点

根据慢性起病，既往病史，临床症状的多样性，体征一般不对称，病程有波动，腰椎穿刺及造影结果分析可做出诊断。

四、鉴别诊断

（一）脊髓肿瘤

脊髓肿瘤起病缓慢，有进行性脊髓受压症状，并与受压的脊髓节段相对应。脑脊液有时呈淡黄色，MRI 增强扫描及椎管造影有助于鉴别。但囊肿型脊髓蛛网膜炎与脊髓外硬膜内肿瘤在术前不易鉴别。

（二）颈椎间盘突出

颈椎间盘突出多见于中、老年人，单侧或双侧上肢神经根性疼痛常见，手或前臂可有轻度的肌萎缩及病理反射。脑脊液蛋白正常或轻度增高，细胞数正常。颈椎平片可见病变椎间隙狭窄，颈椎生理弯曲消失。MRI 可见颈椎间盘突出、椎间孔狭窄。

（三）多发性硬化

多发性硬化通常为亚急性起病，多呈缓解和复发病程，有两处或多处病变的体征，头颅 CT、MRI 提示脑白质、脑干和小脑等多处病灶。

五、治疗与康复

（一）西医治疗与康复

1. 病因治疗

病因治疗如抗感染或抗结核治疗等。弥漫型或脑脊液细胞明显增多者，不宜手术，可选用肾上腺皮质激素、血管扩张药、维生素 B 族等药物治疗。囊肿型可行囊肿摘除术。

2. 康复治疗

气压治疗，改善肢体血液循环，预防水肿及深静脉血栓形成；关节松动训练，提高肢体关节活动度，防止软组织粘连；电动站立床训练，促进神经功能恢复；截瘫肢体综合训练、运动疗法，提高四肢肌力；肌电生物反馈，诱发肢体主动运动；针灸及红外线治疗，促进肢体血液循环；高压氧治疗，改善脊髓供氧，修复神经。

（二）中医治疗与康复

1. 中医辨证论治

（1）肾阳虚寒

主症　腰膝冷痛，遇寒则剧，遇暖则减，筋骨痿软，肢麻无力，肌肉萎缩，甚则瘫痪，有束带感，二便不通或失禁，舌淡苔白，脉沉细。

治法　温肾壮阳，通络强筋。

方药　右归丸化裁。炙龟甲20g，熟地黄30g，锁阳20g，怀牛膝15g，当归25g，制附子15g，肉桂6g，山萸肉15g，山药15g，茯苓15g，杜仲15g，巴戟天15g，甘草10g。

肢体疼痛加全蝎、制乳香；癃闭加车前子、滑石、猪苓；大便秘结加大黄、玄明粉；舌红苔少，脉细数者，去制附子、锁阳，加知母。

（2）阴虚失养

主症　肢体拘紧疼痛，甚至瘫痪，肌肤灼热、麻木，口干咽燥，舌红，少苔，脉细数。

治法　滋阴养血，舒筋缓急。

方药　沙参麦冬汤化裁。沙参20g，麦冬15g，玉竹20g，地骨皮30g，知母10g，白芍30g，桑枝30g，首乌藤30g，怀牛膝10g，甘草10g，葛根15g，木瓜10g。

大便秘结者加火麻仁、大黄；癃闭加猪苓、泽泻；汗多加五味子、糯稻根、浮小麦。

（3）瘀血阻络

主症　肢体疼痛，固定不移，筋骨痿软，肌肤不仁，甚则瘫痪，有束带感，舌质紫暗瘀点，苔白，脉涩。

治法　活血化瘀，养荣益脉。

方药　身痛逐瘀汤化裁。秦艽15g，桃仁15g，川芎15g，红花20g，甘草5g，羌活15g，当归20g，五灵脂10g，桂枝15g，桑枝15g，没药15g，香附20g，地龙10g，郁金10g。

（4）湿热浸淫

主症　肢体麻木不仁，肢痛酸楚无力，腰脊束带感，甚则瘫痪，尿赤，舌质红，苔黄腻，脉滑数。

治法　清热利湿，养血荣筋。

方药　二妙散化裁。苍术20g，黄柏20g，牛膝15g，薏苡仁15g，桑枝15g，黄芩15g，当归20g，甘草10g。

2. 针灸治疗

（1）毫针疗法

风市、环跳、肝俞、脾俞、肾俞、足三里、阳陵泉、悬钟、昆仑、足临泣、承山，相应夹脊穴。针法：泻法，每次30分钟，每日1次，治疗1个月为1个疗程，亦可接电针，断续波，30分钟。

（2）耳针疗法

取穴肺、心、肝、脾、肾、腰椎、肾上腺、交感、神门。便秘取直肠下段、大肠、小肠，排尿困难取膀胱。每次取3～5穴，双侧用毫针中等量刺激或压丸法，隔日1次，15次为1个疗程。

（3）头项针疗法

取穴颈、胸、腰、肘、腕、膝、踝、交感、副交感、脾、肝。每次取3～5穴，采用毫针平刺或透刺法刺激，每日1次，10次为1个疗程。

第四节　脊髓压迫症

一、概　　念

脊髓压迫症是一组由椎管内占位性病变引起的脊髓受压综合征，随着病变进展出现脊髓半切和横贯性损伤及椎管梗阻，脊神经根和血管可不同程度受累。

二、病 因 病 机

（一）现代医学

常见病因：肿瘤，炎症，脊柱外伤，脊柱退行性病变，先天性疾病，血液疾病。脊髓受压早期可通过移位、排挤脑脊液和表面静脉血液得到代偿，外形虽有明显改变，但神经传导径路并未中断，不出现神经功能受损。后期代偿可出现骨质吸收，使局部椎管扩大，通常有明显的神经系统症状、体征。病变部位对损伤亦有影响，如髓内病变直接侵犯神经组织，症状出现较早；髓外硬膜外占位性病变由于硬脊膜阻挡，脊髓受压较硬膜内病变轻；动脉受压供血不足可引起脊髓变性萎缩，静脉受压瘀血引起脊髓水肿。

（二）传统医学

肾阳虚：肾乃先天之本，主骨藏髓，为人体生命之所系，肾气强健，温煦运化则骨坚肉厚，身强体壮。肾阳衰微，则血运不畅，而见麻木不仁，腰背酸痛。肝阴虚：肝藏血，主筋；肝血充盛，则筋骨强健，活动自如。若肝阴虚，血不能濡养筋骨，则筋骨痿软，甚则肢体瘫痪。络脉不通则肢体麻木不仁、疼痛。

三、诊 断 要 点

（一）病变纵向定位

根据脊髓各节段病变特征确定。早期节段性症状，如神经根痛、感觉减退区、腱反射改变和肌萎缩、棘突压痛及叩击痛，尤以感觉平面最具有定位意义，MRI 或脊髓造影可准确定位。

（二）病变横向定位

区分病变位于髓内、髓外硬膜内或硬膜外，鉴别要点见表 9-3。

表 9-3 髓内、髓外硬膜内及髓外硬膜外病变的鉴别

	髓内病变	髓外硬膜内病变	髓外硬膜外病变
早期症状	多为双侧	自一侧，很快进展为双侧	多从一侧开始
神经根痛	少见，部位不明确	早期常有，剧烈，部位明确	早期可有
感觉障碍	分离性	传导束性，开始为一侧	多为双侧传导束性
痛温觉障碍	自上向下发展，头侧重	自下向上发展，尾侧重	双侧自下向上发展
脊髓半切综合征	少见	多见	可有
节段性肌无力和肌萎缩	早期出现，广泛明显	少见，局限	少见
锥体束征	不明显	早期出现，多自一侧开始	较早出现，多为双侧
括约肌功能障碍	早期出现	晚期出现	较期出现
棘突压痛、叩痛	无	较常见	常见
椎管梗阻	晚期出现，不明显	早期出现，明显	较早期出现，明显
脑脊液蛋白增高	不明显	明显	较明显
脊柱 X 线片改变	无	可有	明显
脊髓造影充盈缺损	梭形膨大	杯口状	锯齿状
MRI 检查	脊髓梭形膨大	髓外肿块及脊髓移位	髓外肿块及脊髓移位

（三）定性诊断

髓内和髓外硬膜内病变以肿瘤最常见。脊髓蛛网膜炎导致的病损常不对称，症状时轻时重，感觉障碍多呈根性、节段性或斑块状不规则分布，压颈试验可有梗阻，蛋白含量增高；椎管造影显示造影剂呈滴状或斑块状分布。硬膜外病变多为转移癌、椎间盘（腰段、颈下段）突出。转移癌进展较快，神经根痛及骨质破坏明显。急性压迫多为外伤性硬膜外血肿、硬膜外脓肿，前者进展迅速，后者常伴感染的症状和体征。

四、鉴别诊断

（一）急性脊髓炎

急性脊髓炎急性起病，病前多有感染或预防接种史，数小时或数日内出现脊髓横贯性损伤，急性期脑脊液动力学试验一般无梗阻，脑脊液白细胞增多，以单核和淋巴细胞为主，蛋白质含量正常或轻度增高，脊髓 MRI 有助于鉴别。

（二）脊髓空洞症

脊髓空洞症起病隐匿，病程时间长，早期症状多见于下颈和上胸脊髓节段，亦可扩延至延髓。典型表现为病损节段支配区皮肤分离性感觉障碍，病变节段支配区肌萎缩，神经根痛少见，皮肤营养障碍改变明显。MRI 可显示脊髓内长条形空洞。

（三）亚急性联合变性

亚急性联合变性多呈缓慢起病，出现脊髓后索、侧索及周围神经损害体征。血清中维生素 B_{12} 缺乏、有恶性贫血者可确定诊断。

五、治疗与康复

（一）西医治疗与康复

1. 治疗原则

尽快去除病因，可行手术治疗者应及早进行，如切除椎管内占位性病变、椎板减压术及硬脊膜囊切开术等，恶性肿瘤或转移瘤可酌情手术、放疗或化疗。急性脊髓压迫更需抓紧时机，在起病 6 小时内减压，如硬脊膜外脓肿应紧急手术并给予足量抗生素，脊柱结核在行根治术的同时进行抗痨治疗。

2. 早期康复治疗

早期康复治疗是指损伤开始到脊柱可负重为止的治疗，其基本目的就是稳定病情，恢复或至少保持现有的神经功能，主要包括保持正确体位、呼吸系统练习、被动运动、康复护理、个人卫生、药物治疗。

3. 恢复期康复治疗

恢复期康复治疗主要包括肌力训练、肌肉牵张训练、功能性训练、转移训练、站立及步态训练、轮椅训练、作业疗法、功能性电刺激、物理治疗、心理治疗。

（二）中医治疗与康复

1. 中医辨证论治

（1）肝阴不足

主症　肢体麻木不仁，无力，甚至瘫痪，胸腹部及肢体疼痛，五心烦热，心烦失眠，或腰膝酸软，舌质红，苔薄黄，脉细数。

治法　益阴滋肝，养血荣筋。

方药　一贯煎化裁。生地黄 15g，山萸肉 15g，怀山药 15g，泽泻 15g，麦冬 20g，牡丹皮 20g，党参 15g，当归 25g，覆盆子 15g，金樱子 15g，怀牛膝 15g，知母 15g，黄柏 10g。

（2）肾阳不足

主症　肢体麻木不仁，无力，甚至瘫痪，可有胸腹部及肢体疼痛，腰膝酸软，畏寒肢冷，

气短乏力，尿闭，阳痿，舌淡，苔白，脉沉迟。

治法　温补肾阳，壮筋活络。

方药　健步虎潜丸化裁。鹿角胶（烊化）15g，狗脊 20g，川牛膝、炒杜仲、锁阳、当归、熟地黄、补骨脂各 15g，醋龟甲 10g，党参 20g，制附子 10g，续断 15g，肉桂 15g。

2. 针灸治疗

主穴　上肢瘫痪取肩贞、天宗、曲池、手三里、上廉、合谷、外关、后溪、相应夹脊穴；下肢瘫痪取髀关、伏兔、阴市、风市、解溪、足三里、相应夹脊穴。

针法　泻法，每次 30 分钟，每日 1 次，治疗 1 个月为 1 个疗程，亦可接电针，断续波，30 分钟。

第五节　脊髓空洞症

一、概　　念

脊髓空洞症是慢性进行性脊髓变性疾病，病变多位于颈髓、胸髓，亦可发生于延髓，称为延髓空洞症。脊髓空洞症与延髓空洞症可单独发生或并发，典型临床表现为节段性分离性感觉障碍、病变节段支配区肌萎缩及营养障碍等。

二、病因病机

（一）现代医学

原因未明，多数学者认为脊（延）髓空洞症不是由一种单独病因所引起的一种独立疾病，而是由多种致病因素所致的综合征，为先天性发育异常、脑脊液动力学异常、血液循环异常等。此外，脊髓肿瘤囊性变、损伤性脊髓病、放射性脊髓病、脊髓梗死软化、脊髓内出血、坏死性脊髓炎等所致者多为非交通型，称为症状性或继发性脊髓空洞症。

（二）传统医学

一般认为本病病机为先天禀赋不足，肾肝脾亏虚，骨髓失养。肝肾两虚，脾肺两虚，脾肾阳虚。其病位在筋骨与肾、肝、脾，其病性以虚为主。

三、诊断要点

根据青壮年期发病，起病隐袭，缓慢进展，节段性分离性感觉障碍、肌无力和肌萎缩、皮肤和关节营养障碍等，常合并其他先天性畸形，MRI 或延迟 CT 扫描发现空洞可确诊。

四、鉴别诊断

（一）脊髓内肿瘤

脊髓内肿瘤早期可有分离性感觉障碍，但肿瘤病变节段短，进展较快，括约肌功能障碍出现较早，多为双侧锥体束征，可发展为横贯性损伤，营养性障碍少见，梗阻时 CSF 蛋白明显增高。MRI 检查可以确诊。

（二）颈椎病

颈椎病多见于中老年，手及上肢出现轻度无力和肌萎缩，神经根痛较常见，感觉障碍呈根性分布，颈部活动受限或后仰时疼痛。颈椎 X 线检查、MRI 检查可资鉴别。

（三）肌萎缩侧索硬化

肌萎缩侧索硬化多在中年起病，上、下运动神经元同时受累，严重肌无力、肌萎缩与腱反射亢进、病理反射并存，无感觉障碍和营养障碍，MRI 检查无异常。

（四）脑干肿瘤

延髓空洞症应与脑干肿瘤相鉴别，后者多为青少年发病，病程较短，可出现交叉性瘫痪等脑桥病变特征，一般无延髓症状、体征。

五、治疗与康复

（一）西医治疗与康复

本病进展缓慢，常可迁延数十年之久。目前尚无特效疗法。

1. 手术治疗

较大空洞伴椎管梗阻可行上颈段椎板切除减压术，张力性空洞可行脊髓切开及空洞-蛛网膜下腔分流术。

2. 放射治疗

可试用放射性同位素 ^{131}碘疗法（口服或椎管注射），但疗效不肯定。

3. 对症处理

可给予镇痛剂、B 族维生素、ATP、辅酶 A、肌苷等；痛觉消失者应防止外伤、烫伤或冻伤，防止关节挛缩、辅助按摩等。

4. 康复治疗

脊髓空洞症患者的日常康复锻炼是治疗过程必不可少的环节。原则上所有能主动运动的肌肉都应适当运动，这样可以有效预防肌萎缩和肌力下降。对有损伤的关节肌肉做合理的康复锻炼；做一些力所能及的家务也是一种锻炼；劳逸结合，不要做中等体力以上的劳动和锻炼。各种呼吸方式的锻炼有胸式呼吸、腹式呼吸、体位排痰、胸廓被动运动的训练等。适度的活动，可以加速血液循环，促进新陈代谢，有助于加速病变组织的恢复。

（二）中医治疗与康复

1. 中医辨证论治

（1）肾阳亏虚

主症　腰膝酸软，畏寒肢冷，四肢无力，肌肉消瘦，肌肤不仁，排尿不畅，舌淡。

治法　健脾补肾，填精补髓。

方药　右归丸化裁。山茱萸 15g，菟丝子 15g，党参 15g，炒白术 15g，茯苓 15g，山药 15g，制附子 10g，肉桂 10g，鹿角胶 10g，枸杞子 20g，生黄芪 30g，杜仲 10g，红花 15g。

（2）肝肾阴虚

主症　腰腿酸软，肌肉萎缩，筋脉拘挛，肌肤甲错，爪甲枯脆，五心烦热，舌红少苔，脉细数。

治法　滋补肝肾，强腰壮髓。

方药　左归丸化裁。熟地黄 30g，枸杞子 30g，山萸肉 15g，山药 15g，鹿角胶（烊化）10g，龟甲胶（烊化）15g，牛膝 15g，阿胶（烊化）15g，当归 20g，甘草 5g。

（3）脾肾阳虚

主症　腰膝酸软，四肢无力，肌肤不仁，肌肉萎缩，骨脆易折，乏力，纳呆，二便失常，便溏腹胀，言语不利，畏寒肢冷，吞咽困难，舌淡胖大齿痕，舌苔薄白，脉沉弱。

治法　温补脾肾，壮髓益精。

方药　六君子汤化裁。党参 20g，白术 20g，茯苓 15g，山萸肉 15g，枸杞子 20g，杜仲 15g，熟地黄 30g，熟附子 10g，肉桂 10g，当归 20g，淫羊藿 20g，甘草 10g。

2. 针灸治疗

主穴　风池、天柱、曲池、外关、昆仑、后溪、阳陵泉、足三里、太溪、相应夹脊穴。

针法　泻法，每次 30 分钟，每日 1 次，治疗 1 个月为 1 个疗程，亦可接电针，断续波，30 分钟。

第六节　脊髓亚急性联合变性

一、概　念

脊髓亚急性联合变性（subacute combined degeneration of spinal cord，SCD）是维生素 B_{12} 缺乏导致的神经系统变性疾病。病变主要累及脊髓后索、侧索及周围神经，临床表现双下肢深感觉缺失、感觉性共济失调、痉挛性截瘫及周围性神经病变等。

二、病因病机

（一）现代医学

本病与维生素 B_{12} 缺乏有关。维生素 B_{12} 缺乏则导致核蛋白的合成不足，从而影响中枢神经系统的甲基化，造成髓鞘脱失、轴突变性而致病。正常人维生素 B_{12} 日需求量仅为 1～2μg。由于叶酸代谢与维生素的代谢相关，叶酸缺乏也可产生相应症状及体征。

（二）传统医学

一般认为本病病机为先天禀赋不足，肾肝脾亏虚，骨髓失养。气血不足，肝肾两虚，脾肾阳虚。其病位在筋骨与肾、肝、脾，其病性以虚为主。

三、诊断要点

根据中年以后发病，脊髓后索、锥体束及周围神经受损症状、体征，合并贫血，予维生素 B_{12} 治疗后神经症状改善可确诊。

四、鉴别诊断

缺乏贫血及实验室检查证据时，须与多发性神经病、脊髓压迫症、多发性硬化及神经梅毒等相鉴别。

五、治疗与康复

（一）西医治疗与康复

1. 药物治疗

一旦确诊或拟诊本病应立即给予维生素 B_{12} 治疗，否则可导致不可逆性神经损害。

1）维生素 B_{12}：500～1000μg/d，肌内注射，连续 2～4 周；然后用相同剂量肌内注射，每周 2～3 次；2～3 个月后改维生素 B_{12} 500μg 口服，2 次/天，总疗程 6 个月。维生素 B_{12} 吸收障碍者需终身用药，合用维生素 B_1、维生素 B_6 疗效更佳。

2）贫血患者用铁剂如硫酸亚铁 0.3~0.6g 口服，3 次/天；或 10%枸橼酸铁铵溶液 10ml 口服，3 次/天。

3）不宜单独应用叶酸，否则可导致症状加重。

2. 病因治疗

萎缩性胃炎胃液中缺乏游离胃酸，可服用胃蛋白酶合剂或饭前服稀盐酸合剂 10ml，3 次/天；戒酒和纠正营养不良，改善膳食结构，给予富含维生素 B 族的食物，多食粗粮、蔬菜和动物肝脏等。

3. 康复治疗

加强瘫痪肢体的功能锻炼，辅以针刺、理疗及康复疗法等。

（二）中医治疗与康复

1. 中医辨证论治

（1）气血不足

主症　肢体麻木，步态不稳，筋肉无力，手足笨拙，面色无华，心悸气短，倦怠乏力，舌淡苔白，脉细。

治法　益气养血，强筋壮骨。

方药　八珍汤化裁。党参 20g，白术 15g，茯苓 15g，甘草 10g，当归 15g，熟地黄 15g，川芎 20g，白芍 20g，阿胶（烊化）15g，黄芪 15g。

（2）肝肾阴虚

主症　肢体麻木，肌肉无力，手足笨拙，步态不稳，口眼干燥，五心烦热，舌红少苔，脉细数。

治法　滋补肝肾，填精益髓。

方药　左归丸化裁。熟地黄 30g，枸杞子 25g，山萸肉 15g，山药 20g，牛膝 15g，菟丝子 15g，黄精 20g，桑葚 20g。

（3）脾肾阳虚

主症　肢体麻木，手足笨拙，筋肉无力，步态不稳，畏寒肢冷，大便稀溏，小便清长，舌淡苔白，脉沉迟。

治法　温脾补肾，壮腰健膝。

方药　金匮肾气丸化裁。熟地黄 20g，山药 15g，山萸肉 15g，泽泻 15g，茯苓 15g，牡丹皮 10g，制附子 15g，肉桂 10g，巴戟天 15g，甘草 5g。

2. 针灸治疗

（1）毫针疗法

主穴　肝俞、脾俞、肾俞、心俞、足三里、三阴交、上巨虚、下巨虚。

针法　补法，每次 30 分钟，每日 1 次，治疗 1 个月为 1 个疗程，亦可接电针，断续波，30 分钟。

（2）耳针

取穴上肢、下肢、肝、心、脾、胃、神门、内分泌，每次取 3～5 穴，双侧用毫针中等量刺激或压丸法，隔日 1 次，15 次为 1 个疗程。

第十章 周围神经疾病

第一节 三叉神经痛

一、概　念

(一) 西医概念

三叉神经痛是原发性三叉神经痛的简称，表现为三叉神经分布区内短暂的反复发作性剧痛。

(二) 中医概念

三叉神经痛属中医学“颊痛”“面痛”“面游风”“齿槽风”等范畴。

二、病 因 病 机

(一) 现代医学

本病病因尚未完全明了。周围学说认为病变位于三叉神经节到脑桥间的部位，是由多种原因引起的压迫所致；中枢学说认为三叉神经痛为一种感觉性癫痫样发作，异常放电部位可能在三叉神经脊束核或脑干。

(二) 传统医学

风邪为百病之长，挟火、挟痰、挟虚、挟瘀于上而致病，头为诸阳之会，手足三阳经均循于头面，外感风邪上侵面部经脉。头面部血脉闭阻，气机运行受滞而发疼痛，若内伤者则胃火炽盛，或肝胆风火上逆或痰浊上攻，以致上扰头面部经络而发生疼痛。

三、诊 断 要 点

本病成年及老年人多见，40 岁以上患者占 70%～80%，高峰年龄在 48～59 岁，女性多于男性。疼痛局限于三叉神经二或三支分布区，以上颌支、下颌支多见。发作时表现为以面颊上下颌及舌部明显的剧烈电击样、针刺样、刀割样或撕裂样剧痛，每次数秒或 1～2 分钟，突发突止，间歇期完全正常。患者口角、鼻翼、颊部或舌部为敏感区，轻触可诱发，称为扳机点或触发点。严重病例可因疼痛出现面肌反射性抽搐，口角牵向患侧，即痛性抽搐。病程可呈周期性，发作可为数日、数周或数月，缓解期如常人。神经系统检查通常无阳性体征。

神经电生理检查：通过电刺激三叉神经分支并观察眼轮匝肌及咀嚼肌的表面电活动，判断三叉神经的传入及脑干三叉神经中枢路径的功能，主要用于排除继发性三叉神经痛。

影像学检查：头颅 MRI 检查可排除器质性病变所致继发性三叉神经痛，如颅底肿瘤、多发性硬化、脑血管畸形等。

典型的原发性三叉神经痛根据疼痛发作的部位、性质、面部扳机点及神经系统无阳性体征，不难确诊。

四、鉴 别 诊 断

（一）继发性三叉神经痛

继发性三叉神经痛疼痛为持续性，伴患侧面部感觉减退、角膜反射迟钝等，常合并其他脑神经损害症状，常见于多发性硬化、延髓空洞症、原发性或转移性颅底肿瘤。

（二）牙痛

牙痛常为牙龈及颜面部持续性钝痛、胀痛，局限于牙龈部，可因进食冷、热食物加剧。检查可发现牙龈肿胀、局部叩痛、张口受限。X 线检查有助于鉴别。

（三）舌咽神经痛

本病是局限于扁桃体、舌根、咽及耳道深部（即舌咽神经分布区）的阵发性疼痛，性质类似于三叉神经痛。吞咽、讲话、哈欠、咳嗽常可诱发。在触发点用 4%可卡因或 1%丁卡因喷涂可阻止发作。

（四）三叉神经炎

三叉神经炎为因头面部炎症、代谢病变（如糖尿病、中毒等）累及三叉神经，引起的三叉神经炎症反应，表现为受累侧三叉神经分布区的持续性疼痛；多数为一侧起病，少数可两侧同时起病。神经系统检查可发现受累侧三叉神经分布区感觉减退，有时运动支也被累及。

五、治疗与康复

（一）西医治疗与康复

1. 药物治疗

（1）卡马西平

卡马西平治疗三叉神经痛的疗效确切，为首选药物。首次剂量 0.1g，2 次/天，口服，每日增加 0.1g，至疼痛控制为止，最大剂量不超过 1.0g/d。以有效剂量维持治疗 2～3 周后，逐渐减量到最小有效剂量，再服用数月。不良反应有头晕、嗜睡、口干、恶心、消化不良等，停药后多可消失。出现皮疹、共济失调、再生障碍性贫血、昏迷、肝功能受损、心绞痛、精神症状时需立即停药。孕妇忌用。

（2）苯妥英钠

苯妥英钠初始剂量 0.1g，3 次/天，口服，如无效可增大剂量，最大剂量不超过 0.4g/d。如产生头晕、眼球震颤、步态不稳等中毒症状即应减量至中毒反应消失为止，如仍有效，以此为维持量。疼痛消失后逐渐减量。

（3）加巴喷丁

加巴喷丁第一日 0.3g，一次口服，此后可根据临床疗效酌情逐渐加量，一般最大剂量为 1.8g/d。孕妇忌用。

（4）普瑞巴林

普瑞巴林起始剂量可为每次 75mg，2 次/天，或每次 50mg，3 次/天。可在 1 周内根据疗效及耐受性增加至每次 150mg，2 次/天。如需停用，建议至少用 1 周时间逐渐减停。

2. 封闭治疗

服药无效或有明显副作用、拒绝手术治疗或不适合手术治疗者，可试行无水乙醇或甘油封闭三叉神经分支或三叉神经节，破坏感觉神经细胞，可达止痛效果。

3. 经皮三叉神经节射频电凝疗法

X 线监视或 CT 导向下将射频针经皮刺入三叉神经节处，选择性破坏三叉神经节后无髓鞘 Aδ 和 C 纤维（传导痛、温觉），保留有髓鞘 Aα和β粗纤维（传导触觉）。

4. 手术治疗

1）三叉神经感觉根部分切断术或伽马刀治疗。

2）三叉神经显微血管减压术。

5. 康复治疗

药物治疗的同时，配合心理康复治疗干预。

（二）中医治疗与康复

1. 中医辨证论治

（1）风寒袭络

主症　阵发性抽掣样面痛，痛处剧烈，面色苍白，遇冷加重，得热则减，多有面部受寒因素，舌淡苔白，脉浮紧。

治法　祛寒止痛。

方药　桂枝加葛根汤加减。葛根 15g，桂枝 15g，赤芍 15g，甘草 15g，生姜 15g，延胡索 15g，白芷 15g。

寒盛者加细辛、桂枝或制附子；面部抽搐者加天麻、僵蚕。

（2）风热入经

主症　面痛，烧灼性或刀割样剧痛，颜面红赤汗出、口渴、目赤、遇热更剧，得寒较减，发热或着急时发作或加重，舌红苔黄，脉数。

治法　疏风散热。

方药　银翘散加减。连翘 20g，金银花 20g，桔梗 15g，牛蒡子 15g，荆芥 15g，地龙 20g，钩藤 10g，甘草 10g，黄芩 15g，赤芍 5g。

热甚伤津口干者加石斛、麦冬、天冬；夹热痰者加竹茹、天竺黄、瓜蒌。

（3）肝胃郁热

主症　面痛突发突止，如火灼或刀割，心烦易怒，胸胁胀闷咽干，腹胀便结，舌质红，苔黄，脉弦数。

治法　清肝泻胃。

方药　三黄泻心汤加味。大黄 15g，黄连 15g，黄芩 15g，川芎 15g，钩藤 20g，葛根 15g，僵蚕 10g，蜈蚣 3 条。

大便秘结者加芒硝；热盛伤津者加麦冬、天冬、天花粉；牙齿肿痛，出血者加白茅根、栀子；头晕、目眩者加菊花、钩藤。

（4）瘀血阻络

主症　反复发作面痛，经年不愈，发作时面痛如锥刺，面色晦滞，舌质紫暗，苔薄，脉涩。

治法　活血止痛。

方药　通窍活血汤加减。赤芍 15g，川芎 15g，桃仁 15g，红花 15g，生姜 5 片，大枣 5 枚，全蝎 15g，蜈蚣 3 条，白芍 20g 等。

瘀血较重者加三七、水蛭；气滞者加香附、郁金；热象明显者加生地黄、牡丹皮、栀子、黄芩。

（5）阳气不足

主症　头面痛绵绵不愈，发作时伴有畏寒肢冷，腰酸足软，小便清长，舌淡苔白，脉沉细。

治法　温阳止痛。

方药　右归丸加减。熟地黄 15g，肉桂 10g，山药 15g，山茱萸 15g，菟丝子 15g，当归 15g，枸杞子 15g，杜仲 15g，桑寄生 15g，甘草 5g。

阳虚较重者可加熟附子，小便清长者加巴戟天、淫羊藿、芡实。

2. 针灸治疗

（1）毫针疗法

处方 主穴为下关、合谷、内庭；眼支痛加攒竹、阳白、头维；上颌支痛加四白、颧髎、上关、颊车；下颌支痛取承浆、地仓、迎香。

针法 寒证加灸，热证用泻法，留针30分钟，每日1次，15次为1个疗程。

辨证加减 风寒袭络者加大椎、曲池；风热入经者加大椎、风门、风池；肝胃郁热者加太冲、内庭；瘀血阻络者加膈俞、血海；阳气不足者加灸关元、气海。

（2）穴位注射

处方 压痛点或扳机点。

针法 用维生素B_1和维生素B_{12}注射液，或加入2%盐酸普鲁卡因注射液，每次取2～3ml，每穴注入0.5ml，每隔2～3天治疗1次，4～6次为1个疗程。

（3）耳针疗法

主穴 额、下颌、上颌、神门、交感。

配穴 风火上炎者加眼、胃、肺、大肠、肾上腺，久治不愈者加耳中、交感，面部剧痛或抽搐者加耳尖或耳垂放血。

（4）艾灸疗法

主穴取下关、内庭，眼支痛加阳白、头维；上颌支痛加颧髎、上关；下颌支痛取承浆、颊车、地仓，远端配合谷、内庭。每穴1～3分钟。

第二节 特发性面神经麻痹

一、概 念

（一）西医概念

特发性面神经麻痹亦称为面神经炎或Bell麻痹，是由茎乳孔内面神经非特异性炎症所致的周围性面瘫。

（二）中医概念

古人认为本病是由风邪所中，历代文献均将其归入风门，概称为“中风”，现在中医学多将其归于“口眼㖞斜”“口僻”范畴。

二、病因病机

（一）现代医学

面神经炎的病因未完全阐明，目前认为本病与嗜神经病毒感染有关，常在受凉或上呼吸道感染后发病。

（二）传统医学

本病的性质是本虚标实，以标实为主，本虚为正气亏虚，风、寒、热、痰、瘀、气滞为标。临证以表证为多，里证较少。本病的病机是正气不足，络脉空虚，风邪或兼夹寒、热、痰、瘀、气滞乘虚侵袭太阳经、少阳经、阳明经。

三、诊断要点

1）任何年龄均可发病，多见于 20～40 岁，男性多于女性。

2）通常急性起病，面神经麻痹在数小时至数天达高峰。部分患者起病前 1～2 日有患侧耳后持续性疼痛和乳突部压痛。主要表现为患侧表情肌瘫痪，额纹消失，不能皱额蹙眉，眼裂不能闭合或闭合不全。体格检查时，可见患侧闭眼时眼球向外上方转动，显露白色巩膜，称为贝尔征；鼻唇沟变浅，口角下垂，示齿时口角偏向健侧；由于口轮匝肌瘫痪，鼓腮和吹口哨漏气；颊肌瘫痪，食物易滞留患侧齿龈。鼓索以上的面神经病变出现同侧舌前 2/3 味觉消失；镫骨肌神经以上部位受损则同时有舌前 2/3 味觉丧失及听觉过敏；膝状神经节受累，除有周围性面瘫、舌前 2/3 味觉消失和听觉过敏外，还可有患侧乳突部疼痛，耳郭和外耳道感觉减退和外耳道、鼓膜疱疹，称 Hunt 综合征。

3）肌电图检查：面神经传导测定有助于判断面神经暂时性传导障碍或永久性失神经支配。

4）影像学检查：不作为该病的常规检查项目，但怀疑临床颅内器质性病变时应行头部 MRI 或 CT 检查。

四、鉴别诊断

（一）吉兰-巴雷综合征

吉兰-巴雷综合征多为双侧周围性面瘫，伴对称性四肢弛缓性瘫痪和感觉障碍，脑脊液检查有特征性的蛋白-细胞分离。

（二）耳源性面神经麻痹

中耳炎、迷路炎和乳突炎常并发耳源性面神经麻痹，也可见于腮腺炎、肿瘤和化脓性下颌淋巴结炎等，常有明确的原发病史及特殊症状。

（三）颅后窝肿瘤或脑膜炎

周围性面瘫起病缓慢，常伴有其他脑神经受损症状及各种原发病的特殊表现。

（四）神经系统莱姆病

神经系统莱姆病为单侧或双侧面神经麻痹，常伴发热、皮肤游走性红斑，常可累及其他脑神经。

五、治疗与康复

（一）西医治疗与康复

1. 药物治疗

（1）皮质类固醇

急性期尽早使用。常选用泼尼松 30～60mg/d，1 次/天，顿服，连用 5 天，之后于 7 天内逐渐停用。

（2）维生素 B 族

维生素 B_1 100mg、维生素 B_{12} 500μg，肌内注射，1 次/天。促进神经髓鞘恢复。

（3）阿昔洛韦

急性期患者可依据病情联合使用糖皮质激素和抗病毒药物，如 Hunt 综合征患者可口服阿昔洛韦 0.2～0.4g，3～5 次/天，连续服用 7～10 日。

2. 理疗

急性期可在茎乳孔附近予以超短波无热量治疗，急性期以后可以配合红外线局部照射或局部热敷以进一步改善局部血液循环，消除水肿，促进炎症消散，减轻局部疼痛。恢复期可予以局部低中频脉冲电刺激或直流电离子导入治疗，有助于患者面部肌肉主动收缩功能的改善。

3. 康复治疗

面神经炎主要累及的表情肌有枕额肌额腹、眼轮匝肌、提上唇肌、颧肌、提口角肌、口轮匝肌和下唇方肌。每日训练 2～3 次，每个动作 10～20 次，包括抬眉训练、闭眼训练、耸鼻训练、示齿训练、努嘴训练和鼓腮训练。

（二）中医治疗与康复

1. 中医辨证论治

（1）急性期（发病 1～7 天）

邪气初犯人体，来势急骤，病位尚浅，以祛风通络为治则，佐以活血化瘀。

1）风寒外袭

主症 发病前有受风、受凉史，突然口眼㖞斜，眼睑闭合不全，面肌拘急、酸痛，伴恶寒发热，无汗，肌肉酸痛，舌淡苔薄白，脉浮紧或弦紧。

治法 疏风散寒，通络和营。

方药 桂枝汤加减。桂枝 15g，羌活 15g，防风 15g，白芷 20g，细辛 5g，赤芍 15g，红花 10g，川芎 15g，全蝎 3g，僵蚕 10g。

表虚自汗者，加生黄芪、白术。

2）风热袭络

主症 突然口眼㖞斜，眼睑闭合不全，耳内、乳突轻微作痛，患侧面部麻木不适，伴头痛、口苦、咽干、恶风、汗出等，舌尖红，苔薄黄，脉浮数。

治法 疏风散热，通络活血。

方药 银翘散加减。金银花 20g，连翘 20g，桔梗 10g，牛蒡子 20g，桑叶 20g，僵蚕 10g，全蝎 3g，防风 15g，荆芥 15g，川芎 15g。

口苦者，加柴胡 20g，蒲公英 20g，龙胆草 15g；咽痛、耳下肿痛者，加蝉蜕 10g，大青叶 20g。

3）风痰阻络

主症 多为湿痰体质，突然口眼㖞斜、眼睑闭合不全，面肌麻木，目睛流泪，口角流涎，言语不利，喉有痰鸣、舌体僵硬感，伴胸痞、纳呆、恶心，苔厚腻，脉滑。

治法 祛风化痰，开窍通络。

方药 牵正散加味。白附子 10g，僵蚕 10g，全蝎 5g，防风 15g，葛根 15g，羌活 15g，钩藤 10g，姜半夏 10g，路路通 15g。

面部麻木者，加鸡血藤 15g，丝瓜络 20g。

4）肝气郁结

主症 在情绪受刺激后出现或加剧，表现为口眼㖞斜，伴太息、胸胁苦满、不欲饮食、悲痛欲哭，苔薄白，脉弦。

治法 疏肝解郁，通络止瘫。

方药 柴胡疏肝散加减。柴胡 15g，白芍 15g，陈皮 15g，枳壳 15g，香附 15g，天麻 15g，川芎 15g，炙甘草 5g，僵蚕 10g，郁金 15g。

肝气郁结化火者，加龙胆草 15g，钩藤 15g，黄芩 15g 等。

（2）恢复期（发病 8～30 天）

此期经脉阻滞，血行不畅，以活血化瘀、疏通经络为治则。

主症 口眼㖞斜久而不愈，面色晦滞，颜面麻木，肌肉松弛，口角涎水时出，伴头重如蒙，苔白，舌紫暗，脉细涩等。

治法 搜风散邪，活血通络。

方药 通窍活血汤加减。赤芍 15g，川芎 15g，桃仁 10g，红花 10g，地龙 10g，全蝎 5g，蜈蚣 2 条，柴胡 8g，郁金 10g，当归 30g。

属顽痰者，加白芥子 10g，白附子 10g；面部抽搐较重者，加天麻 10g，僵蚕 10g。

（3）后遗症期（发病 30 天以上）

以扶正祛邪、活血化瘀、通经疏络为治则。

1）气虚血瘀

主症 口眼㖞斜，面部麻木不适，面肌松弛，眼睑无力，经久不愈，伴面色萎黄，或暗淡无华，少气懒言，倦怠乏力，舌淡紫，苔薄白，脉细或细涩无力。

治法 益气养血，活血通络。

方药 补阳还五汤加减。黄芪 20g，当归 15g，川芎 15g，赤芍 15g，僵蚕 10g，红花 10g，桃仁 10g。

病久乏力者，加党参 15g，白术 10g；面部拘急者，加全蝎 5g，地龙 15g。

2）阳气亏虚

主症 素体阳虚，多为年老体弱者或久病初愈者，面肌松弛，口眼㖞斜经久不愈，伴怕冷，面色白，动则汗出，舌淡，苔薄白，脉沉缓或细弱。

治法　温阳益气，活血通络。

方药　补阳还五汤合肾气丸加减。黄芪 30g，茯苓 15g，肉桂 10g，熟地黄 10g，熟附子 5g，当归 10g，山药 20g，地龙 15g，川芎 10g，赤芍 15g，僵蚕 10g。

腰酸乏力者，加山茱萸 15g，杜仲 15g；眼目干涩者，加菊花 20g，枸杞子 15g。

2. 针灸治疗

（1）毫针疗法

处方　阳白、四白、颧髎、颊车、地仓、翳风、牵正、太阳、合谷。

针法　面部穴位均行平补平泻法，翳风宜灸；恢复期主穴多加灸法；在急性期，面部穴位手法不宜过重，肢体远端的腧穴行泻法且手法宜重；在恢复期，合谷行平补平泻法，足三里行补法。

辨证加减　风寒外袭配风池、风门；风热侵袭配外关、曲池、关冲；气血不足配足三里、气海；味觉减退配足三里；听觉过敏配阳陵泉；抬眉困难配攒竹；鼻唇沟变浅配迎香；人中沟歪斜配水沟；颏唇沟歪斜配承浆；流泪配太冲。

（2）皮肤针疗法

取阳白、颧髎、地仓、颊车、翳风、阿是穴，叩刺以局部潮红为度，适用于恢复期。

（3）拔罐疗法

取阳白、颧髎、地仓、颊车、行闪罐、走罐或刺络拔罐。

第三节　面肌痉挛

一、概　　念

（一）西医概念

面肌痉挛，亦称为面肌抽搐，是指一侧面部肌肉间断性不自主阵挛性抽动或无痛性强直。

（二）中医概念

本病属于中医学“筋惕肉瞤”证。

二、病因病机

（一）现代医学

本病的病因未明，常由异常动脉或静脉、罕见基底动脉瘤、听神经瘤、脑干梗死或多发性硬化所致。近年来国内外报道大多数面肌痉挛有错行血管压迫面神经根，行显微外科减压后可获治愈，提示与三叉神经痛有类似发病基础；少数患者也可为 Bell 麻痹后遗症表现。面肌痉挛的发病机制推测为面神经异位兴奋或伪突触传导所致。

（二）传统医学

中医学认为本病发病与以下因素相关。脾胃虚弱：中医学认为脾主运化、主肌肉，“脾为后天之本”。脾胃虚弱，气血生化之源不足，则肌肉失养；脾失运化，湿聚成痰，痰阻阳明经脉；风痰稽留经络，风痰相持，络脉失去约束，而致面肌抽搐。肝阳偏亢：平素肝旺，复因情绪激动，情志不畅，致肝风内动，化风上窜，扰动面部络脉而成肉瞤；或脾胃受伤，肝木侮土，筋失濡养，虚风内动，而致肉瞤。气血不足：阴血不足或劳倦过度而致气虚，则气血两虚而致筋失所养，出现面肌拘急、抽搐。因正气虚而易受外邪，尤其风寒之邪侵袭面部，寒性收引，风性主动，以致面肌发作性抽搐。

三、诊断要点

本病多中年以后起病，女性较多。发病早期多为眼轮匝肌间歇性抽搐，逐渐扩散至一侧面部其他肌肉，以口角肌肉抽搐最为明显。严重时可累及同侧颈阔肌。

肌电图检查：肌电图检查可见与单侧扩展反应及眨眼反射等连带运动有关的特征性高频放电，有助于面肌痉挛与其他不自主运动相鉴别。

影像学检查：磁共振断层血管造影显示面神经明显受压。

本病根据病史及面肌阵发性抽动、神经系统无其他阳性体征、肌电图可见肌纤维震颤及肌束震颤波，诊断并不困难。

四、鉴别诊断

（一）功能性睑痉挛

功能性睑痉挛常见于中年以上女性患者，常为双侧性，仅局限于眼睑肌痉挛，无下部面肌抽搐。

（二）习惯性抽动症

习惯性抽动症常见于儿童和青少年，有较明显的肌肉收缩，多与精神因素有关。

（三）Meige 综合征

Meige 综合征又称睑痉挛-口下颌肌张力障碍综合征，多见于老年女性，主要为双侧睑痉挛，伴口、舌、面肌、下颌、喉及颈肌肌张力障碍。

五、治疗与康复

（一）西医治疗与康复

1. 肉毒素 A（botulinum toxin type A，BTX-A）局部注射

肉毒素 A 局部注射为目前治疗面肌痉挛的首选方法，安全有效，简便易行。在痉挛明显部位处注射 BTX-A，每次注射约为 50U，3～5 天起效，注射一周后有残存痉挛者可追加注射，一次注射总剂量应不高于 55U，一个月内使用总剂量不应高于 200U。两次治疗间隔不应少于 3 个月，如治疗失败或重复注射后疗效逐步降低，应考虑其他治疗方法。不良反应为短期眼睑下垂、视物模糊、流涎等，数日可消失。

2. 药物治疗

药物治疗可选用多种镇静药、抗癫痫药，对某些患者可减轻症状。面肌痉挛药物治疗常用于发病初期、无法耐受手术或者拒绝手术者以及作为术后症状不能缓解者的辅助治疗。

3. 手术治疗

BTX-A 注射疗效不佳患者，如血管压迫所致的面肌痉挛，可采用面神经微血管减压术，周围神经切断术也可能有效。

（二）中医治疗与康复

1. 中医辨证论治

（1）风痰阻络

主症　患侧面肌抽搐发麻，伴有面部虚浮，眩晕或咳痰，口干不欲饮，舌胖大，苔薄白，脉弦滑。

治法　祛风化痰，镇痉通络。

方药　二陈汤加味。陈皮 15g，清半夏 15g，茯苓 20g，枳实 15g，制南星 15g，白芍 20g，炙甘草、僵蚕、蝉蜕各 10g，蜈蚣 3 条。

头痛眩晕，胸闷呕恶者，加钩藤 10g，天麻 10g。

（2）脾虚风动

主症　眼睑阵发性抽搐，逐渐蔓延到一侧面肌，情绪激动时加重，入寐后消失，伴有食少、便溏，舌质淡，苔白，脉濡。

治法　补脾益气，息风通络。

方药　补中益气汤加减。黄芪 20g，人参 10g，当归 20g，橘皮 15g，升麻 5g，柴胡 5g，白术 15g，僵蚕 15g，天麻 15g，薏苡仁 20g。

大便稀溏或泄泻，加莲子肉 15g，山药 20g，茯苓 15g。

（3）肝风内动

主症　面肌抽搐，时感头晕头痛，耳鸣，急躁易怒，每遇情绪激动、情志不畅则抽搐加剧，舌红，苔薄黄，脉弦细。

治法　平肝息风，通络止动。

方药　天麻钩藤汤合牵正散加减。天麻 15g，钩藤（后下）20g，当归 15g，白芍 30g，僵蚕 10g，全蝎 15g，地龙 15g，炙甘草 10g。

心烦急躁，夜眠不安，加首乌藤 20g，远志 15g，生地黄 15g。

（4）气血两虚

主症　面部肌肉跳动或抽搐，伴气短乏力，面色不华，纳呆便溏，头晕自汗，夜寐欠安，舌淡，舌体胖大边有齿印，脉细。

治法　补益气血，荣筋止痉。

方药　八珍汤加减。当归 15g，川芎 15g，白芍 20g，党参 20g，白术 15g，茯苓 15g，甘草 6g，蝉蜕 15g，天麻 15g，蜈蚣 1 条，全蝎 3g。

风寒外袭，伴见头痛、恶寒发热、流涕头痛等症，加桂枝 10g，白芷 15g，杏仁 15g。

2. 针灸治疗

（1）毫针疗法

主穴　阳白透鱼腰，太阳透上关，鱼腰透丝竹空，迎香、夹承浆、风池、外关、合谷、太冲。

针法　局部穴位施用平补平泻之法，并可加灸，余穴针刺，可施泻法。

辨证加减　风痰阻络者，加丰隆、三阴交；脾虚风动者，加脾俞、胃俞、足三里、阳陵泉、行间；肝风内动者，加内关、行间、阳陵泉、风府；气血亏虚者，加中脘、气海、关元、三阴交、足三里。

（2）耳针疗法

取神门、眼、面颊、肝、交感、皮质下，每次选 3～4 穴，毫针刺法，或压丸法。

（3）三棱针疗法

取膈俞、脾俞、颧髎、太阳、颊车，点刺后行闪罐法。

（4）皮内针疗法

取局部阿是穴，将揿针埋入，胶布固定。3～5 日后更换穴位，重新埋针。

第四节　单神经病及神经痛

单神经病是指单一神经受损产生与该神经支配范围一致的运动、感觉功能缺失症状及体征。神经痛是受损神经分布区疼痛。病因包括创伤、缺血、肿瘤浸润、物理创伤、全身代谢性疾病（如糖尿病）或中毒（乙醇、铅）等。

一、桡神经麻痹

（一）概念

1. 西医概念

桡神经发自臂丛后束，由 C_5～T_1 的神经根纤维组成，主要功能是伸肘、伸腕和伸指。感觉支分布于上臂、前臂背侧及手背、手指近端背面桡侧半。

2. 中医概念

本病属中医学“痿病”范围。

（二）病因病机

1. 现代医学

桡神经是臂丛神经中最易受损伤的一支，病因甚多。腋部或上肢受压、感染、肩关节脱臼、肱桡骨骨折、上肢贯通伤、铅和乙醇中毒、手术时上臂长时间过度外展或新生儿脐带绕上臂均可造成桡神经受损。

2. 传统医学

本病归属于中医学的“痿病”范畴，可参阅第六章第一节“运动神经元病”的病因病机。

（三）诊断要点

1）桡神经麻痹：主要表现为腕下垂，前臂不能旋后。损伤部位不同，临床表现各异。

高位损伤（腋部）：产生完全性桡神经麻痹，上肢各伸肌完全瘫痪，肘、腕、掌指关节均不能伸直，前臂伸直位旋后不能，手通常处于旋前位。

肱骨中 1/3 损伤：发出肱三头肌分支以下部位受损时，肱三头肌功能正常，余诸伸肌功能瘫痪。

肱骨下端或前臂上 1/3 损伤：肱三头肌、肱桡肌、旋后肌和伸腕肌功能保存。

前臂中 1/3 以下损伤：仅有伸指功能丧失而无腕下垂。

2）因邻近神经重叠，桡神经麻痹的感觉障碍仅限于手背拇指和第 1、2 掌骨间隙背侧的“虎口区”皮肤。

根据肘、腕、指不能伸直，拇指伸直外展不能，伴手背桡侧及拇、示指背侧近端感觉减退，临床不难诊断。

（四）治疗与康复

1. 西医治疗与康复

除病因治疗外，还可以辅以营养神经治疗。

2. 中医治疗与康复

中医治疗与康复可参阅第六章第一节“运动神经元病”的中医辨证论治和针灸治疗。

二、正中神经麻痹

（一）概念

1. 西医概念

正中神经发自臂内侧束及外侧束，由 C_6～T_1 神经根纤维组成，主要功能为支配前臂旋前、屈腕、屈指。正中神经的感觉支分布于手掌桡侧半、桡侧半三个半手指掌面及其中节和远节指背皮肤。

2. 中医概念

本病属中医学“痿病”范畴。

（二）病因病机

1. 现代医学

继发于肩、肘关节脱位者多为牵拉伤。由于正中神经整个行程中以腕部位置最为表浅，易被锐器戳伤或利器切割伤，并常伴屈肌腱受损。

2. 传统医学

本病归属于中医学的“痿病”范畴，可参阅第六章第一节“运动神经元病”的病因病机。

（三）诊断要点

1. 运动障碍

运动障碍主要表现为握力及前臂旋前功能受损。上臂受损致完全性正中神经麻痹，表现为前臂旋前不能，腕外展屈曲不能，拇指、示指、中指不能屈曲，握拳无力，拇指不能对掌、外展及屈曲；肌肉萎缩尤以大鱼际肌明显，手掌扁平；拇指内收呈“猿手”畸形。前臂中或下1/3 损伤时，运动障碍仅限于拇指外展、屈曲及对掌等。

2. 感觉障碍

感觉障碍表现为手掌桡侧半，拇指、中指及示指掌面，环指桡侧半掌面，示、中指末节和环指末节桡侧半背面感觉减退或消失，常合并灼性神经痛。

3. 正中神经损伤

正中神经损伤常见于腕管综合征。各种内科疾病致腕管内容物水肿、静脉淤滞，手腕部反复用力或创伤等原因致正中神经在腕管内受压，出现桡侧 3 指感觉异常、麻木、疼痛及大鱼际肌萎缩，称为腕管综合征。

根据正中神经支配区运动、感觉障碍，且神经电生理检测提示正中神经损伤，可诊断本病。

（四）治疗与康复

1. 西医治疗与康复

腕管综合征的治疗包括腕关节的制动，局部理疗，服用非甾体抗炎药；亦可在腕管内注射泼尼松龙 0.5ml 加 2%的普鲁卡因 0.5ml，每周 1 次，4～6 次为 1 个疗程。若两次以上无效，肌电图示鱼际肌失神经支配可切开腕横韧带松解神经。

2. 中医治疗与康复

中医治疗与康复可参阅第六章第一节“运动神经元病”的中医辨证论治和针灸治疗。

三、尺神经麻痹

（一）概念

1. 西医概念

尺神经发自臂内侧束，由 C_8～T_1 神经根纤维组成，支配尺侧腕屈肌、指伸屈肌尺侧半、小鱼际肌、骨间肌、蚓状肌、拇收肌、小指对掌屈肌等。主要功能为屈腕使手向尺侧倾斜，小指外展、对掌及屈曲等。感觉支主要分布于腕以下手尺侧及小指、环指尺侧半皮肤。

2. 中医概念

本病属中医学“痿病”范畴。

（二）病因病机

1. 现代医学

尺神经损伤常见于外伤、压迫、炎症、骨折、麻风等，亦见于拄拐姿势不当、肱骨内上髁发育异常及肘外翻畸形。尺神经在肘部肱骨内上髁后方及尺骨鹰嘴处神经走行表浅，是嵌压等损伤常见部位。

2. 传统医学

本病归属于中医学的“痿病”范畴，可参阅第六章第一节“运动神经元病”的病因病机。

（三）诊断要点

运动障碍典型表现为手部小肌肉萎缩、无力，手指精细动作减退或不能。尺侧腕屈肌麻痹、桡侧腕屈肌拮抗，致手偏向桡侧；拇收肌麻痹、拇展肌拮抗，致拇指维持外展位；屈肌减退、伸肌过度收缩，使掌指关节过伸，末指节屈曲呈“爪形手”，伴小鱼际肌及骨间肌萎缩。前臂尺神经中 1/3 和下 1/3 受损伤时仅见手部小肌肉麻痹。感觉障碍主要表现为手背尺侧、小鱼际肌、小指和环指尺侧半感觉减退或消失。根据腕、肘外伤史，尺神经支配范围典型运动、感觉障碍，辅以肌电图检测，可做出诊断。

（四）治疗与康复

1. 西医治疗与康复

主要针对病因治疗，也可使用神经营养药及固醇类药物，辅以理疗，加强功能锻炼。

2. 中医治疗与康复

中医治疗与康复可参阅第六章第一节“运动神经元病”中的中医辨证论治和针灸治疗。

四、腓总神经损害

（一）概念

1. 西医概念

腓总神经起自 L_4～S_1 神经根，为坐骨神经的主要分支，司足背屈、外展、内收及伸趾等。腓总神经位于大腿下 1/3 处由坐骨神经分出，绕腓骨小头外侧分出腓肠肌外侧皮神经支配小腿外侧面感觉，内侧支分出腓浅神经及腓深神经，前者发出肌支支配腓骨长肌及腓骨短肌，皮支分布于小腿外侧、足背和第 2～5 趾背皮肤，后者支配胫骨前肌、长伸肌、短伸肌及趾短伸肌，并分出皮支到第 1、2 趾相对缘皮肤。

2. 中医概念

本病属中医学“痿病”范畴。

（二）病因病机

1. 现代医学

腓总神经绕行腓骨颈处，最易受损，常见外伤、压迫，如外科手术、睡眠中压迫及腓骨头骨折、长期习惯盘坐等，糖尿病、铅中毒及滑囊炎等也可致腓总神经麻痹。

2. 传统医学

本病归属于中医学的“痿病”范畴，可参阅第六章第一节“运动神经元病”的病因病机。

（三）诊断要点

腓总神经麻痹表现为足、足趾背屈不能，足下垂，走路呈跨阈步态，小腿前外侧及足背部感觉障碍。根据病史、详细神经系统检查辅以神经电生理资料进行诊断。

（四）治疗与康复

1. 西医治疗与康复

除进行病因治疗外，可加用神经营养剂及局部理疗等。

2. 中医治疗与康复

中医治疗与康复可参阅第六章第一节“运动神经元病”的中医辨证论治和针灸治法。

五、胫神经麻痹

（一）概念

1. 西医概念

胫神经发自 $L_4 \sim S_2$ 神经根，在腘窝上角由坐骨神经分出后，于小腿后方直线下行，支配腓肠肌、比目鱼肌、胫骨后肌、趾长屈肌及足的全部短肌。主要功能为屈膝、足跖屈、内翻及足趾跖屈等。

2. 中医概念

本病属中医学“痿病”范畴。

（二）诊断要点

胫神经受损，足趾跖屈不能，屈膝及足内收受限，跟腱反射减弱或消失。足外翻外展，骨间肌瘫痪致足趾爪形姿势，行走时足跟着地。小腿后面、足底、足外侧缘感觉障碍，偶有足趾、足心疼痛、烧灼感等感觉异常。

根据病史、临床表现及神经电生理检查，可确诊本病。

（三）治疗与康复

1. 西医治疗与康复

除对病因治疗外，急性期可用皮质类固醇、神经营养药、维生素 B 族、神经生长因子等，也可采用针灸、理疗及药物离子透入等。肢体畸形明显且保守治疗无效可进行手术纠正。

2. 中医治疗与康复

中医治疗与康复可参阅第六章第一节“运动神经元病”的中医辨证论治和针灸治疗。

六、枕 神 经 痛

（一）概念

1. 西医概念

枕神经痛是枕大神经、枕小神经、耳大神经神经分布区疼痛的总称。三对神经来自 C_2、C_3，分布于枕部。

2. 中医概念

本病属中医学“头痛”范畴。

（二）病因病机

1. 现代医学

枕神经痛常见病因有颈椎病、颈椎结核、外伤、脊髓肿瘤、骨关节炎、颈枕部肌炎、硬脊膜炎和转移瘤等，多为继发性神经损害，也可由呼吸道感染或扁桃体炎引起。

2. 传统医学

本类头痛主要由肝气不舒，气血亏虚或肾精亏虚所致。

（三）诊断要点

临床表现多为起源于枕部的一侧性持续性钝痛，向头顶（枕大神经）、乳突部（枕小神经）或外耳（耳大神经）放射，可阵发性加剧，头颈活动、咳嗽时加重，常伴颈肌痉挛。检查枕外隆突下常有压痛，枕神经分布区常有感觉减退或过敏。

（四）治疗与康复

1. 西医治疗与康复

首先是病因治疗，也可用止痛、镇静及神经营养药，局部封闭，理疗等对症治疗，效果不佳可手术治疗。

2. 中医治疗与康复

（1）中医辨证论治

1）气血亏虚

主症　头痛隐隐，遇劳加重，时发时止，头昏目眩，神疲乏力，心悸多梦，纳呆，食少，面色苍白，舌质淡、苔薄白，脉细弱无力。

治法　补气养血。

方药　补中益气汤加减。黄芪、党参、鸡血藤各15g，当归、川芎、丹参各20g。

血虚明显者加阿胶、白芍、制何首乌；兼有肝郁者合逍遥散。

2）肾精亏虚

主症　头痛且空，眩晕耳鸣，腰膝酸软，神疲乏力，舌质淡，苔白，脉沉而无力。

治法　补益肾精。

方药　六味地黄丸加减。熟地黄、石斛、黄精各15g，山药、白芍各15g，山茱萸、枸杞子、当归各20g。

眩晕耳鸣严重者加补骨脂、石菖蒲、天麻；头痛重者加川芎、白芷。

3）肝郁气滞

主症　头痛较重，以两侧重痛为主，与情绪波动有关，常见有头晕，胁肋胀痛，胸闷善叹息，口苦纳呆，舌质淡白或夹黄苔，脉弦。

治法　疏肝理气。

方药　柴胡疏肝散加减。白芍、柴胡、香附、枳壳各15g，当归20g，川芎、延胡索各15g。

若兼有口干口苦、苔黄者加牡丹皮、栀子；兼有肝阳上亢者加钩藤、白蒺藜。

（2）针灸治疗

1）毫针疗法

处方　上星、头维、神庭、百会、血海、足三里、三阴交。

针法　针宜补法，或补泻兼施，1 次/天，留针 30 分钟，10 次为 1 个疗程。

2）耳针疗法：取耳尖、神门、皮质下、枕、颞、额、心、肾、交感。在上述穴位中，找出痛点 1～3 对，采用毫针针刺。头痛强烈时用强刺激，顺时针方向捻转为主，留针时间宜长，可留 1～2 小时，或配合耳尖放血。1 次/天，10 次为 1 个疗程。

3）梅花针疗法：采用三线直行叩刺法，自印堂向大椎穴，头维向风门穴，太阳沿耳后向耳根的翳风穴叩刺；再采用 1 条线横行叩刺法，自前发际正中神庭穴向两耳上方率谷穴横行叩刺，每条线叩刺 3 遍，1 次/天，一般 2～3 次即可见效。

4）按摩疗法

头痛穴位按摩法：取穴太阳、风池、百会、率谷、合谷、阿是穴。患者取仰卧位，医者首先用掌揉法轻揉患者额头部 5 分钟，以使患者精神放松，其次用点揉法按摩百会、率谷、阿是穴各 2～3 分钟，并重复以上过程 2 次；患者再取俯卧位，医者用点按及点揉法按摩风池穴 5～6 分钟，最后同样用点按及点揉法按摩合谷穴 1～2 分钟。要求双手同时进行按摩，强度以被按摩穴位局部酸胀感，患者能忍受并感觉舒服为度，每日可进行 1～2 次。

头部叩击法：患者取坐位或卧位。医者用双手手指尖和指腹交替叩击患者头部各处，叩击的力度以患者感觉舒适为度。每次 20～30 分钟，每日 3 次。

七、臂丛神经痛

（一）概念

1. 西医概念

臂丛由 C_5～T_1 脊神经前支组成，主要支配上肢运动及感觉，受损时常产生神经支配区疼痛，故称为臂丛神经痛。

2. 中医概念

本病属于中医学“痹证”“筋痹”“肩臂痛”等范畴。

（二）病因病机

1. 现代医学

臂丛神经痛通常分为原发性和继发性两类，以后者多见。原发性臂丛神经痛病因未明。继发性臂丛神经痛多由臂丛邻近组织病变压迫所致，分为根性臂丛神经痛和干性臂丛神经痛，前者常见病因有颈椎病、颈椎结核、骨折、脱位、颈髓肿瘤等，后者常由胸廓出口综合征、外伤、锁骨骨折、肺上沟瘤、转移性癌肿等引起。

2. 传统医学

寒湿侵袭：素体虚弱，寒湿之邪乘虚侵袭人体，寒性收引、凝滞，湿性黏滞，故易出现筋脉拘挛，气血阻滞以成痹证。

瘀血阻络：气血筋脉受损，或久病亏虚，气血运行不畅，以致瘀血内停，脉络痹阻而为痹痛。

湿热浸淫：感受湿热之邪，或素体阳虚或阴虚有热，感受外邪后易从热化，或因寒湿之邪郁久化热，湿热壅滞，筋脉弛缓，经气不通，气血阻滞而为痹证。

正气不足是痹证的内在因素，而感受风、寒、湿、热是引起痹证的外因，尤以风寒湿三者杂至而致病者较多。主要病机为经络阻滞，气血运行不畅。

（三）诊断要点

原发性臂丛神经痛多见于成人，急性或亚急性起病，病前或发病早期可有发热、乏力、肌肉酸痛等全身症状，继之出现肩、上肢疼痛，数日内出现上肢肌无力，腱反射改变和感觉障碍。继发性臂丛神经痛表现为肩、上肢出现不同程度的针刺、烧灼或酸胀感，始于肩、颈部，向同侧上肢扩散，持续性或阵发性加剧，夜间或上肢活动时明显，臂丛分布区运动、感觉障碍，局限性肌萎缩，腱反射减弱或消失，颈椎病是引起继发性臂丛神经痛最常见的原因。病程长者可有自主神经功能障碍。臂丛神经牵拉试验和直臂抬高试验多呈阳性。

主要根据临床表现，肌电图、神经传导测定等神经电生理检查可做出临床诊断。

（四）鉴别诊断

本病需注意与肩关节炎、肩关节周围炎相鉴别。后者疼痛一般局限于肩部或上臂，疼痛不放射，颈部活动疼痛不加重。查体肩关节活动受限，关节肌肉有压痛，无神经受损体征。颈椎、肩关节 X 线检查、CT 可鉴别。

（五）治疗与康复

1. 西医治疗与康复

病因治疗为首选，其次可辅以非甾体抗炎药。为减轻神经水肿和止痛可用 2%普鲁卡因与泼尼松龙痛点局部封闭。根据情况可试用局部理疗、针灸、颈椎牵引等综合治疗。

2. 中医治疗与康复

（1）中医辨证论治

1）风湿痹阻

主症 颈肩臂疼痛，时上时下，游走不定，肌肤不仁，或有寒热表现及局部肿胀，苔薄白或白腻、脉濡缓或浮缓。

治法 祛风除湿，通络止痛。

方药 蠲痹汤化裁。羌活 15g，独活 15g，桂枝 15g，秦艽 15g，鸡血藤 15g，桑枝 15g，当归 15g，川芎 10g，郁金 15g，乳香 10g，甘草 5g。

恶寒无汗者加麻黄；麻木者加首乌藤。

2）寒湿侵袭

主症 突然肩、颈及上肢剧痛，屈伸不利，遇寒更甚，得热痛减，手指肿胀，口不渴，舌胖大，舌质淡或苔白腻，脉弦紧或滑或缓。

治法 散寒除湿，舒筋通络。

方药 风湿除痛饮化裁。桂枝 15g，苍术 15g，怀牛膝 15g，独活 15g，羌活 15g，穿心龙 15g，地龙 15g，姜黄 10g，当归 15g，生白芍 15g。

疼痛较重者，加熟附子 10g，乳香 10g，没药 10g；关节酸胀者，加木瓜 20g，海风藤 15g。

3）瘀血阻络

主症 肩、颈、上肢疼痛不移，痛处拒按，日久不愈，肢体麻木，面色暗滞，舌质紫暗或有瘀点瘀斑，脉弦细或涩。

治法 理气活血，通络止痛。

方药 身痛逐瘀汤加减。桃仁 15g，红花 15g，当归 20g，川芎 10g，秦艽 15g，羌活 15g，没药 10g，牛膝 15g，地龙 10g，桑枝 15g，姜黄 15g，甘草 5g。

兼有湿热征象者，可加苍术、黄柏各 15g；疼痛剧烈者，可加全蝎 5g，蜈蚣 2 条，露蜂房 10g。

4）湿热浸淫

主症 肩、颈及上肢疼痛，关节沉重不利，有灼热感，局部红肿，口干渴而不欲饮，舌质偏红，苔黄腻，脉数。

治法 清热利湿，通络止痛。

方药 四妙丸加减。苍术 15g，黄柏 15g，牛膝 15g，薏苡仁 20g，泽泻 15g，车前子 10g，独活 10g，秦艽 10g，地龙 10g，伸筋草 15g。

壮热不退，大便秘结者，加大黄 10g，芒硝 10g。

（2）针灸治疗

1）毫针疗法

处方 肩髎、肩髃、肩前、曲池、尺泽、列缺、合谷、阳池、外关、手三里。

针法 均用泻法。

2）耳针疗法：取肩关节、肩、肘、腕、指、神门。

3）刮痧疗法：先刮背部太阳经，再刮患侧颈、肩、臂。

4）推拿疗法：取肩髃、肩髎、肩前、肩后、曲池、合谷、手三里、外关，采用推法、拿法、擦法、按法、点法。

5）头项针疗法：取颈、项、肩、肘、腕、手，采用平刺、透刺法。

八、肋间神经痛

（一）概念

1. 西医概念

肋间神经痛指肋间神经支配区疼痛综合征。

2. 中医概念

本病属中医学“痹证”范畴。

（二）病因病机

1. 现代医学

原发性肋间神经病罕见，多为继发性肋间神经痛，常由带状疱疹、胸膜炎、肺炎、胸椎或肋骨外伤、肿瘤等引起。

2. 传统医学

本病归属于中医学的“痹证”，可参阅本节“臂丛神经痛”的病因病机。

（三）诊断要点

疼痛沿一个或几个肋间分布，呈持续性刺痛、灼痛，呼吸、咳嗽、喷嚏时加重。查体可发现相应肋间皮肤区感觉过敏和肋骨缘压痛。带状疱疹性肋间神经痛在相应肋间可见疱疹，疼痛出现于疱疹前，疱疹消失后疼痛可持续一段时间。

（四）治疗与康复

1. 西医治疗与康复

肋间神经痛的治疗主要是病因治疗，对症治疗可用止痛、镇静药，维生素 B 族，局部封闭，理疗等。

2. 中医治疗与康复

中医治疗与康复可参阅本节“臂丛神经痛”的中医辨证论治和针灸治疗。

九、股外侧皮神经炎

（一）概念

1. 西医概念

股外侧皮神经炎也称为感觉异常性股痛，是临床最常见的皮神经炎，是由股外侧皮神经损伤所致。股外侧皮神经是纯感觉神经，发自腰丛，由 L_2、L_3 神经根前支组成，穿过腹股沟韧带下方，分布于股前外侧皮肤。

2. 中医概念

股外侧皮神经炎属于中医学“痹证”“腰腿痛”范畴。

（二）病因病机

1. 现代医学

股外侧皮神经受损主要见于局部受压、腹膜后肿瘤、腹部肿瘤、妊娠子宫压迫等。其他病因包括肥胖、外伤、乙醇及药物中毒等。糖尿病单神经病易累及该神经。

2. 传统医学

中医学认为本病成因乃由正气虚弱，气血失调，营卫不固，风、寒、湿、热诸邪乘虚而入，阻滞气血经络而致脉络失养，不荣而痛。寒湿痹阻、湿热下注、气滞血瘀、肾气不足、气血亏虚皆为致病原因。

（三）诊断要点

本病常见于男性，多为一侧受累，表现为大腿前外侧下 2/3 区感觉异常，如麻木、疼痛、蚁走感等，久站或步行较久后症状加剧。查体可有大腿外侧感觉过敏、减退或消失，无肌萎缩和肌无力，呈慢性病程，可反复发作，预后良好。

（四）治疗与康复

1. 西医治疗与康复

首选病因治疗，疼痛严重者可口服止痛、镇静药或卡马西平等，大剂量维生素 B 族或 2% 普鲁卡因局部封闭可能有效。疼痛严重，非手术治疗无效者可考虑行阔筋膜或腹股沟韧带切开术松解神经压迫。

2. 中医治疗与康复

（1）中医辨证论治

1）寒湿痹阻

主症　腰腿冷痛、重着，肢体活动不利，疼痛持久并向大腿后外侧及小腿放射，受凉或阴雨天气则疼痛加剧，喜热敷，舌质淡，舌苔薄白或白腻，脉弦或沉缓。

治法　散寒除湿，温经通脉。

方药　风湿除痛饮加减。桂枝 15g，鸡血藤 15g，羌活 15g，地龙 15g，路路通 15g，黄芪 30g，独活 10g，怀牛膝 10g。

湿性重者加防己、萆薢、薏苡仁，疼痛较重者加川芎、没药。

2）湿热下注

主症　腿痛为持续性烧灼样剧烈疼痛，或下肢酸麻胀痛，热天或阴雨天加重，活动后可减轻，小便涩，舌质红，舌苔黄腻，脉濡数。

治法　清热利湿，舒筋止痛。

方药　四妙丸加减。苍术 15g，黄柏 15g，牛膝 15g，薏苡仁 30g，秦艽 15g，木瓜 15g，忍冬藤 30g，地龙 20g。

湿胜者加防己、路路通，口苦者加黄芩、龙胆。

3）气滞血瘀

主症　初期腰部疼痛，痛处拒按，继而疼痛牵扯到大腿后侧，转侧不利，屈伸不便，咳嗽，排便等均可使疼痛加剧，疼痛呈针刺样，常伴有麻木感，可有外伤史，或久病不愈，舌质暗红，或有瘀斑，脉涩或弦细。

治法　活血化瘀，理气止痛。

方药　身痛逐瘀汤加减。当归 15g，川芎 20g，红花 10g，桃仁 10g，乳香 10g，没药 10g，

地龙 10g。

无力明显者加黄芪；畏寒肢冷者加熟附子、肉桂；气滞突出者加柴胡、枳壳。

4）肾气不足

主症　病程日久，腰腿疼痛、麻木，下肢酸软无力，遇劳加剧，反复发作，小腿发凉，畏寒喜暖，舌质淡红，舌苔薄白，脉沉细无力。

治法　益肾填精，荣筋止痛。

方药　杜仲寄生汤加减。杜仲 15g，桑寄生 15g，胡桃肉 20g，熟地黄 10g，当归 10g，川芎 10g，黄芪 10g，巴戟天 15g，狗脊 15g。

阳虚者加熟附子、肉桂，久痛入络者加全蝎、地龙、蜈蚣。

5）气血亏虚

主症　久病，腰腿持续性麻木疼痛，夜间或劳累后疼痛加剧，常伴有患肢肌肉萎缩，面色无华，神疲乏力，纳呆，舌质淡，舌苔薄白，脉细弱无力。

治法　益气养血，温经通络。

方药　黄芪桂枝五物汤加减。黄芪 30g，桂枝 15g，白芍 30g，当归 15g，杜仲 15g，鸡血藤 30g，生姜 3 片，大枣 10g。

畏寒发冷，阳气虚衰，寒象较甚者，加熟附子 10g；病程日久，腰膝酸软者，加狗脊 15g，淫羊藿 15g，巴戟天 10g。

（2）针灸治疗

1）毫针疗法

处方　髀关、伏兔、阴市、殷门、承山、风市、悬钟、阳陵泉。

辨证加减　寒凝经脉者加委中、腰阳关；湿热浸淫者加阴陵泉，瘀血阻络者加血海、三阴交，肝肾不足者加太溪、三阴交。

2）耳针：取神门、皮质下、肾上腺、臀、腰椎、骶椎、下肢等穴。

3）头针：取对侧感觉区，对侧足感区。

十、坐骨神经痛

（一）概念

1. 西医概念

坐骨神经痛指沿坐骨神经通路及其分支区的疼痛综合征。坐骨神经发自骶丛，由 L_4～S_3 神经根组成，是全身最长最粗的神经，经梨状肌下孔出骨盆后分布于整个下肢。

2. 中医概念

本病属中医学“痹证”范畴。

（二）病因病机

1. 现代医学

原发性坐骨神经痛临床少见，又称坐骨神经炎，病因未明，可能与受凉、感冒，牙、鼻窦、扁桃体感染侵犯周围神经外膜致间质性神经炎有关，常伴有肌炎或纤维组织炎。继发性坐骨神经痛临床上常见，由坐骨神经通路受周围组织或病变压迫或刺激所致，根据受损部位可分为根性坐骨神经痛和干性坐骨神经痛。根性坐骨神经痛较干性坐骨神经痛多见，常由椎管内疾病及脊柱疾病引起。其中以腰椎间盘突出引起者最为多见。干性坐骨神经痛常由骶髂关节病、髋关节炎、腰大肌脓肿、盆腔肿瘤、子宫附件炎、妊娠子宫压迫、臀肌注射部位不当所致。

2. 传统医学

本病归属于中医学的"痹症"范畴，可参阅本节"股外侧皮神经炎"的病因病机。

（三）诊断要点

本病青壮年多见，单侧居多。疼痛主要沿坐骨神经径路由腰部、臀部向股后、小腿后外侧和足外侧放射。疼痛常为持续性钝痛，阵发性加剧，也可为电击、刀割或烧灼样疼痛，行走和牵拉坐骨神经时疼痛明显。根性痛在咳嗽、喷嚏、用力时加剧。为减轻活动时诱发的疼痛或疼痛加剧，患者将患肢微屈并卧向健侧，仰卧起立时先患侧膝关节弯曲，坐下时健侧臀部先着力，直立时脊柱向患侧侧凸等。查体可发现直腿抬高试验阳性，患者仰卧，下肢伸直，检查者将患肢抬高，如在70°范围内患者感疼痛即为阳性，系腘旁肌反射性痉挛所致；患侧小腿外侧和足背可出现感觉障碍；踝反射减弱或消失；L_4、L_5 棘突旁，骶髂旁，腓肠肌处等有压痛点。腰骶部、骶髂、髋关节 X 线片对发现骨折、脱位、先天性脊柱畸形有帮助，CT、MRI、椎管造影有助于脊柱、椎管内疾病的诊断，B 超可发现盆腔相关疾病，肌电图及神经传导测定对判断坐骨神经损害部位、程度及预后有意义。

（四）鉴别诊断

1. 急性腰肌扭伤

急性腰肌扭伤患者多有外伤史，腰部局部疼痛明显，无放射痛，压痛点在腰部两侧。

2. 腰肌劳损、臀部纤维组织炎、髋关节炎

腰肌劳损、臀部纤维组织炎、髋关节炎也有下背部、臀部及下肢疼痛，但疼痛、压痛局限不扩散，无感觉障碍、肌力减退等，踝反射一般正常。可行 X 线检查或 CT、MRI 检查鉴别。

（五）治疗与康复

1. 西医治疗与康复

1）病因治疗：不同病因采取不同治疗方案，如腰椎间盘突出者急性期睡硬板床，休息 1～2 周大多症状稳定。

2）药物治疗：疼痛明显可用止痛剂。肌肉痉挛可用地西泮 5～10mg 口服，3 次/天。也可加用神经营养药，如维生素 B_1，每次 100mg，1 次/天，肌内注射。

3）封闭疗法：可用 1%～2%普鲁卡因或加泼尼松龙各 1ml 椎旁封闭。

4）物理疗法：急性期可选用超短波、红外线照射，疼痛减轻后可用感应电，碘离子透入及热疗等，也可使用针灸、按摩等。

5）手术治疗：疗效不佳或慢性复发病例可考虑手术治疗。

2. 中医治疗与康复

中医治疗与康复可参阅本节“股外侧皮神经炎”。

十一、股 神 经 痛

（一）概念

1. 西医概念

股神经由 L_2～L_4 神经根前支组成，是腰丛中最长的分支。股神经痛也称为 Wassermann 征。

2. 中医概念

本病属中医学“痹证”范畴。

（二）病因病机

1. 现代医学

股神经痛常见病因包括骨盆股骨骨折、枪伤、刺割伤以及中毒、糖尿病、传染病、盆腔肿瘤、脓肿、静脉曲张和股动脉瘤等。

2. 传统医学

本病归属于中医学的“痹证”范畴，可参阅本节“股外侧皮神经炎”的病因病机。

（三）诊断要点

股神经损伤主要表现为下肢无力，尽量避免屈膝的特殊步态，行走时步伐细小，先伸出健脚，再病脚拖曳前行，奔跑跳跃不能；皮支损伤有分布区剧烈神经痛及痛觉过敏，大腿前内和小腿内侧痛觉减退或消失；膝反射减弱或消失；可伴水肿、青紫等营养性改变。

（四）治疗与康复

1. 西医治疗与康复

（1）病因治疗

股神经离断需行神经缝合，瘢痕压迫应做神经松解术，盆腔肿瘤或股动脉瘤应手术切除。

（2）药物治疗

皮质类固醇可消除神经局部水肿、粘连，利于外伤恢复。使用索米痛片、阿司匹林、布洛芬有明显止痛作用。神经营养药包括维生素 B_1、维生素 B_6、维生素 B_{12} 和神经生长因子等。

（3）股神经封闭

疼痛剧烈难以忍受者可用2%普鲁卡因加山莨菪碱、维生素B_1或无水乙醇行股神经封闭，止痛效果好。针灸、理疗、穴位封闭利于解除粘连，促神经再生等。

2. 中医治疗与康复

中医治疗与康复可参阅本节“股外侧皮神经炎”。

第五节　多发性神经病

一、概　念

（一）西医概念

多发性神经病是以肢体远端受累为主的多发性神经损害，临床表现为四肢相对对称性运动感觉障碍和自主神经功能障碍。

（二）中医概念

本病属中医学“痿证”“痹证”“麻木”等病证范畴。

二、病因病机

（一）现代医学

本病病因众多，常见于药物、化学品、重金属、酒精中毒，以及代谢障碍性疾病，副肿瘤综合征等。

（二）传统医学

湿热浸淫：外感湿邪，湿郁化热，湿热内蕴，浸淫筋脉，痹阻气血，气机不利，湿盛困束阳气、热盛耗伤精血，宗筋肌肤失养而麻木不仁，四肢痿软无力。

寒湿阻络：居处潮湿之地，或冒雨涉水，夜寒露宿，以致寒湿之邪侵袭人体，注于经络，留于关节，屈伸不利，气血运行受阻，不能濡养肌肤。

气虚血瘀：劳倦过度，正气不足，无以温煦脏腑肢体，卫气失温，不能推动血行，以致气血在经络中流通不畅，无法通达四末，故见四肢麻木无力。

脾胃虚弱：脾胃为后天之本，气血生化之源，若素体亏虚或饮食失调以致脾胃运化不足，气血生化无源，不能濡养皮毛、肌肉，宗筋弛缓，乃致四肢痿废不用。

肝肾不足：肝藏血，主筋，肾藏精，主骨，久病失治，或房劳伤肾，下元受损，精血不足，肾中水亏火旺，筋脉失其濡养，而见筋肉消枯，肢体痿废，手足麻木。

三、诊断要点

出现多发性周围神经病变时，通常有肢体远端对称性感觉、运动和自主神经功能障碍。受累肢体远端早期可出现感觉异常，如针刺、蚁走、烧灼、触觉和感觉过度等刺激性症状。随病情进展，逐渐出现肢体远端对称性深浅感觉减退或缺失，呈手套-袜套样分布。肢体呈下运动神经元性瘫痪，远端对称性肌无力，可伴肌萎缩、肌束震颤等。四肢腱反射减弱或消失，通常为疾病早期表现。自主神经功能障碍表现为肢体末端皮肤菲薄、干燥、苍白、变冷、发绀，多汗或无汗，指（趾）甲粗糙、松脆，竖毛障碍，高血压及直立性低血压等。上述症状通常同时出现，呈四肢对称性分布，由远端向近端扩展。

部分疾病可有脑脊液蛋白含量升高。神经活检可见周围神经节段性髓鞘脱失或轴突变性。肌电图可见神经源性改变，可出现传导速度减慢或波幅降低等改变。因病因众多，还应依据病史及临床表现进行针对性辅助检查。

诊断主要依据肢体远端手套-袜套样分布的对称性感觉障碍、末端明显的弛缓性瘫痪、自主神经功能障碍，肌电图和神经传导测定有助于诊断，必要时可行神经组织活检。神经传导测定可有助于早期诊断亚临床病例。

四、鉴别诊断

（一）急性脊髓炎

急性脊髓炎患者表现为瘫痪或四肢瘫痪，大小便障碍，传导束性感觉障碍及锥体束征，MRI 可见脊髓病灶。

（二）急性脊髓灰质炎

急性脊髓灰质炎儿童多见，瘫痪有不对称性节段性特点，弛缓性瘫痪，无感觉障碍。

（三）周期性麻痹

周期性麻痹表现为反复发作性四肢无力，弛缓性瘫痪，发作时血钾显著降低，补钾后恢复正常。

五、治疗与康复

（一）西医治疗与康复

1. 病因治疗

糖尿病性多发性神经病者应注意控制血糖，延缓病情进展；药物所致者需立即停药；重金属和化学品中毒应立即脱离中毒环境，及时应用解毒剂及补液、利尿、通便以尽快排出毒物；

尿毒症性多发性神经病可行血液透析或肾移植；营养缺乏代谢障碍性多发性神经病患者应积极治疗原发病；乙醇中毒者需戒酒。

2. 一般治疗

可补充维生素 B 族及其他神经营养药物，如辅酶 A、ATP 等。疼痛明显者可用各种止痛剂，严重者可用卡马西平或苯妥英钠。急性期患者应卧床休息，加强营养，对重症患者加强护理，瘫痪患者勤翻身。

3. 康复治疗

（1）早期

受累肢体应使用夹板或支架维持功能位。受累肢体各关节应早期做全身范围各轴向的被动运动，每天至少 1～2 次，以保持受累关节的正常活动范围。若出现受累肢体肿胀，可采用抬高患肢、弹力绷带包扎、做轻柔的向心性按摩与受累肢体的被动活动、冰敷等措施。早期可应用超短波、微波、红外线等温热疗法。

（2）恢复期

早期炎症水肿消退后，即进入恢复期。此期的重点是促进神经再生，保持肌肉质量，增强肌力和促进感觉功能恢复。周围神经受损后，肌肉瘫痪，可采用神经肌肉电刺激疗法以保持肌肉质量，迎接神经再支配。在进行力量训练时，应注意结合功能性活动和日常生活活动训练。根据功能障碍的部位及程度、肌力及耐力的检测结果，进行有关的作业治疗。感觉训练时，先进行触觉训练，然后是振动觉训练，后期训练涉及对多种物体大小、形状、质地和材料的鉴别。训练的原则是由大物体到小物体，由简单物体到复杂物体，由粗糙质地到纤细质地，由单一类物体到混合物体。

（二）中医治疗与康复

1. 中医辨证论治

（1）湿热浸淫型

主症　肢体远端弛缓无力，肌肤麻木不仁，手足肿胀，纳差，腹胀便溏，小便短赤，舌红，苔黄腻，脉濡数或弦滑数。

治法　清热利湿，通经活络。

方药　二妙丸加减。苍术、茯苓各 20g，黄柏、川牛膝、生薏苡仁、羌活各 15g，防己 10g，萆薢、木瓜各 12g。

肌肉疼痛者加川芎、乳香、没药；口干心烦者加生地黄、麦冬。

（2）寒湿阻络型

主症　肢端麻木，冷痛，肿胀，手足无力，甚者痿废不用，纳呆，舌淡，苔白腻，脉濡或紧。

治法　散寒除湿，祛风通络。

方药　薏苡仁汤加减。薏苡仁 20g，牡丹皮、当归、鸡血藤各 15g，桃仁、川芎、赤芍、羌活、独活、桑枝、苍术各 10g。每日 1 剂，水煎服。

上肢为主者加姜黄；下肢为主者加牛膝；疼痛者加没药。

（3）气虚血瘀型

主症　四肢远端麻木、肿胀、疼痛、痿软无力，皮肤色暗或有瘀斑，舌质紫暗或有瘀点，

苔薄白，脉细涩。

治法 益气活血，通经活络。

方药 补阳还五汤加减。黄芪 30g，当归 15g，川芎、地龙、桃仁、红花、赤芍各 10g。每日 1 剂，水煎服。

手足无力、肿胀汗出，加党参、茯苓、桂枝；肌肤麻木不仁者，加丹参、三七粉。

（4）脾胃虚弱型

主症 四肢麻木无力，手足不温，皮肤菲薄无光泽，甚有肌肉萎缩，神疲倦怠，颜面虚浮，少气懒言，纳差便溏，舌质淡胖，舌苔薄白，脉细弱。

治法 健脾和胃，益气通脉。

方药 补中益气汤加减。黄芪 20g，党参、白术各 15g，当归、陈皮、升麻、柴胡各 10g，甘草 5g。每日 1 剂，水煎服。

乏力纳呆者，加神曲、鸡内金、砂仁。

（5）肝肾不足型

主症 肢端麻木，甚则感觉消失，肢体痿软无力或拘急疼痛，肌肉萎缩，关节变形，伴有头晕耳鸣，腰膝酸软，盗汗遗精，舌质淡红少苔，脉沉细或细数。

治法 滋补肝肾，育阴清热。

方药 大补阴丸加减。龟甲 30g，猪脊髓 15g，熟地黄、知母、黄柏各 15g，阴阳俱虚者，加淫羊藿、补骨脂、肉桂、熟附子；肢端挛急、变形者，加全蝎、蜈蚣、地龙。

2. 针灸治疗

（1）毫针疗法

取穴脾俞、肝俞、曲池、外关、合谷、八邪、足三里、悬钟、解溪、承山、十风。湿热浸淫加阴陵泉，用泻法。

（2）耳针

取脾、胃、肾、肝、内分泌及相应部位。

（3）头针

运动区、感觉区、足运感区。

（4）头项针

运感一区、运感二区、运感三区、辅助运动区、决策区、腕、手、踝、足。

第六节 急性炎性脱髓鞘性多发性神经根炎

一、概 念

（一）西医概念

急性炎性脱髓鞘性多发性神经根炎（AIDP），又称为经典型 Guillain-Barré 综合征（GBS），是一种自身免疫介导的周围神经病，主要损害多数脊神经根和周围神经，也常累及脑神经。

（二）中医概念

本病属中医学“痿病”范畴。

二、病因病机

（一）现代医学

GBS确切病因未明。临床及流行病学资料显示部分患者发病可能与空肠弯曲菌感染有关。此外，GBS还可能与巨细胞病毒、EB病毒、水痘-带状疱疹病毒、肺炎支原体、乙型肝炎病毒和HIV感染相关。较多报道指出白血病、淋巴瘤、器官移植后应用免疫抑制剂或患者有系统性红斑狼疮、桥本甲状腺炎等自身免疫病常合并GBS。

（二）传统医学

本病归属于中医学“痿病”范畴。

三、诊断要点

1）常有前驱感染史，呈急性起病，进行性加重，多在2周左右达高峰。

2）对称性肢体和脑神经支配肌肉无力，重症者可有呼吸肌无力，四肢腱反射减弱或消失。

3）可伴有轻度感觉异常和自主神经功能障碍。

4）脑脊液出现蛋白-细胞分离现象。

5）电生理检查提示远端运动神经传导潜伏期延长、传导速度减慢、F波异常、传导阻滞、异常波形离散等。

6）病程有自限性。

四、鉴别诊断

（一）脊髓灰质炎

脊髓灰质炎患者起病时多有发热，肢体瘫痪常局限于一侧下肢，无感觉障碍。

（二）急性横贯性脊髓炎

急性横贯性脊髓炎患者发病前1～2周有发热病史，起病急，1～2日出现截瘫，受损平面以下运动障碍伴传导束性感觉障碍，早期出现尿便障碍，脑神经不受累。

（三）低钾性周期性瘫痪

低钾性周期性瘫痪指迅速出现的四肢弛缓性瘫痪，无感觉障碍，呼吸肌、脑神经一般不受累，脑脊液检查正常，血清钾降低，可有反复发作史。补钾治疗有效。

（四）重症肌无力

受累骨骼肌病态疲劳、症状波动、晨轻暮重，新斯的明试验可协助鉴别。

五、治疗与康复

（一）西医治疗与康复

1. 一般治疗

1）心电监护：对有明显的自主神经功能障碍者，应予以心电监护；如果出现体直立低血压、高血压、心动过速、心动过缓、严重心脏传导阻滞、窦性停搏时，须及时采取相应措施处理。

2）呼吸道管理：有呼吸困难和延髓支配肌肉麻痹的患者应注意保持呼吸道通畅，尤其注意加强吸痰及防止误吸。对病情进展快，伴有呼吸肌受累者，应该严密观察病情，必要时行气管插管或气管切开，机械辅助通气。

3）营养支持：延髓支配肌肉麻痹者有吞咽困难和饮水呛咳，需予以鼻饲，防止电解质紊乱。合并有消化道出血或胃肠麻痹者，则给予静脉营养支持。

4）其他对症处理：患者如出现尿潴留，则留置尿管以帮助排尿；便秘可予以缓泻剂和润肠剂。对有神经痛的患者，适当应用药物缓解疼痛；如出现肺部感染、泌尿系感染、压疮、下肢深静脉血栓形成，注意予以相应的积极处理，以防病情加重。当患者因语言交流困难和肢体严重无力而出现抑郁时，特别是使用气管插管呼吸机支持时，应予以心理支持治疗，必要时给予抗抑郁药物治疗。

2. 免疫治疗

1）血浆置换（PE）：可迅速降低血浆中抗体和其他炎症因子。每次置换量为30～50ml/kg，依据病情轻重在1～2周内进行3～5次置换。禁忌证包括严重感染、心律失常、心功能不全及凝血功能障碍等。其副作用为血流动力学改变，可能造成血压变化、心律失常，使用中心导管引发气胸和出血以及可能合并败血症。

2）免疫球蛋白静脉滴注（IVIG）：可与大量抗体竞争性阻止抗原与淋巴细胞表面抗原受体结合。成人剂量0.4g/（kg·d），1次/天，静脉滴注，连用3～5天。免疫球蛋白过敏或先天性IgA缺乏患者禁用。发热面红为常见不良反应，减慢输液速度可减轻。PE和IVIG为AIDP的一线治疗方法，但联合治疗并不增加疗效，推荐单一应用。

3）糖皮质激素：多项临床试验结果均显示单独应用糖皮质激素治疗GBS无明显疗效，糖皮质激素和IVIG联合治疗与单独应用IVIG治疗的效果也无显著差异。但在我国，由于经济条件或医疗条件限制，有些患者无法接受IVIG或PE治疗，可试用甲泼尼龙500mg/d，静脉滴注，连用5日后逐渐减量，或地塞米松10mg/d，静脉滴注，7～10天为1个疗程。对于糖皮质激素治疗GBS的疗效以及对不同类型GBS的疗效还有待于进一步讨论。

3.神经营养

应用维生素 B 族治疗，包括维生素 B_1、维生素 B_{12}、维生素 B_6 等。

4. 康复治疗

病情稳定后，早期进行正规的康复功能锻炼，以预防失用性肌萎缩和关节挛缩。

（1）呼吸功能训练

在疾病早期针对患者的具体情况进行相应治疗。对呼吸肌麻痹者，主要进行辅助或主动腹式呼吸、缩唇呼吸以及身体屈曲时呼气、伸展时吸气训练。对呼吸肌肌力减弱者，进行胸部扩张练习和呼吸肌群的柔韧性训练。有肺部感染者，积极进行体位引流、排痰治疗，同时训练患者有效咳嗽，局部进行超短波治疗。

（2）运动治疗

运动治疗包括以下两个方面：①增强关节活动度训练。受累肢体各关节，早期应做全关节活动范围各轴向的被动运动，每天至少 1～2 次，以保持受累关节的正常活动范围。若受损程度较轻，则视患者肢体麻痹程度而决定做被动运动、辅助下的主动运动或主动运动。②增强肌力的训练。根据瘫痪肌肉的功能情况相继做被动运动、助力运动、主动运动、抗阻力运动，循序渐进，动作应缓慢，范围尽量大。受累肌肉为 0～1 级时，进行被动运动、肌电生物反馈等治疗；肌力为 2～3 级时，进行助力运动、主动运动及器械性运动，但应注意运动量不宜过大，以免肌肉疲劳。随着肌力的增强，逐渐减少助力；肌力为 3～4 级时，可进行抗阻练习，以争取肌力的最大恢复。当受累肌肉的肌力增至 4 级时，在进行以上抗阻力运动训练的同时，进行速度、耐力、灵敏度、协调性与平衡性的专门训练。

（3）物理治疗

失神经支配一个月后，肌萎缩最快，宜及早采用电刺激疗法，防止或减轻肌肉萎缩；失神经后数月仍可用电刺激治疗。其他物理因子的应用，如早期应用超短波、微波、短波和红外线等温热疗法，既有利于改善局部血液循环和局部营养，促进水肿吸收、消除炎症，又有利于促进神经再生和神经传导功能的恢复。另外，温热敷或湿敷疗法可改善局部血液循环、缓解疼痛、松解粘连，促进水肿吸收。

（4）作业治疗

根据功能障碍的部位、程度、肌力及耐力的检测结果，采用适宜的作业治疗。随着患者肌力和耐力的增加，可逐渐增加活动的阻力。当患者独立活动能力增加时，应尽早开始日常生活活动训练，如翻身、坐起、进食、穿衣、如厕、使用轮椅等，提高患者的生活自理能力。注意避免患者疲劳，强调关节的保护，并提供心理支持。

（5）感觉训练

感觉过敏者，可反复刺激过敏区，克服患者过敏现象。对实体感觉缺失者，可给予不同质地、不同形状的物体进行感觉功能训练。感觉训练的原则是先进行触觉训练，再进行振动觉训练。由大物体到小物体，由简单物体到复杂物体，由粗糙质地到细滑质地，由单一物体到混合物体。

（6）日常生活活动能力训练

日常生活活动能力训练应始于疾病早期，在综合训练的基础上，开始如个人卫生、进食、更衣、转移、器具的使用和步行等日常生活活动训练。早期可使用自助具或支具来补偿上下肢所丧失的能力。治疗中不断增加训练的难度和时间，以增强身体的灵活性和耐力。

（7）康复工程

应用矫形器保持良好的体位，防止关节挛缩变形。矫形器的应用，除在功能训练时脱下外，原则上卧床或休息时均应使用。

（8）心理治疗

首先进行全面的心理评估，再针对性地开展心理治疗。常用的治疗方法包括支持性心理治疗、催眠术、松弛训练、生物反馈疗法、森田疗法等。

（二）中医治疗与康复

本病的中医治疗与康复可参阅第六章第一节“运动神经元病”。

第十一章

神经系统遗传性及发育异常性疾病

第一节　遗传性共济失调

一、Friedreich 型共济失调

（一）概念

Friedreich 型共济失调（Friedreich ataxia，FRDA）也称少年脊髓型共济失调，是最常见的常染色体隐性遗传性共济失调，由 Friedreich（1863）首先报道。欧美地区多见，人群患病率为 2/10 万，近亲结婚发病率高达 5.6%～28%。本病具有独特的临床特征，如儿童期发病，肢体进行性共济失调，伴锥体束征、发音困难、深感觉异常、脊柱侧凸、弓形足和心脏损害等。

（二）病因病机

1. 现代医学

FRDA 由 9 号染色体长臂（9q13-12.1）*frataxin* 基因非编码区 GAA 三核苷酸重复序列异常扩增所致。引起突变的原因尚不清楚。肉眼可见脊髓变细，胸段明显；镜下主要病变在后索、脊髓小脑束和皮质脊髓束，髓鞘和轴索断裂，结构大量丧失，后根神经节和 Clarke 柱神经元丢失，周围神经脱髓鞘，胶质增生。脑干神经和传导束也变性萎缩，小脑皮质和齿状核及小脑脚受累较轻。心肌纤维肥厚变性，含有铁反应阳性颗粒，伴有纤维性结缔组织增生。

2. 传统医学

本病是由阴血亏虚，引动肝风或阳虚瘀阻所致。其病位在肾、肝、脾与筋骨；其病性多虚实夹杂。

（三）诊断要点

根据儿童或少年期起病，自下肢向上肢发展的进行性共济失调，明显的深感觉障碍如下肢振动觉、位置觉消失，腱反射消失等，通常可以诊断。如有构音障碍、脊柱侧凸、弓形足、心

肌病、MRI 显示脊髓萎缩和 FRDA 基因 GAA 异常扩增可确诊。

（四）鉴别诊断

1. 腓骨肌萎缩症

腓骨肌萎缩症为遗传性周围神经病，缓慢发生的双下肢无力，肌肉萎缩，也可出现弓形足，但该病无明显的共济失调。

2. 多发性硬化

多发性硬化患者有缓解-复发病史和中枢神经系统多数病变的体征。

3. 维生素 E 缺乏

维生素 E 缺乏可引起共济失调，但没有构音障碍、骨骼或心脏异常，该病为 2～25 岁起病，应查血清维生素 E 水平，用维生素 E 治疗效果好。

4. 共济失调-毛细血管扩张症

共济失调-毛细血管扩张症儿童期起病表现小脑性共济失调，可见特征性结合膜毛细血管扩张。

5. 家族性小脑皮质萎缩

家族性小脑皮质萎缩发病年龄晚，进展缓慢，表现为进行性小脑性共济失调，许多患者腱反射活跃或亢进。

（五）治疗与康复

1. 西医治疗与康复

（1）药物治疗

目前本病无特效治疗，可给予辅酶 Q_{10} 和其他的抗氧化剂，前期试验显示这些药物可以改善心肌和骨骼肌的生物能量代谢，减慢病程的进展。心功能不全和糖代谢障碍的对症治疗也很重要。

（2）手术治疗

矫形手术（如肌腱切断术）可纠正足部畸形。

（3）康复治疗

1）上肢训练：着重训练动作的准确性、速度和节奏。单侧肩、肘、腕关节的屈、伸、内收、外展及旋转训练。双侧肩、肘、腕关节同时屈伸、内收、外展及旋转训练。指鼻训练、木钉板训练、编织作业、球类游戏、投圈等活动。

手的抓握动作训练：单个手指的屈伸、内收、外展，五个手指同时屈伸、内收、外展、对指，双侧手指同时做屈伸、内收、外展、对指等。

负重训练：绑沙袋，以增加躯干和近端的稳定性，可在一定程度上提高患者对远端运动的控制能力。

2）下肢训练

仰卧位练习：患者躺在表面光滑的床上或垫子上，足跟着床面，头部抬起，看到小腿与足，分别双下肢单独沿床面滑动做各种屈曲运动，双下肢交替沿床面滑动做各种屈曲运动。

坐位练习：维持正确坐位姿势，背靠椅背，维持坐位姿势。单足或双足抬离地面，准确回到原位。按照治疗师的节奏，练习从不同高度的椅子上起立和坐下。

站位练习：身体重量在双足中轮流转移，分别进行 1/4、1/2、3/4 步及一整步的练习。

转弯练习：向左右转弯行走。

2. 中医治疗与康复

（1）中医辨证论治

1）阴虚生风

主症　下肢强直痉挛，步态不稳，震颤，言语含糊，口干咽燥，舌红少苔，脉弦细而数。

治法　育阴息风，柔肝解痉。

方药　大定风珠化裁。龟甲 30g，鳖甲 30g，生牡蛎 30g，白芍 15g，生地黄 30g，钩藤 15g，木瓜 10g，天麻 15g，僵蚕 10g，牛膝 10g，甘草 10g，薏苡仁 30g。

2）血虚生风

主症　下肢强直痉挛，步态不稳，震颤，四肢无力，头晕眼花，心悸，舌淡苔薄，脉细无力。

治法　益气养血，息风解痉。

方药　定振丸化裁。熟地黄 30g，生地黄 30g，白芍 15g，当归 15g，川芎 10g，天麻 10g，钩藤 15g，全蝎 5g，木瓜 20g，牛膝 10g。

3）阳虚血瘀

主症　下肢强直痉挛，步态不稳，肢冷，尿清，舌淡胖，苔薄，脉沉细。

治法　补肾温阳，活血息风。

方药　益肾通络汤化裁。黄芪 30g，枸杞子 30g，淫羊藿 15g，巴戟天 10g，菟丝子 10g，丹参 15g，川芎 15g，天麻 15g，白芍 10g，钩藤 15g，牛膝 10g。

（2）针灸治疗

1）毫针疗法

主穴　取风池、大椎、内庭、太冲、足三里、三阴交等穴。

针法　补法，每次 30 分钟，每日 1 次，治疗 1 个月为 1 个疗程，亦可接电针，断续波，30 分钟。

2）耳针疗法：上肢、下肢、脑、肝、心、脾、肾，每次取 3～5 穴，双侧用毫针中等量刺激或压丸法，隔日 1 次，15 次为 1 个疗程。

3）头项针疗法：运感二区、运感三区、运感四区、辅助运动区、息风区、平衡区，取双侧穴区，齐刺、扬刺。

二、脊髓小脑性共济失调

（一）概念

脊髓小脑性共济失调（spinocerebellar ataxia，SCA）是遗传性共济失调的主要类型，包括 SCA_1～SCA_{40}。成年期发病、常染色体显性遗传及共济失调等是本病的共同特征，还可伴有眼球运动障碍、视神经萎缩、视网膜色素变性，以及锥体束征、锥体外系体征、肌萎缩、周围神经病和痴呆等。SCA 是高度遗传异质性疾病，并表现在连续数代中发病年龄提前和病情加重（遗传早现）。

（二）病因病机

1. 现代医学

本病最具特征的基因缺陷是 CAG 扩增，CAG 扩增次数越多，发病年龄越早。CAG 扩增特征为减数分裂的不稳定性，在亲代-子代传递中，重复次数会有变化，父源传递重复扩增次数增加的趋势明显，故早现现象在父源传递中更突出，可见小脑、脑干和脊髓变性和萎缩，但各亚型也有其特点。例如：SCA_1 主要是小脑、脑干的神经元丢失，脊髓小脑束和后索受损，很少累及黑质、基底节及脊髓前角细胞；SCA_2 以下橄榄核、脑桥、小脑损害为重；SCA_3 主要损害脑桥和脊髓小脑束；SCA_7 的特征是视网膜神经细胞变性。

2. 传统医学

病机是由先天禀赋不足，脾肾亏损或水湿泛滥，热毒、瘀血阻滞所致。其病位与脑及肾、肝、脾有关；本病性质是本虚标实，多以标实突出。

（三）诊断要点

根据共济失调、构音障碍、锥体束征等典型共同症状，以及伴眼肌麻痹、锥体外系症状及视网膜色素变性等表现，结合 MRI 检查发现小脑、脑干萎缩，排除其他累及小脑和脑干变性病可临床确诊。然而，临床上仅根据各亚型特征性症状、体征确诊仍不准确（SCA_7 除外），可用 PCR 法准确判定亚型及 CAG 扩增次数，进行基因诊断。

（四）鉴别诊断

1. 中毒性共济失调

如乙醇中毒、重金属中毒、抗癫痫药物蓄积等。

2. 其他可以共济失调为表现的神经系统疾病

如多系统萎缩、多发性硬化、韦尼克脑病、小脑肿瘤等。

3. 副肿瘤综合征

对于病程较短的进行性共济失调需排除肺部、卵巢等处肿瘤伴发的副肿瘤综合征。

（五）治疗与康复

1. 西医治疗与康复

本病尚无特异性治疗，对症治疗可缓解症状。

（1）药物治疗

左旋多巴或多巴胺受体激动剂可缓解强直等锥体外系症状。毒扁豆碱或胞二磷胆碱促进乙酰胆碱合成。氯苯胺丁酸可减轻痉挛。金刚烷胺可改善共济失调。共济失调伴肌阵挛首选氯硝安定治疗。

（2）手术治疗

本病可行视丘毁损术治疗。

（3）康复训练

1）体位康复训练法：经过不同体位下的系统康复治疗，可改善患者的共济失调，增强其对躯干及四肢的控制能力，重新建立正常的运动模式。

2）核心肌群训练法：加强核心肌群训练，可提高脊柱及骨盆的稳定性及肌肉柔软度的可动性，稳定性与可动性相互作用，从而改善患者平衡及协调能力。

3）平衡功能训练：通过坐位、垫上、立位、行走及复杂程度等平衡训练，明显改善患者的平衡及步态功能。传统功法（如八段锦、太极拳）可激活局部核心稳定肌，改善平衡能力。

4）体感刺激训练：专门针对躯体感觉的各种形式的刺激，包括肌肉振动、全身振动、单一韧带的振动-触觉振动、热刺激、综合体感刺激、磁刺激、电刺激和针刺，可明显改善因中枢神经损伤引起的运动功能障碍，改善患者的活动能力。

5）经颅直流电刺激：通过极性、电流强度等因素兴奋神经元，从而改善小脑性共济失调的症状。

（4）遗传咨询

进行遗传咨询，对了解下一代的发病情况有所裨益。

2. 中医治疗与康复

（1）中医辨证论治

1）阴虚生风

主症　下肢强直痉挛，步态不稳，震颤，言语含糊，口干咽燥，舌红少苔，脉弦细而数。

治法　滋阴息风，柔筋解痉。

方药　大定风珠化裁。龟甲30g，鳖甲30g，桂枝15g，白芍15g，生地黄30g，钩藤15g，桑枝20g，僵蚕10g，牛膝10g，甘草10g，葛根20g。

2）血虚生风

主症　下肢强直痉挛，步态不稳，震颤，四肢无力，头晕眼花，心悸，舌淡苔薄，脉细无力。

治法　益气养血，息风解痉。

方药　定振丸化裁。熟地黄30g，生地黄30g，葛根15g，白芍15g，当归15g，川芎15g，天麻15g，钩藤15g，杜仲15g，寄生15g，伸筋草5g，黄芪15g，牛膝10g。

3）阳虚血瘀

主症　下肢强直痉挛，步态不稳，肢冷，尿清，舌淡胖，苔薄，脉沉细。

治法　补肾温阳，活血息风。

方药　温阳通络汤化裁。熟附子10g，肉桂10g，黄芪30g，淫羊藿15g，巴戟天10g，菟丝子10g，丹参15g，川芎10g，全蝎5g，白芍10g，牛膝10g。

（2）针灸治疗

1）毫针疗法

主穴　取风府、风池、内庭、风门、太冲、足三里、三阴交等穴。

针法　补法，每次30分钟，每日1次，治疗1个月为1个疗程，亦可接电针，断续波，

30 分钟。

2）耳针：上肢、下肢、脑、肝、心、脾、肾、足、手，每次取 3～5 穴，双侧用毫针中等量刺激或压丸法，隔日 1 次，15 次为 1 个疗程。

第二节　先天性脑积水

一、概　　念

先天性脑积水是指脑脊液分泌过多、循环受阻或吸收障碍导致脑室系统及蛛网膜下腔的脑脊液过多积聚并不断增长，继发脑室扩张、颅内压增高和脑实质萎缩的脑部疾病。

二、病 因 病 机

（一）现代医学

交通性脑积水：脑脊液可自脑室系统流至蛛网膜下腔，但脑脊液吸收障碍或分泌过多导致的，如浆液性脑积水，在胎内已形成的颅后窝肿瘤与脉络丛乳头状瘤也常出现脑积水。阻塞性脑积水：脑脊液循环通路上某一部位阻塞使脑脊液循环受阻和脑室扩张。

（二）传统医学

本病病机为先天禀赋不足，脾肾亏损或水湿泛滥，热毒、瘀血阻滞。其病位与脑及肾、肝、脾有关；病性本虚标实，多以标实突出。

三、诊 断 要 点

根据婴儿出生后头围快速增长及特殊头型、破壶音、落日征等不难诊断。CT 和 MRI 检查可发现畸形结构及脑室系统梗阻部位以确诊本病。

四、鉴 别 诊 断

（一）巨脑症

巨脑症患者头围身长均增大，头颅增大速度很像先天性脑积水，但无落日征及神经系统受累症状与体征，X 线片无颅内压增高征象，CT 或 MRI 表现脑实质增大，脑室正常。

（二）佝偻病

本病头颅增大以额顶结节突出明显，呈不规则或方形，前囟扩大但颅内压不高，有佝偻病的其他表现。

（三）脑脊液增多症

脑脊液增多症可用透光试验鉴别。

（四）婴儿硬膜下血肿

婴儿硬膜下血肿者常有产伤史，病变位于单侧或双侧硬膜下，有颅内高压的表现，但无落日征。前囟穿刺可抽出黄色或血性液体，CT 或 MRI 有助于鉴别诊断。

五、治疗与康复

（一）西医治疗与康复

本病应以手术治疗为主，尤其对有进展的脑积水更应手术治疗，药物治疗仅对症状轻且稳定者使用，也可作为手术治疗的辅助治疗。

1. 药物治疗

1）减少脑脊液分泌：首选乙酰唑胺，25～50mg/（kg·d），但此药可引起代谢性酸中毒。

2）增加体内水分排出：高渗脱水药物与利尿药物，如甘露醇、呋塞米等。

3）蛛网膜粘连可试用泼尼松口服等。

2. 手术治疗

1）解除梗阻病因，是最理想的治疗方法，可采用大脑导水管成形术或扩张术、第四脑室正中孔切开或成形术，枕骨大孔先天畸形可行颅后窝及上颈椎椎板切除减压术。

2）减少脑脊液生成：侧脑室脉络丛切除术等。

3）脑脊液分流术：是利用各种分流装置与通路将脑脊液分流到颅内、颅外的其他部位。

（二）中医治疗与康复

1. 中医辨证论治

（1）脾肾亏虚

主症　出生后头颅明显增大，囟门逾期不合，颅缝裂开，前额前突，头皮光急，智力低下，神志呆钝，眼珠下视，舌淡苔薄，脉细弱，指纹淡。

治法　健脾益肾，佐以利水。

方药　无比山药丸化裁。熟地黄 15g，山茱萸 10g，山药 10g，茯苓 20g，泽泻 15g，黄芪 30g，菟丝子 10g，党参 10g，巴戟天 10g。

（2）阳虚水泛

主症　出生后头颅明显增大，逾期不合，颅缝裂开，目珠下视，面色㿠白，四肢不温，呕吐时作，舌淡苔薄，脉沉迟，指纹淡滞。

治法　温阳利水。

方药　真武汤化裁。熟附子 10g，生姜 10g，白术 20g，党参 10g，泽泻 30g，桂枝 10g，茯苓 15g，薏苡仁 30g，甘草 5g，白芍 10g。

（3）阴虚风动

主症　多于数岁时始见头痛呕吐，视物昏花或复视，筋惕肉瞤，手足瘛疭，抽搐；也可见出生后头颅迅速增大，吵闹不休，易惊抽搐，舌红少苔，脉弦。

治法　滋肾育阴，平肝息风。

方药　三甲复脉汤化裁。鳖甲 10g，龟甲 10g，牡蛎 30g，白芍 15g，钩藤 30g，生地黄 15g，麦冬 15g，茯苓 15g，泽泻 15g，天麻 15g。

（4）热毒壅滞

主症　颅缝合而复开，按之浮软，头皮光急，紫筋暴露，两目下视，发热气促，口渴喜饮，舌红或红绛，脉洪数，指纹深紫。

治法　清热解毒，降火通络。

方药　犀地清络饮化裁。水牛角丝 30g，生地黄 15g，牡丹皮 10g，连翘 10g，赤芍 10g，桃仁 10g，淡竹沥 10g，石菖蒲 10g，生姜 3 片，金银花 20g，土茯苓 30g。

（5）瘀阻脑络

主症　头颅增大缓慢，头痛、呕吐，视力下降，肢端麻木疼痛，舌暗，有瘀点或瘀斑，脉涩。

治法　活血通络。

方药　通窍活血汤化裁。丹参 20g，桃仁 10g，泽泻 15g，红花 15g，石菖蒲 15g，白芷 10g，猪苓 10g，川芎 10g，赤芍 10g。

2. 针灸治疗

主穴　取百会透四神聪，风府透哑门，风池透天柱，三焦俞透肾俞，足三里透阴陵泉，阴陵泉透阳陵泉，三阴交透复溜等。

针法　泻法，每次 30 分钟，每日 1 次，治疗 1 个月为 1 个疗程，亦可接电针，断续波，30 分钟。

第十二章 睡眠障碍

第一节 失　　眠

一、概　　念

（一）西医概念

失眠是最常见的睡眠障碍，是由于入睡困难或睡眠持续困难（易醒、早醒和再入睡困难），导致睡眠质量和时间下降，不能满足个体生理和体能恢复的需要，明显影响日间社会功能的一种主观体验。

（二）中医概念

失眠，中医学中称为“不寐”“目不瞑”“不得眠”“不得卧”，但含义并不完全一致，现代中医学与现代医学称谓相同。

二、病因病机

（一）现代医学

躯体性原因，如关节痛、肌痛、心悸和尿频等躯体症状。生理性原因，如时差、环境变化、卧室内强光、噪音、温度等。心理性原因，焦虑和抑郁。精神性原因，包括精神分裂症等精神疾病。药物性原因，中枢兴奋药（如苯丙胺、哌甲酯等）可导致失眠。长期服用安眠药一旦戒断也会出现戒断症状，睡眠浅，噩梦多。

（二）传统医学

不寐的病因虽多，但其病理变化，总属阳盛阴衰，阴阳失交。一为阴虚不能纳阳，一为阳盛不得入于阴。其病位主要在心，与肝、脾、肾密切相关。若肝郁化火，或痰热内扰，神不安宅者以实证为主。心脾两虚，气血不足，或由心胆气虚，或由心肾不交，水火不济，心神失养，神不安宁，多属虚证，但久病可表现为虚实兼夹，或为瘀血所致。

三、诊断要点

失眠的诊断需要满足以下几点。①主诉（至少 1 项）：入睡困难、睡眠维持困难、早醒、适宜时间不肯上床、没有看护难以入睡；②日间症状（至少 1 项）：疲倦、易怒、工作/学习/社交能力下降等；③在充足睡眠时间和适宜睡眠环境下仍出现症状。

四、鉴别诊断

1）家族性致死性失眠症：为常染色体显性遗传病，随着病情进展，患者总睡眠时间逐渐减少，数月内出现完全不能睡眠，镇静催眠药无效，随后患者表现为一种梦样睡眠状态，最后昏迷、死亡。

2）疼痛、慢性阻塞性肺疾病和帕金森病等系统性疾病引起的失眠。

3）抑郁症性失眠。

4）β受体阻滞剂、5-羟色胺再摄取抑制剂等药物所致失眠。

5）不宁腿综合征和睡眠呼吸暂停综合征等原发性疾病所致失眠。

五、治疗与康复

（一）西医治疗与康复

1. 药物治疗

（1）苯二氮䓬类药物

苯二氮䓬类药物为使用最广泛的催眠药，口服吸收良好，经肝脏代谢，可缩短入睡时间、减少觉醒时间和次数，增加总睡眠时间。但均有依赖性，且半衰期越短，越易成瘾，出现成瘾时间越短。

1）短效类（半衰期＜6 小时）：咪达唑仑、三唑仑、去甲西泮、溴替唑仑等，用于入睡困难和醒后难以入睡。

2）中效类（半衰期 6～24 小时）：替马西泮、劳拉西泮、艾司唑仑，阿普唑仑、氯氮平等，主要用于睡眠浅、易醒和晨起需要保持头脑清醒者。

3）长效类（半衰期 24 小时以上）：地西泮、氯硝西泮、硝基西泮、氟西泮等，用于早醒。长效类起效慢，有抑制呼吸和次日头晕、无力等不良反应。

（2）非苯二氮䓬类药物

非苯二氮䓬类药物包括唑吡坦、佐匹克隆、右佐匹克隆和扎来普隆。这类药物具有起效快、半衰期短、一般不产生日间困倦等特点，长期使用无显著不良反应，但可能在突然停药后发生一过性失眠反跳。

（3）褪黑素受体激动剂

1）雷美替胺：可缩短睡眠潜伏期，提高睡眠效率，增加总睡眠时间，用以治疗入睡困难为主诉的失眠以及昼夜节律失调性睡眠障碍。

2）阿戈美拉汀：有抗抑郁和催眠双重作用，能改善抑郁障碍相关的失眠，缩短睡眠潜伏期。

（4）抗抑郁药物

1）三环类抗抑郁药物：阿米替林、多塞平（3～6mg/d）。

2）选择性 5-羟色胺再摄取抑制剂，建议白天服用。

3）5-羟色胺和去甲肾上腺素再摄取抑制剂。

4）其他抗抑郁药物：小剂量米氮平（15～30mg/d），小剂量曲唑酮（25～100mg/d）。

2. 睡眠卫生教育和心理行为治疗

睡眠卫生知识教育，养成良好睡眠习惯，消除对失眠症状的关注和恐惧，同时辅以心理行为治疗。

1）规律的作息时间，无论前晚何时入睡，早晨都应按时起床，周末和假日也保持日常上床和起床时间。

2）安静、舒适和安全的睡眠环境，保证安心入睡。

3）不在床上阅读和看电视。

4）每日适度规律的运动，但不要在睡前 2 小时内进行。

5）晚餐后不饮酒、咖啡和茶，不吸烟，睡前不要过多饮食。

6）如上床 20 分钟仍不能入睡，可起来做些单调的事情，待有睡意时再上床；睡不着时不要经常看钟。

7）失眠者尽量避免白天小睡或午睡。

3. 康复治疗

（1）松弛精神和躯体的方法

慢呼吸——缓慢均匀地进行呼吸，呼吸幅度可稍深一些；放松——患者边默念“眼皮放松”“颈部放松”“肩膀放松”“手臂放松”“手放松”等词，边依次从头、面、上肢、身躯直至下肢，放松各处肌肉，并周而复始，一次又一次，一直到全身松弛为止；想象——全身松弛后，一次又一次想象吸入的“清气”自鼻腔经气管而下，然后呼出的“浊气”经手脚排出。如此时手脚开始产生热感，则表明已达到了比较满意的松弛要求。也可使患者再加入一些想象，如海洋、深山、苍松、翠柏等，可更有助于入睡。

（2）生物反馈疗法

通过松弛训练，降低交感神经的张力，使大脑的兴奋与抑制调节功能得到改善，达到治疗失眠的目的。

（二）中医治疗与康复

1. 中医辨证论治

（1）心肝火旺型

主症　少寐易醒，噩梦纷纭，甚则彻夜难眠，急躁易怒，伴头晕头胀，不思饮食，口干，口渴喜饮，口舌生疮，目赤口苦，便秘溲黄，胁肋胀痛，女子可见月经不调，舌红、苔黄，脉弦数。

治法 疏肝泻热，宁心安神。

方药 龙胆泻肝汤加减。龙胆 15g，黄芩 15g，山栀 15g，泽泻 10g，通草 10g，柴胡 10g，车前子（包）10g，淡竹叶 20g，水牛角丝 15g，生地黄 15g，当归 6g。

胸闷胁胀，善太息者，加香附、郁金、佛手以疏肝解郁；若头晕目眩，头痛欲裂，不寐躁怒，大便秘结者，可用当归龙荟丸。

（2）痰火内扰型

主症 心烦不寐，胸闷脘痞，泛恶嗳气，头重目眩，伴口苦，痰多，或大便秘结，彻夜不眠，舌红、苔黄腻，脉滑数。

治法 化痰清热，和中安神。

方药 温胆汤加黄连、瓜蒌各 15g，半夏 15g，橘皮 20g，竹茹 15g，枳实 15g，生姜 5g，甘草 10g。

若饮食停滞，胃中不和，嗳腐吞酸，脘腹胀痛，再加神曲、焦山楂、莱菔子以消导和中。

（3）心肾不交

主症 心烦不寐，入睡困难，心悸多梦，头晕，耳鸣健忘，腰酸梦遗，潮热盗汗，五心烦热，咽干少津，舌红、少苔，脉细数。

治法 滋阴降火，养心安神。

方药 黄连阿胶汤加减。黄连 10g，黄芩 5g，白芍 15g，鸡子黄 2 枚，阿胶（烊化）10g。

心烦重者，可加山栀、淡豆豉以清心除烦。肾水不足，腰酸梦遗，盗汗明显者，可用左归丸以滋肾水。

（4）心脾两虚型

主症 不易入睡，多梦易醒，心悸健忘，神思恍惚，面色少华，头晕目眩，神疲食少，面色少华，腹胀便溏，或脘闷纳呆，舌淡、苔薄白，或苔滑腻，脉细弱，或濡滑。

治法 补益心脾，养血安神。

方药 归脾汤加减。人参 15g，白术 15g，黄芪 20g，茯神 15g，远志 10g，龙眼肉 10g，酸枣仁 15g，木香 10g，当归 15g，生姜 5g，炙甘草 10g，大枣 6 枚。

心血不足较甚者，加熟地黄、芍药、阿胶以养心血；不寐较重者，加五味子、首乌藤、合欢皮、柏子仁养心安神，或加生龙骨、生牡蛎、琥珀末以镇静安神。

（5）心胆气虚型

主症 虚烦不寐，多梦，易惊易醒，胆怯心悸，气短自汗，倦怠乏力，小便清长，舌淡，脉弦细。

治法 益气镇惊，安神定志。

方药 安神定志丸加减。茯苓 15g，茯神 30g，石菖蒲 15g，远志 15g，人参 10g，龙齿 15g。

若阴血偏虚则虚烦不寐，失眠心悸，虚烦不安，头晕目眩，口干咽燥，舌质红，脉弦细，宜合用酸枣仁汤。

（6）心肺亏虚型

主症 头晕疲乏，干咳少痰而黏，烦躁不安，夜不能寐，舌红少苔，脉细数。

治法 益气养阴，宁心安神。

方药　竹叶石膏汤合生脉散加减。竹叶 20g，石膏 50g，半夏 10g，麦冬 20g，党参 10g，甘草 10g，粳米 15g，五味子 15g。

若虚烦不寐，形体消瘦，五心烦热者，可加石斛、地黄、百合以滋阴。

（7）心肝血瘀型

主症　夜寐不安，烦躁，身有痛处，痛有定处，固定不移，面色黧黑，皮肤干燥，肌肤甲错，毛发不荣，舌暗，有瘀斑瘀点，苔薄白，舌下络脉青紫，脉弦涩。

治法　活血化瘀，宁心安神。

方药　血府逐瘀汤。桃仁 15g，红花 10g，生地黄 10g，当归 10g，白芍 10g，川芎 15g，牛膝 15g，柴胡 10g，枳壳 10g，桔梗 10g。

若舌苔白腻，为痰瘀互结，宜加涤痰汤等化瘀涤痰，或加胆南星、瓜蒌、陈皮等化痰。

2. 针灸治疗

（1）毫针疗法

处方　神门、三阴交、百会、神庭、四神聪。

辨证加减　心脾两虚加心俞、厥阴俞、脾俞穴；肝郁化火证加肝俞、胆俞、大陵、行间；心肾不交加心俞、肾俞、照海穴；肝火上扰加肝俞、行间、大陵穴；胃气不和加中脘、足三里、内关穴：痰热内扰证加神庭、中脘、天枢、脾俞、丰隆、内关、公孙；虚火旺证加神庭、太溪、心俞、肾俞、郄门、交信：心胆气虚证加神庭、大陵、阴郄、胆俞、气海、足三里、丘墟。

（2）耳针疗法

取心、肾、肝、脾、胆、脑、神门、皮质下、交感。毫针刺法或压丸法。

（3）皮肤针疗法

取印堂、百会、前顶、安眠、心俞、肝俞、脾俞、肾俞，叩刺至局部皮肤潮红为度。

（4）头项针疗法

取元神区、五脏神区、养血区、心脑区、肝胆区、脾胃区，每天选取 3～4 个穴区，每天 1 次，6 次为 1 个疗程。

（5）艾条灸法

取神门、百会、足三里、列缺、养老、三阴交、心俞，每穴灸 5 分钟，每晚 1 次，7～10 次为 1 个疗程。

第二节　其他类型的睡眠障碍

一、发作性睡病

（一）概念

1. 西医概念

发作性睡病是一种原因不明的慢性睡眠障碍，临床上以日间出现不可抗拒的短暂性睡眠发作、猝倒发作、睡眠瘫痪以及睡眠幻觉为特点。

2. 中医概念

本病可归于中医学“嗜睡”“多卧”范畴。

（二）病因病机

1. 现代医学

下丘脑外侧区分泌素神经元特异性丧失是本病的特征性病理改变。研究表明本病的发生可能与6号染色体的人类白细胞抗原（HLA）等位基因HLA-DQB1*0602、HLA-DQB1*1502和HLA-DQB1*0102相关。感染和强烈心理应激可能促使本病提前发病。临床上丘脑下部、中脑灰质被盖网状结构受累者可表现为睡眠发作和猝倒发作。

2. 传统医学

本病的病机关键是湿、浊、痰、瘀困滞阳气，心阳不振；或阳虚气弱，心神失荣。病变过程中各种病理机制相互影响，如脾气虚弱，运化失司，水津停聚而成痰浊，痰浊、瘀血内阻，又可进一步耗伤气血，损伤阳气，以致心阳不足，脾气虚弱，虚实夹杂。

（三）诊断要点

发作性睡病的诊断主要依靠以下两点：①存在白天难以遏制的困倦和睡眠发作，持续3个月以上；②有猝倒发作，或者经过标准的多次小睡潜伏期试验检查，平均睡眠潜伏期≤8分钟，且出现≥2次睡眠始发快速眼动睡眠现象。

（四）鉴别诊断

1. 特发性睡眠过多症

特发性睡眠过多症常缺乏与快速眼动睡眠相关的表现，如发作性猝倒、睡眠瘫痪、入睡前幻觉等，无发作性睡病的多次小睡潜伏期试验表现。

2. Kleine-Levin 综合征

Kleine-Levin综合征是一种原因不明的青少年嗜睡贪食症，周期性发作性睡眠过多，睡眠时间延长，可持续数天到数周，常有醒后兴奋、躁动、冲动等精神症状，伴善饥多食，每年发作可达3～4次，起病多在10～20岁，男性较多，成年后可自愈。

3. 复杂部分性癫痫发作

因50%发作性睡病患者可出现自动行为和遗忘，易被误诊为癫痫，癫痫没有不可控制的睡眠和猝倒发作，多导睡眠图有利于鉴别。

4. 其他

发作性睡病还需与低血糖反应性发作性睡病、低血钙性发作性睡病、脑干肿瘤所致的发作性睡病相鉴别。

（五）治疗与康复

1. 西医治疗与康复

（1）药物治疗

1）中枢兴奋剂

新型中枢兴奋剂：莫达非尼，通过激活下丘脑觉醒中枢，兴奋下丘脑食欲素能神经元等一系列过程达到催醒作用，常规剂量为200～400mg/d。

传统中枢兴奋剂：包括哌甲酯、安非他明、马吲哚、司来吉兰、咖啡因等，这类药物能促进突触前单胺类递质的释放和抑制再摄取，长期应用注意其成瘾性和依赖性。

2）抗抑郁剂：选择性5-羟色胺与去甲肾上腺素再摄取抑制剂类和选择性去甲肾上腺素再摄取抑制剂，具有一定的促醒作用。

3）镇静催眠药物：可使用唑吡坦、佐匹克隆、右佐匹克隆及短半衰期苯二氮䓬类药物。氯硝西泮是治疗快速眼动睡眠期行为障碍的首选药物。

4）γ-羟丁酸钠：能治疗发作性睡病的所有症状，疗效确切，药理机制尚不明确。

（2）生活方式调节

生活规律、养成良好的睡眠习惯、避免情绪波动、白天有意安排小憩以减轻症状。避免较有危险的体育活动，如登山、游泳、驾车及操作机械等。

（3）康复治疗

心理卫生教育，精神心理治疗。

2. 中医治疗与康复

（1）中医辨证论治

1）湿盛困脾证

主症　头蒙如裹，昏昏嗜睡，肢体沉重，偶伴浮肿，胸脘痞满，纳少，泛恶，舌苔腻，脉濡。

治法　燥湿健脾，醒神开窍。

方药　平胃散加减。苍术、藿香各15g，橘皮、厚朴、生姜各10g，石菖蒲8g。

2）瘀血阻滞证

主症　神倦嗜睡，头痛头晕，病程较久，或有外伤史，脉涩，舌质紫暗或有瘀斑。

治法　活血通络，醒脑开窍。

方药　通窍活血汤加减。赤芍、川芎、桃仁、红花各15g，生姜、黄酒各10g，老葱、麝香、红枣各5g。

3）脾气虚弱证

主症　嗜睡多卧，倦怠乏力，饭后尤甚，伴纳少便溏，面色萎黄，苔薄白，脉虚弱。

治法　健脾益气，养脑醒脑。

方药　香砂六君子汤加减。党参、茯苓、白术、甘草各15g，半夏、陈皮各10g，木香、砂仁各8g。

4）阳气虚衰证

主症　心神昏浊，倦怠嗜卧，精神疲乏懒言，畏寒肢冷，面色㿠白，健忘，脉沉细无力，舌淡苔薄。

治法 益气宁心，温阳醒脑。

方药 附子理中丸合人参益气汤加减。熟附子 10g，干姜 15g，炙黄芪、人参、白术、炙甘草各 15g；熟地黄、五味子、川芎各 20g，升麻 10g。

（2）针灸治疗

1）毫针疗法

处方 百会、神庭、额中、四神聪、印堂、足三里、丰隆。

针法 毫针常规刺，可加灸。

辨证加减 湿浊困脾配脾俞、三阴交；肾精不足配关元、肾俞；气血亏虚配心俞、脾俞。

2）耳针疗法：取缘中、枕、内分泌、脑、脾、肾、心、神门。每次选用 3～5 穴，用毫针刺法或压丸法。

3）穴位注射疗法：取百会、神门、足三里、丰隆。每次选用 2～3 穴，用丹参注射液、参附注射液或生脉注射液等，常规穴位注射。

4）头项针疗法：取元神区、益髓区、交感区、内脏区、肺肾区、心脑区，每次选用 2～3 穴区，用平刺、齐刺、扬刺、透刺法。

二、不宁腿综合征

（一）概念

1. 西医概念

不宁腿综合征（restless legs syndrome，RLS）也称不安腿综合征，表现为在静息或夜间睡眠时出现双下肢难以名状的感觉异常和不适感，以及强烈的活动双下肢的愿望，睡眠中下肢频繁活动或躯干辗转反侧，症状于活动后缓解，停止后又再次出现，是一种主要累及腿部的常见的感觉运动障碍性疾病。

2. 中医概念

本病可归属于中医学“痹证”“动证”“足悗”范畴。

（二）病因病机

1. 现代医学

原发性不宁腿综合征考虑与遗传因素、铁缺乏有关。中枢假说：中枢神经系统的多巴胺神经元损伤以及内源性阿片释放过多可能是不宁腿综合征的重要原因。血液循环障碍：研究发现应用改善下肢血液循环方法治疗后不宁腿综合征症状明显得到缓解。

继发性不宁腿综合征可以由脊髓小脑性共济失调、腓骨肌萎缩症、帕金森病、缺铁性贫血、尿毒症、妊娠等继发。

2. 传统医学

在病机上，中医学认为本病与肝关系密切，肝主筋藏血，若肝血不足，则筋脉失养，可出现肢体酸麻等不适。气血不足、肝肾亏虚、瘀血阻络、湿邪痹阻皆可导致。

（三）诊断要点

国际不宁腿综合征研究组（IRLSSG）制定了一个由四个症状组成的最低诊断标准。①异常感觉：难以形容不适感，运动肢体的强烈愿望；②运动症状：不能入睡，不停活动肢体以缓解异常感觉；③症状在休息时加重，活动可以暂时缓解；④夜间加重，深夜达到高峰。

（四）鉴别诊断

1. 周期性肢体运动障碍

周期性肢动与失眠或白天睡眠过多并存而无其他睡眠障碍，称为周期性肢体运动障碍，两者在多导睡眠图中表现不同。

2. 夜间腿肌痉挛

夜间腿肌痉挛为夜间突然起病的肌肉疼痛痉挛，伸展腿部、站立、走动时可使症状缓解，但有比较严重的肌肉疼痛，而不是感觉异常，单侧肢体和局限性多见，常可触及挛缩的肌肉。

3. 静坐不能

静坐不能是由于内心不安产生肢体活动，症状为全身性，不能通过活动缓解，不影响睡眠。

（五）治疗与康复

1. 西医治疗与康复

（1）药物治疗

1）多巴胺受体激动剂。

2）左旋多巴：睡前 50～100mg 口服，可明显改善症状，减少周期性肢动，提高睡眠质量。

3）口服或静脉补铁：对有明确缺铁病因的患者有效。

4）改善下肢血液循环药物。

5）其他药物：苯二氮䓬类药物，如氯硝西泮、阿普唑仑等仍然是治疗不宁腿综合征最为常用的药物。也有报道外源性阿片类药物、丙戊酸有效。

（2）康复治疗

有研究表明重复经颅磁刺激、经颅直流电刺激对缓解患者症状有效，但仍需更多的循证医学证据支持。

2. 中医治疗与康复

（1）中医辨证论治

1）气血不足

主症　双下肢肌肉无可名状的不适，或酸胀、麻木、困重乏力、似痛非痛，捶打后减轻，夜间更甚，神疲乏力，面色萎黄，纳少便溏，舌质淡，苔薄，脉细。

治法　益气养血。

方药　归脾汤加减。白术 30g，茯神 30g，黄芪 20g，龙眼肉 30g，酸枣仁 30g，人参 15g，木香 15g，当归 15g，远志 15g，甘草 10g。

失眠多梦者加首乌藤 15g，龙骨 30g；形寒肢冷者加桂枝 15g，制附子 10g；腹痛便溏者加干姜 10g，肉桂 10g。

2）肝肾亏虚

主症 双下肢肌肉无可名状的不适，或酸胀、麻木、困重乏力、似痛非痛，腿动不安，烦躁失眠，口苦咽干，腰膝酸软，舌红少苔，脉弦细。

治法 滋补肝肾。

方药 左归丸加减。生地黄 30g，龟甲胶（烊化）15g，山药 15g，牛膝 15g，枸杞子 15g，山萸肉 15g，菟丝子 15g。

下肢有灼热感加牡丹皮 15g，黄柏 15g；下肢冷者加菟丝子 15g，制附子 10g；心烦失眠者加炒酸枣仁 15g，远志 15g，栀子 15g；下肢拘挛者加木瓜 15g，白芍 15g，甘草 10g；眩晕较甚，阴虚阳浮者，加龙骨 15g，牡蛎 15g。

3）瘀血阻络

主症 双下肢肌肉无可名状的不适，或酸胀、麻木、困重乏力、疼痛明显，腿动不安，舌暗淡，脉沉涩。

治法 活血化瘀。

方药 桃红四物汤加减。当归 20g，熟地黄 15g，赤芍 20g，川芎 15g，桃仁 15g，红花 10g，牛膝 15g，地龙 15g。

气血虚加者黄芪 30g，鸡血藤 20g；肢冷者加桂枝 9g，细辛 1.5g，威灵仙 12g。

4）寒湿痹阻

主症 双下肢肌肉无可名状的不适，或酸、麻、胀、痛等，困重乏力，腿动不安，活动、揉搓局部肌肉可缓解，肢冷，疼痛明显，舌淡苔白，脉迟缓。

治法 散寒除湿。

方药 蠲痹汤加减。羌活 15g，独活 15g，秦艽 15g，当归 20g，川芎 15g，炙甘草 10g，海风藤 15g，桑枝 15g，桂枝 15g。

下肢冷痛，拘急不舒者加制附子 10g；肌肤不仁者加海桐皮 10g，豨莶草 15g；病久及肾阳者加菟丝子 15g，补骨脂 15g。

5）湿热下注

主症 双下肢肌肉无可名状的不适，酸胀、灼热、困重乏力，腿动不安，活动后可减轻，小便短赤，舌红，苔黄腻，脉濡数。

治法 清热利湿。

方药 四妙丸加减。苍术 15g，黄柏 15g，川牛膝 15g，汉防己 15g，薏苡仁 30g，忍冬藤 30g，车前子 10g，木瓜 10g，芍药 15g，甘草 10g。

小腿拘急者加伸筋草 20g；耗伤阴津者加女贞子 20g，旱莲草 15g。

（2）针灸治疗

1）毫针疗法

髀部：取阿是穴、环跳、居髎、秩边、髀关。

膝部：取阿是穴、血海、梁丘、膝眼、阳陵泉。

踝部：取阿是穴、申脉、照海、昆仑、丘墟。

针法 毫针常规刺，病在筋骨可深刺，可用电针，寒湿痹阻可加用灸法，湿热下注局部可点刺出血。

辨证加减 瘀血阻络配膈俞、血海；痛痹配肾俞、关元；寒湿痹阻配阴陵泉、足三里；湿热下注配大椎。另可根据痹痛部位循经远部取穴。

2）皮肤针疗法：用皮肤针重叩脊柱两侧和关节病痛部位，使出血少许并拔罐。

三、阻塞性睡眠呼吸暂停综合征

（一）概念

1. 西医概念

阻塞性睡眠呼吸暂停综合征（obstructive sleep apnea syndrome，OSAS）是睡眠期反复发生上气道狭窄或阻塞，出现打鼾、呼吸暂停及白天过度睡意等症状，发生呼吸暂停时口鼻无气流，但胸腹式呼吸仍然存在。

2. 中医概念

本病可归属于中医学“嗜睡”“鼾眠”“嗜卧”范畴。

（二）病因病机

1. 现代医学

本病由于咽部软组织肥大，咽部肌张力下降出现气道上段可逆性阻塞或不畅引起呼吸暂停或低通气所致。遗传与变异，如肥胖、下颌骨长轴变短、上颌骨位置靠后等。中枢对低氧的敏感性下降，肺容量下降均可影响OSAS发病。

2. 传统医学

本病归属于中医学的“嗜睡”，可参阅本节“发作性睡病”的病因病机。

（三）诊断要点

本病中年以上肥胖者多见，主要症状为日间嗜睡，睡眠时鼾声响亮，反复发生呼吸暂停并因憋气而觉醒，可有疲乏、头痛、智力减退等表现。

（四）鉴别诊断

1. 中枢性睡眠呼吸暂停

中枢性睡眠呼吸暂停与 OSAS 相似，睡眠中反复发生呼吸暂停，但发生呼吸暂停时无呼吸运动。

2. 肥胖低通气综合征

肥胖低通气综合征患者有肥胖，且清醒时二氧化碳潴留，并可排除其他疾病引起的高碳酸血症，不过，该病常会伴发OSAS。

3. 上气道阻力综合征

夜间可出现不同频度、程度的鼾症，虽上气道阻力增高，但呼吸暂停低通气指数<5 次/小时，白天嗜睡或疲劳，实验性无创通气治疗有效则支持诊断。

（五）治疗与康复

1. 西医治疗与康复

（1）危险因素的治疗和干预

减肥、戒酒，睡前忌兴奋，侧卧位睡眠，不服用镇静安眠药。

（2）无创气道正压通气治疗

无创气道正压通气治疗为成人 OSAS 患者的首选治疗手段。睡眠时戴一个与呼吸机相连的面罩，由呼吸机产生的强制气流增加上呼吸道压力，使上气道始终保持开放，避免塌陷或阻塞。

（3）口腔矫正器

使下颌骨或舌体向前上方提起，增加咽部横截面积，增加呼吸气流量。

（4）手术治疗

严格掌握手术适应证，通常不宜作为本病的初始治疗手段，手术方法包括腭垂-软腭-咽成形术、激光辅助腭-咽成形术、射频软组织微创成形术等。个别伴有严重呼吸衰竭者可进行紧急气道造口术。

（5）康复治疗

1）经颅磁刺激：经颅磁脉冲可作用于皮质运动中枢，影响肌肉运动系统，通过对上气道扩张肌的作用，使上气道扩张，改善吸气相气流动力学。

2）高压氧：缓解组织的氧供障碍，提高血氧饱和度，同时高浓度的氧气对上呼吸道有冲击作用，可减少腺体分泌，使呼吸道通畅，高压氧也能有效解除支气管平滑肌痉挛，缓解周围气道闭合，减轻症状。

2. 中医治疗与康复

中医治疗与康复可参阅本节“发作性睡病”的中医辨证论治和针灸治疗。

第十三章 其他系统疾病并发神经系统损害

第一节 颈 椎 病

一、概 念

颈椎病是由颈椎间盘、椎间关节的退变刺激或压迫其周围的神经、血管、脊髓、肌肉等组织所引起的一系列临床表现。

二、病 因 病 机

（一）现代医学

颈椎的退行性变，慢性劳损，头、颈部外伤，血管因素，颈椎的先天性畸形，均可引起颈椎病。

（二）传统医学

本病病机是风湿、瘀痰痹阻经络或气血阴液亏虚，经络失养。其病位在颈络，与肝、肾、脾等有关；其病性是本虚标实，肝肾、气血亏虚为本，风、湿、痰、瘀为标。

三、诊 断 要 点

根据临床表现和检查可诊断本病。

四、鉴 别 诊 断

（一）肩周炎

肩周炎为肩关节局部因疼痛而活动受限，疼痛多在肩关节。

（二）椎管内肿瘤

椎管内肿瘤一般起病缓慢，但进行性发展，影像学可辅助鉴别诊断。

五、治疗与康复

（一）西医治疗与康复

1. 药物治疗

消炎止痛，目前选用非甾体类镇痛剂。

2. 康复治疗

1）理疗：可用中频电疗、磁疗、红外线、蜡疗、微波治疗。

2）牵引：颈椎牵引。

3）推拿：可在颈、肩及背部适当施用揉、拿、捏、推等手法。

4）运动疗法：通过颈背部的肌肉锻炼，增强颈背部肌肉力量以保持颈椎的稳定性。通过颈部关节活动功能练习，恢复及增进颈椎的活动范围，防止僵硬。

（二）中医治疗与康复

1. 中医辨证论治

（1）风湿痹阻

主症　颈肩强直疼痛、转动不利，手臂疼痛麻木，伴头痛、汗出、恶风，全身发紧，舌淡苔白，脉浮弦。

治法　祛风胜湿，活血通络。

方药　桂枝加葛根汤化裁。桂枝 15g，葛根 30g，白芍 15g，羌活 10g，威灵仙 30g，桑枝 30g，鸡血藤 15g，地龙 10g，甘草 6g。

（2）瘀阻颈络

主症　头颈肩背麻木疼痛，以刺痛为多，夜间加重，肌肤甲错，舌质紫暗，脉弦涩。

治法　理气活血，通络止痛。

方药　身痛逐瘀汤化裁。桃仁 10g，红花 10g，当归 15g，川芎 10g，秦艽 10g，羌活 6g，没药 10g，牛膝 10g，地龙 10g，桑枝 30g，姜黄 10g，甘草 6g。

（3）肝风痰浊

主症　眩晕阵作，头痛且胀，恶心欲呕，胸脘痞闷，四肢重着麻木，肩颈胀痛，舌质淡，苔白腻，脉弦滑。

治法　化痰泻浊，息风通络。

方药　温胆汤合天麻钩藤饮化裁。半夏 10g，白术 15g，天麻 15g，竹茹 15g，枳壳 10g，陈皮 15g，茯苓 10g，桑枝 30g，钩藤 15g，珍珠母 30g。

（4）肝肾阴虚

主症　眩晕耳鸣，失眠多梦，记忆力减退，颈肩胀痛，腰酸膝软，舌红苔少，脉细。

治法　滋养肝肾。

方药　左归饮化裁。熟地黄 15g，山萸肉 15，怀山药 15g，茯苓 20g，枸杞子 15g，沙苑子 10g，姜黄 10g，天麻 15g，葛根 15g。

2. 针灸治疗

（1）毫针疗法

主穴　取相应节段夹脊、风池、曲池、外关、合谷、手三里、大椎、肝俞、肾俞、阳陵泉、悬钟等穴。

针法　泻法，每次 30 分钟，每日 1 次，治疗 1 个月为 1 个疗程，亦可接电针，断续波，30 分钟。

（2）耳针疗法

取皮质下、肾上腺、交感、枕、颈椎、神门等穴，每次取 3～5 穴，双侧用毫针中等量刺激或压丸法，隔日 1 次，15 次为 1 个疗程。

（3）头项针疗法

取项、颈、交感、副交感、肺、心等穴，每次取双侧平刺、透刺强刺激，每天 1 次，6 天为 1 个疗程。

第二节　腕管综合征

一、概　　念

腕管综合征是正中神经在腕管内受压而表现出的一组症状和体征，是周围神经卡压综合征中最常见的一种。

二、病 因 病 机

（一）现代医学

产生本病的原因：外源性压迫，管腔本身变小，如外伤后瘢痕形成，腕部骨折；管腔内容物增多，如腕管内腱鞘囊肿、神经鞘膜瘤、外伤后血肿机化；职业因素，如长期过度使用腕部。

（二）传统医学

本病病机为正气亏虚，气血不足、长期劳损、筋脉失养等致“不荣则痛”。因年老体衰，或长期患有慢性消耗性疾病，气血津液耗伤，无以濡养筋脉，故手指麻木、屈伸不利，发为本病。风、寒、湿、热诸邪，留滞于手腕部筋骨，致气行不畅，血液瘀滞，日久痰瘀互结，所谓“不通则痛”。

风、寒、湿、热等邪气，在人体卫气虚弱时易侵入人体而致病，加之不良的生活习惯累积，均可使风、寒、湿等邪气侵入机体经络，留于手腕关节，导致经脉闭阻，不通则痛。内邪难除，因脏腑功能失调，邪自内生，附着体内，如机体阳盛，阳郁生热，火热毒邪内生，攻注手部筋脉，发为手痹。

三、诊断要点

腕管综合征的诊断主要根据临床症状和特征性的物理检查结果，确诊需要电诊断检查，患者存在典型的正中神经分布区的麻木不适，夜间加重。

四、鉴别诊断

神经根型颈椎病：颈椎病的神经根损害除手指外，还有前臂受损症状。

五、治疗与康复

（一）西医治疗与康复

1）腕关节中立位制动。腕管内注射醋酸泼尼松龙。
2）手术治疗。
3）康复治疗：腕关节和手指肌力训练、活动度训练。

（二）中医治疗与康复

1. 中医辨证论治

（1）寒湿阻络

主症　腕关节或指痛，酸楚，或肿胀，或麻木不仁，或挛急抽搐，或弛缓，痿软，舌苔或黄或白或腻，脉濡、弦细。

治法　祛风胜湿，活血通络。

方药　桂枝加葛根汤化裁。桂枝 15g，葛根 30g，白芍 15g，羌活 10g，威灵仙 30g，桑枝 30g，白蒺藜 10g，鸡血藤 15g，甘草 6g。

（2）气阴两虚

主症　腕及手麻木不仁，隐隐而痛，汗出，神疲，抽搐，肌肉萎缩，痿软无力不用，瘦削，面浮，舌淡或红，苔薄或少，脉细数。

治法　益气养阴，活血通络。

方药　左归饮化裁。熟地黄 15g，山萸肉 15g，怀山药 15g，茯苓 15g，枸杞子 15g，沙苑子 10g，姜黄 10g，鸡血藤 15g，桂枝 15g，葛根 15g。

2. 针灸治疗

（1）毫针疗法

主穴　取养老、外关、阳溪、阳谷、大陵、神门穴。

针法　泻法，每次30分钟，每日1次，治疗1个月为1个疗程，亦可接电针，断续波，30分钟。

（2）耳针疗法

取皮质下、交感、腕、手、神门等穴，每次取3～5穴，双侧用毫针中等量刺激或压丸法，隔日1次，15次为1个疗程。

（3）头项针疗法

取腕、手、交感、副交感，每次双侧，毫针平刺、透刺，每天1次，6次为1个疗程。

第三节　糖尿病性神经病

一、概　　念

糖尿病性神经病是糖尿病的常见并发症之一，糖尿病的神经病变可累及人体神经系统的每个部分，如中枢神经系统的脑和脊髓、脑神经、周围神经和自主神经等。

二、病因病机

（一）现代医学

糖代谢异常，血管病变，因糖尿病致神经病变时皮肤和肌肉组织内神经生长因子减少，自身免疫因素，炎症反应，遗传因素，其他因素如蛋白激酶C、前列腺素等代谢失调，皆可致本病。

（二）传统医学

本病病机为气阴亏虚，燥热偏盛，或瘀血、痰湿痹阻。其病位以肺、胃、肾为主，其病性为本虚标实。

三、诊断要点

根据相应的临床表现，结合血糖升高或糖耐量异常等诊断不难。

四、鉴别诊断

（一）多发性周围神经病

多发性周围神经病多由农药、药品、重金属和一些有机化合物中毒引起。

（二）亚急性联合变性

亚急性联合变性可出现四肢末端感觉异常，但患者有维生素 B_{12} 缺乏症状、体征。

（三）慢性炎症性脱髓鞘性多发性周围神经病

慢性炎症性脱髓鞘性多发性周围神经病患者可伴周围神经病变，但患者无血糖异常。

（四）癌性周围神经病

癌性周围神经病在恶性肿瘤的发病率为 1%～5%，主要依靠询问病史确诊。

五、治疗与康复

（一）西医治疗与康复

1）控制血糖在理想范围内。
2）用维生素 B 族治疗。
3）改善循环和神经营养药物治疗。
4）如合并脑血管病，应按照脑血管病的治疗原则处理。

（二）中医治疗与康复

1. 中医辨证论治

（1）气阴亏虚

主症　肢体远端麻木或有蚁行感，肢体疼痛，夜间加重，口渴喜饮，肢体痿软，神疲乏力，肌肉消瘦，舌淡或红，苔少，脉细弱无力。

治法　益气养阴。

方药　生脉散化裁。太子参 30g，五味子 15g，麦冬 15g，沙参 15g，石斛 10g，山萸肉 30g，怀山药 10g，黄芪 30g，酒白芍 30g，丹参 15g，天麻 15g，甘草 5g。

（2）阴虚风动

主症　指、趾肌肉瞤动，或头重脚轻，行走不稳，甚则易摔倒，视物昏花，泪多，手足麻木，舌质光红少苔，脉细数。

治法　养阴息风。

方药　大定风珠化裁。酒白芍 30g，龟甲 15g，鳖甲 15g，生牡蛎 30g，麦冬 15g，山茱萸 30g，生地黄 15g，制何首乌 30g，白藜芦 15g，女贞子 30g。

（3）燥热偏盛

主症　肢端麻木灼热，肌肉瘦削，或指、趾疼痛剧烈，口渴喜饮，饮不解渴，心悸心慌，指甲干瘪，肌肤干燥，大便秘结，舌红，苔黄，脉数。

治法　清热养阴。

方药　玉女煎化裁。生石膏 30g，知母 15g，怀牛膝 30g，生地黄 30g，麦冬 15g，天花粉

30g，玄参10g，酒白芍30g，甘草10g。

（4）瘀血痹阻

主症　肢端发冷、麻木，如有针刺或有蚁行感，肢体疼痛如刀绞，夜间尤甚，皮肤苍白或青紫，无汗，肌肤甲错，舌淡或紫暗，边有瘀斑，脉涩。

治法　活血通络。

方药　桃红四物汤化裁。桃仁15g，红花15g，当归15g，赤芍15g，生地黄15g，川芎15g，丹参30g，地龙10g，莪术10g，全蝎5g。

2. 针灸治疗

主穴　肺俞、脾俞、肾俞、足三里、申脉、照海、列缺、太溪等穴。

针法　补法，每次30分钟，每日1次，治疗1个月为1个疗程，亦可接电针，断续波，30分钟。

第四节　系统性红斑狼疮神经系统损害

一、概　念

系统性红斑狼疮（systemic lupus erythematosus，SLE）是一种自身免疫性疾病，主要侵犯血管、皮肤、浆膜、肾脏等脏器，约半数患者出现不同程度的神经系统症状，其中以精神症状和癫痫发作最常见，此外可出现周围神经病变、风湿性舞蹈病及肌肉病变等。

二、病因病机

（一）现代医学

抗体对神经细胞的直接损伤，抗体对脑血管的损伤，抗体对凝血系统的影响，抗原-抗体对脉络膜和血-脑屏障的损伤，皆可致本病。

（二）传统医学

本病病机是湿热、瘀血阻滞经络。病位在经络、肌肤，与心、肝、脾相关；病性以热证、实证为主。

三、诊断要点

根据典型的SLE表现且伴有神经、精神症状，不难诊断，但如果SLE本身症状不明显，特别是神经、精神症状出现在SLE之前者容易误诊。

四、鉴别诊断

1）其他危险因素所致的脑梗死、脑出血及蛛网膜下腔出血。

2）多发性硬化：通过脑脊液及血清免疫学等检查辅助诊断。

五、治疗与康复

（一）西医治疗与康复

1. 系统性红斑狼疮的治疗

主要是肾上腺皮质激素或免疫抑制剂治疗。

2. 神经科治疗

主要是对症治疗。

（二）中医治疗与康复

1. 中医辨证论治

（1）湿热内阻

主症　肢端阵发性红、肿、热、痛，以足底、足趾为重，夜间发作较多，伴口苦、脘痞，舌质红，苔黄腻，脉滑数。

治法　清热祛湿，通络止痛。

方药　四妙丸化裁。苍术、黄柏、薏苡仁、桑枝、忍冬藤、牛膝、秦艽、威灵仙、川芎、地龙各 15g，丹参、赤芍、没药各 10g。

（2）血热蕴蒸

主症　患肢皮肤红赤或红紫，疼痛剧烈，灼痛、跳痛明显，表皮灼热如炙，得冷痛减，心烦口渴，舌质红绛，苔黄，脉细数。

治法　清热凉血，祛湿止痛。

方药　凉血四物汤化裁。生地黄、赤芍、川芎、红花、黄芩各 15g，连翘 15g，金银花 20g，玄参 15g，牡丹皮 15g，紫草 10g。

（3）瘀热互结

主症　肢端红、肿、热、痛如针刺、烧灼，夜间发作频繁，日久可见皮肤、指甲变厚，舌紫暗，苔黄，脉弦涩。

治法　活血止痛，清热化瘀。

方药　活络丹化裁。当归 20g，丹参 30g，乳香 15g，没药 10g，牛膝 15g，知母、红花、桑枝、赤芍、牡丹皮各 15g。

2. 针灸治疗

（1）毫针疗法

主穴　足三里、阳陵泉、三阴交、太溪、内庭、足临泣、太冲、侠溪、合谷。

针法　补法，每次30分钟，每日1次，治疗1个月为1个疗程，亦可接电针，断续波，30分钟。

（2）耳针疗法

取交感、神门、皮质下、腕、踝、趾、指、内分泌，每次取3～5穴，双侧用毫针中等量刺激或压丸法，隔日1次，15次为1个疗程。

（3）艾灸疗法

取穴同毫针疗法。艾条雀啄灸，每日1次，治疗1个月为1个疗程。

第五节　一氧化碳中毒后迟发性脑病

一、概　　念

一氧化碳中毒后迟发性脑病是指急性一氧化碳中毒患者神志清醒后，经过一段假愈期，突然发生以痴呆、精神症状和锥体外系为主的神经系统疾病。

二、病 因 病 机

（一）现代医学

血管因素学说、自身免疫学说、自由基学说。

（二）传统医学

本病的病机是邪毒伤正，酿成痰浊，蒙蔽心窍，流窜经络，血脉痹阻。其病位主要在脑、心及其经络；其病性有虚有实。

三、诊 断 要 点

对于急性一氧化碳中毒的患者，临床上经过一段时间的清醒期再出现精神异常、智能改变、肌张力增高和大小便失禁等症状为主的神经功能障碍时，应考虑发生了迟发性脑病，结合头部CT或MRI有广泛脑白质损害可以确诊此病。

四、鉴别诊断

（一）急性一氧化碳中毒性脑病

急性一氧化碳中毒性脑病患者可以表现为去皮质状态、智力障碍、震颤麻痹，但无假愈期，而是从急性期延续下来。

（二）血管性痴呆

血管性痴呆患者表现为痴呆和神经系统功能障碍，无一氧化碳中毒史和假愈期表现。

（三）继发性白质脑病

本病为多种病因引起的半球白质神经纤维脱髓鞘改变，以双侧锥体束损害为主要表现，无一氧化碳中毒史，起病及进展缓慢。

五、治疗与康复

（一）西医治疗与康复

1. 药物治疗

1）改善脑血液循环。

2）抗血小板聚集药物：阿司匹林、硫酸氢氯吡格雷。

3）脑细胞代谢促进剂：如吡拉西坦、三磷腺苷、辅酶A等。

4）抗震颤麻痹药物：如金刚烷胺、苯海索、复方左旋多巴。

2. 康复治疗

（1）高压氧治疗

建议积极实施高压氧治疗，但治疗时间、频次、疗程应根据患者情况个体化实施。

（2）运动功能训练

定时翻身，保持良好肢位；诱发主动运动训练、平衡功能和协调性训练、肌力和耐力增强训练等，如Bobath疗法、Brunnstrom疗法、Rood疗法、生物反馈技术；降低肢体肌张力，防止关节挛缩。

（3）言语功能训练

松弛训练、呼吸训练、语音训练等。

（4）吞咽功能训练

口腔感觉刺激；调整食物性质、进食方式；代偿性吞咽训练；利用低频电刺激咽部肌肉；球囊扩张术。

（5）认知功能训练

针对性给予记忆力、定向力、注意力等训练。

（二）中医治疗与康复

1. 中医辨证论治

（1）痰迷心窍

主症　情志抑郁，蜷卧嗜睡，表情淡漠，反应迟钝，舌强言謇，行走不便，舌苔厚腻，脉弦滑。

治法　涤痰开窍。

方药　涤痰汤化裁。法半夏 10g，枳实 15g，竹茹 15g，天竺黄 10g，石菖蒲 15g，郁金 15g，炙远志 15g，胆南星 10g。

（2）中气不足

主症　痴呆少语，自汗声低，神疲乏力，面色少华，舌淡苔白，脉细弱。

治法　益气升阳，佐以开窍。

方药　补中益气汤化裁。黄芪 20g，当归 20g，党参 15g，白术 20g，陈皮 10g，升麻 10g，柴胡 10g，丹参 15g，石菖蒲 15g。

（3）阴伤风动

主症　神志不清，颧红如妆，语言难出，时而手足抽搐，舌红短缩，少苔或无苔，脉弦细数。

治法　滋阴增液，平肝息风。

方药　三甲复脉汤化裁。生地黄 15g，麦冬 15g，石斛 20g，龟甲 15g，牡蛎 30g，鳖甲 15g，钩藤 10g，石菖蒲 15g，炙远志 15g，生白芍 15g，炙甘草 5g。

（4）痰瘀阻络

主症　呆傻，健忘，肢体麻木，行走不稳，甚或瘫痪，不能言语或謇涩，舌淡暗或边有瘀斑，苔白，脉弦细而涩。

治法　益气活血，化痰通络。

方药　补阳还五汤化裁。黄芪 50g，丹参 30g，赤芍 10g，川芎 15g，当归 10g，地龙 10g，僵蚕 10g，石菖蒲 15g。

2. 针灸治疗

主穴　取水沟、百会、神庭、囟会、合谷、曲池、廉泉、阳陵泉、足三里、太冲、外关、后溪、涌泉等穴。

针法　平补平泻法，每次 30 分钟，每日 1 次，治疗 1 个月为 1 个疗程，亦可接电针，断续波，30 分钟。

参考文献

陈立典. 2013. 传统康复方法学［M］. 北京：人民卫生出版社.

程为平. 2002. 神经系统疾病治疗学［M］. 北京：人民军医出版社.

高树中，杨骏. 2016. 针灸治疗学［M］. 北京：中国中医药出版社.

高维滨. 1991. 神经系统疾病针灸疗法［M］. 北京：中国医药科技出版社.

韩芳，唐向东，张斌. 2017. 中国失眠症诊断和治疗指南［J］. 中华医学杂志，97（24）：1844-1856.

黄晓琳，燕铁斌. 2018. 康复医学［M］. 北京：人民卫生出版社.

贾建平. 2018. 神经病学［M］. 北京：人民卫生出版社.

李晓晖，魏世辉. 2010. 62 例视神经脊髓炎的临床特点分析［J］. 中国中医眼科杂志，20（2）：90-92.

刘祖贻. 1993. 神经系统疾病的中医辨治［M］. 北京：中国医药科技出版社.

马广斌. 2010. 中西医结合治疗视神经脊髓炎探微［J］. 光明中医，25（2）：659-660.

倪朝民. 2018. 神经康复学［M］. 北京：人民卫生出版社.

牛磊. 2010. 郑绍周治疗多发性硬化症经验［J］. 中国中医药信息杂志，17（6）：88-89.

牛志勇. 2005. 从痰论治痫证［J］. 中医研究，18（9）：6-7.

蒲传强. 2003. 神经系统感染免疫病学［M］. 北京：科学出版社.

裘辉，张丽萍，裘昌林. 2016. 裘昌林补肾熄风法治疗多发性硬化缓解期经验［J］. 浙江中医药大学学报，40（2）：90-95.

石学敏. 2002. 针灸学［M］. 北京：中国中医药出版社.

孙怡，陈士奎. 2011. 多发性硬化的中医辨证论治及中西医结合治疗思路［J］. 世界中医药，6（6）：510-512.

王苏，樊永平，张永超，等. 2014. 中医辨证论治对视神经脊髓炎年复发率影响的临床观察［J］. 中华中医药杂志，29（12）：3814-3815.

王维治. 2004. 神经病学［M］. 北京：人民卫生出版社.

王维治. 2011. 神经系统脱髓鞘疾病［M］. 北京：人民卫生出版社.

王旭东. 2004. 中医养生康复学［M］. 北京：中国中医药出版社.

王永强，王蕾. 2017. 从络病学说探讨多发性硬化与脏腑经络的关系［J］. 中华中医药杂志，32（8）：3384-3387.

吴毅. 2016. 住院医师规范化培训康复医学科示范案例［M］. 上海：上海交通大学出版社.

吴在德，吴肇汉. 2010. 外科学［M］. 北京：人民卫生出版社.

闫禹竹，程为平. 2010. 程为平教授从虚论治痫证体会［J］. 中医药信息，27（6）：28-29.

杨江霞. 2015. 神经内科常见疾病的中医治疗与康复［M］. 西安：西安交通大学出版社.

张林挺. 2009. 黄芪桂枝五物汤化裁治疗多发性硬化验案［J］. 河南中医，29（7）：644-645.

张瑛，管阳太. 2016. 2015年视神经脊髓炎谱系疾病诊断标准国际共识解读［J］. 神经病学与神经康复学杂志，12（1）：12-16.

赵宇辉，全爱君，梁洪文. 2020. 中西医临床诊疗与护理精要［M］. 哈尔滨：黑龙江科学技术出版社.

中国痴呆与认知障碍指南写作组，中国医师协会神经内科医师分会认知障碍疾病专业委员会. 2018. 中国痴呆与认知障碍诊治指南（二）：阿尔茨海默病诊治指南［J］. 中华医学杂志，98（13）：971-977.

中国免疫学会神经免疫分会，中华医学会神经病学分会神经免疫学组. 2018. 多发性硬化诊断和治疗中国专家共识［J］. 中国神经免疫学和神经病学杂志，25（6）：387-394.

中国免疫学会神经免疫学分会，中华医学会神经病学分会神经免疫学组，中国医师协会神经内科分会神经免疫专业委员会. 2016. 中国视神经脊髓炎谱系疾病诊断与治疗指南［J］. 中国神经免疫学和神经病学杂志，23（3）：155-166.

中国微循环学会神经变性病专委会，中华医学会神经病学分会神经心理与行为神经病学学组. 2020. 阿尔茨海默病康复管理中国专家共识［J］. 中华老年医学杂志，39（1）：9-19.

中国医师协会神经内科分会认知障碍专业委员会. 2019. 中国血管性认知障碍诊治指南［J］. 中华神经科杂志，99（35）：2737-2744.

中华外科杂志编辑部. 2018. 颈椎病的分型、诊断及非手术治疗专家共识（2018）［J］. 中华外科杂志，56（6）：401-402.

中华医学会神经病学分会，中华医学会神经病学分会脑血管病学组，中华医学会神经病学分会神经血管介入协作组. 2019. 中国蛛网膜下腔出血诊治指南2019［J］. 中华神经科杂志，52（12）：1006-1021.

中华医学会神经病学分会，中华医学会神经病学分会脑血管病学组. 2018. 中国急性缺血性脑卒中诊治指南［J］. 中华神经科杂志，51（9）：666-682.

中华医学会神经病学分会，中华医学会神经病学分会脑血管病学组. 2019. 中国脑出血诊治指南［J］. 中华神经科杂志，52（12）：994-1005.

中华医学会神经病学分会，中华医学会神经病学分会神经康复学组，中华医学会神经病学分会脑血管病学组. 2017. 中国脑卒中早期康复治疗指南［J］. 中华神经科杂志，50（6）：405-412.

中华医学会神经病学分会，中华医学会神经病学分会睡眠障碍分组，解放军医学科学技术委员会神经内科专业委员会睡眠障碍学组. 2015. 中国发作性睡病诊断与治疗指南［J］. 中华神经科杂志，48（6）：445-452.

中华医学会神经病学分会，中华医学会神经病学分会周围神经病协作组，中华医学会神经病学分会肌电图与临床神经电生理学组，2019. 中国吉兰-巴雷综合征诊治指南［J］. 中华神经科杂志，52（11）：877-882.

中华医学会神经病学分会脑电图与癫痫学组. 2011. 抗癫痫药物应用专家共识［J］. 中华神经科杂志，44（1）：56-65.

中华医学会神经病学分会脑电图与癫痫学组. 2013. 非惊厥性癫痫持续状态的治疗专家共识［J］. 中华神经科杂志，46（2）：133-137.

中华医学会神经病学分会帕金森病及运动障碍学组. 2011. 亨廷顿病的诊断与治疗指南［J］. 中华神经科杂志，44（9）：638-641.

中华医学会神经病学分会神经康复学组，中国微循环学会神经变性病专业委员会康复学组，中国康复医学会帕金森病与运动障碍康复专业委员会. 2018. 帕金森病康复中国专家共识［J］. 中国康复理论与实践，24（7）：745-752.

中华医学会神经病学分会神经免疫学组，中国免疫学会神经免疫学分会. 2015. 中国重症肌无力诊断和治疗指南［J］. 中华神经科杂志，48（11）：934-940.

中华医学会神经外科学分会，上海交通大学颅神经疾病诊治中心. 2014. 面肌痉挛诊疗中国专家共识［J］. 中国微侵袭神经外科杂志，19（11）：528-532.

中华医学会神经外科学分会功能神经外科学组，中国医师协会神经外科医师分会功能神经外科专家委员会. 2015. 三叉神经痛诊疗中国专家共识［J］. 中华外科杂志，53（9）：657-664.

中华医学会疼痛学分会头面痛学组，中国医师协会神经内科医师分会疼痛和感觉障碍专委会. 2016. 中国偏头痛防治指南［J］. 中国疼痛医学杂志，22（10）：721-727.

周莉，樊永平，叶明. 2007. 59 例多发性硬化患者不同中医证型的免疫学研究［J］. 中国中西医结合杂志，27（7）：599-601.

周仲瑛. 2007. 中医内科学［M］. 北京：中国中医药出版社.

Gronseth GS，Barohn R，Narayanaswami P. 2020. Practice advisory：thymectomy for myasthenia gravis（practice parameter update）：report of the guideline development，dissemination，and implementation subcommittee of the american academy of neurology［J］. Neurology，94（16）：705-709.

Thompson AJ，Banwell BL，Barkhof F，et al. 2018. Diagnosis of multiple sclerosis：2017 revisions of the McDonald criteria［J］. Lancet Neurol，17（2）：162-173.

Wingerchuk DM，Banwell B，Bennett JL，et al. 2015. International consensus diagnostic criteria for neuromyelitis optica spectrum disorders［J］，Neurology，85（2）：177-189.

Wolfe GI，Kaminski HJ，Aban IB，et al. 2019. Long-term effect of thymectomy plus prednisone versus prednisone alone in patients with non-thymomatous myasthenia gravis：2-year extension of the MGTX randomised trial［J］. Lancet Neurol，18（3）：259-268.